中医证候结构数学推演及表征

孙喜灵　刘　燕　著

中国中医药出版社
·北　京·

图书在版编目（CIP）数据

中医证候结构数学推演及表征 / 孙喜灵，刘燕著 . -- 北京：中国中医药出版社，2021.4

ISBN 978 - 7 - 5132 - 6779 - 3

Ⅰ.①中… Ⅱ.①孙… ②刘… Ⅲ.①辨证—医用数学—研究 Ⅳ.① R241

中国版本图书馆 CIP 数据核字（2021）第 042920 号

中国中医药出版社出版

北京经济技术开发区科创十三街 31 号院二区 8 号楼

邮政编码　100176

传真　010-64405721

河北纪元数字印刷有限公司印刷

各地新华书店经销

开本 787×1092　1/16　印张 20.75　字数 417 千字

2021 年 4 月第 1 版　　2021 年 4 月第 1 次印刷

书号　ISBN 978 - 7 - 5132 - 6779 - 3

定价　98.00 元

网址　www.cptcm.com

社 长 热 线　010-64405720

购 书 热 线　010-89535836

维 权 打 假　010-64405753

微信服务号　zgzyycbs

微商城网址　https://kdt.im/LIdUGr

官 方 微 博　http://e.weibo.com/cptcm

天猫旗舰店网址　https://zgzyycbs.tmall.com

如有印装质量问题请与本社出版部联系（010-64405510）

序 言

　　关于病机、证与证候的研究，一直是中医理论基础研究上的热点、焦点与难点问题。所谓热点，是因为进行这方面研究的人员很多，在不同方向和不同点上取得的进展也非常多；所谓焦点，是因为大家都极其关注这方面的研究与进展，这是制约中医理论发展的主要瓶颈问题；所谓难点，是因为近半个多世纪来的研究没有较好地促进中医理论与临床的发展，于是破解证候的复杂结构就成了一道一直没有解决的难题。

　　针对中医证候的复杂结构问题，孙喜灵教授和其课题组，20多年来一直致力于这方面的研究，取得了丰硕的成果。他们的研究独辟蹊径，运用丰富的临床案例资料，并以脾气虚证候为例，从研究证候的发生规律入手，来探析证候的内在结构，发现了证候的点集拓扑结构，建立起了证候的数学模型，阐释了中医证候理论的数学科学内涵；进一步的研究，运用拓扑结构的理论，研究了中医学中的80个主要证候（不包括温病及伤寒病的证候），具有普适性。可以说，这是一项重要的具有原始创新性的成果。

　　病机、证与证候是中医理论与临床中非常重要的概念，是理法方药的核心。通过外在的证候，可以认知内在的病机，而证则是内在病机的具体形式。因此，认识清楚证候的复杂结构，可以深化对病机与证的理解与应用，对于提高辨证论治水平和临床疗效，意义深远而重大。长期以来，由于证候的整体、动态和模糊的特点，难以被认识，导致对证候的动态演化规律把握不准确，成了当前中医理论发展亟待解决的关键科学问题。

　　如何找到研究的切入点，来认识清楚证候的动态演化规律，是中医研究工作者都很期盼的。孙喜灵教授和其课题组的研究，首先是从证候的"连续变动"过程中，来寻找证候构成要素相互组合存在的"不变量"；再从探析"不变量"的发生与变化情况，来考察证候从起始到终结"连续变动"的整个过程，以探寻其内在的规律性。由此，找到了一般证候构成要素在其"动态演化"过程中存在的4个"拓扑不变量"，这4个"拓扑不变量"有两次衍生的结果，把证候的所有子集合全部展现出来了。这正是证候动态演化规律研究期待的收获。

　　因此，可以说这项研究工作的意义非常重大，虽然主要成果体现在宏观层面，但却是承前启后的。概括本书的研究成果，有以下几个方面，一是阐明了证候不同阶段、不同存在形式的定性依据，二是建立起了中医证候的数学模型、明确了证候非线性结构的形式，三是奠定了中医理论体系的数学科学基础。这对于开展证候判断标准、证候疗效评价、证候物质基础、方剂配伍规律等科学问题研究，具有非常广阔的应用前景。

　　本书的研究内容，是从中医理论体系中挖掘出现代科学技术的内涵，进而来诠释中医证候的理论内容，既体现出中医理论体系的自身特点，又融入了现代科学技术的语言，是中医理论研究中少见的力作。欣然为序！

　　　　　　　　　国家自然科学基金委员会中医药学科原主任

　　　　　　　　　教授、博士生导师　王昌恩

　　　　　　　　　　　　　　　　　2021年2月22日

前　言

历经五年，终于完稿，多年来的一件心事，总算可以暂时放下了。

说起本书的写作，确实是多年来的一个心结。在这期间纠结和思考的一个主要问题，就是单一证候的客观存在形式到底有多少，每个不同的客观存在形式又应该如何来表述，进一步的问题是不同单一证候之间是否存在关联、能否建立起理论证候的数学模型，等等。

临床的案例中，可以见到多种不同的证候；对于同一种证候，也往往会见到许多不同的情况。不同的单一证候《中医诊断学》中已有相应的规范，但是具体的单一证候到底有多少种不同的形式或情况，却一直是研究上的缺失。

为什么要研究单一证候存在的各种形式或全部形式？这是辨证论治的需要，更是理法方药知识创新的需要。从理论上认识证候存在的各种形式及其内涵，就可以理清证候与理法方药的对应关系，这是提高辨证论治准确性的唯一途径；不仅如此，还能带动理法方药知识的创新。

对于同一个证候可能存在多种不同的形式问题，历史上的研究体现出的往往不是对证候可能存在形式的单纯描述，而多是以"类方"的方式出现，如《伤寒论》中"麻黄汤类""桂枝汤类""柴胡汤类""承气汤类"等，是"以方测证"，通过类方的方剂可以知道存在"同证异治"；即由于同一个证候存在多种不同的情况，需要有相应的多种不同的治疗方法和药物。如历代名方积累下来的治疗脾气虚证候的常用方剂，有四君子汤、异功散、六君子汤、香砂六君子汤、健脾丸、参苓白术散、七味白术散、补中益气汤、枳术丸（曲蘖枳术丸、橘半枳术丸，香砂枳术丸）、小建中汤、黄芪建中汤等，这至少说明脾气虚证候存在多种临床常见的不同形式，而且还可能存在着多种没有被认识清楚的其他不同形式。

如何才能把证候存在的所有不同形式都认识清楚呢？本书的研究内容，就是来回答这个问题的。

首先，通过对证候理论内涵的研究，挖掘认识证候内在结构的方法。临床数据与理论推证结果表明，一般证候的内在结构是点集拓扑结构，由此建立起了证候的数学模型，找到了证候可以被用来计算的数据。进而运用拓扑学的方法，研究证候的结构表征，可以把"连续变动"的证候可能存在的全部形式都计算并描述出来。

　　本书研究了中医学80个主要的证候，并认为证候结构表征的数据，可以直接形成证候的诊断标准。作为诊断标准，无非是用来回答"是什么""不是什么"的问题。本书的证候结构表征数据，对证候可能存在的所有形式进行了定性，恰恰对"是什么证候""不是什么证候"做出肯定的回答。

　　书中对于作为证候诊断标准的结构表征数据，分为三级。一级数据，是证候构成要素的全集，代表该证候最为复杂的情况；二级数据，是证候拓扑不变量第一次衍生的数据，是证候发生过程表现出的五个阶段七种形式，代表证候从起始到终结发展过程的不同程度；三级数据，是证候拓扑不变量第二次衍生的数据，是证候所有存在形式的全部子集合，是作为证候诊断标准的基础数据。

　　证候结构的形式化表达和智能计算，把数学逻辑严密的推理思维引入中医学，对中医学理论的客观量化研究具有重大的意义。

　　由于我们的水平有限，本书可能存在着不足，欢迎各位同道提出宝贵意见，以便在修订时加以提高。

孙喜灵　刘　燕

2021年3月12日

目 录

第一章 中医证候的结构及其表征 ……………………………………………… 1

第一节 中医证候的发生规律 ……………………………………………… 1

一、中医四诊症状信息的发生规律 ……………………………………… 1

二、中医证候的发生规律 ………………………………………………… 3

三、中医证候的结构特征 ………………………………………………… 5

第二节 中医证候的拓扑结构 ……………………………………………… 7

一、中医证候结构的拓扑特征 …………………………………………… 7

二、中医证候构成要素的临床验证 ……………………………………… 8

三、中医证候拓扑结构的临床验证 ……………………………………… 10

第三节 中医证候的结构表征 ……………………………………………… 17

一、证候问题和证候难题与瓶颈问题和科学问题 ……………………… 18

二、中医证候的实质性结构与功能性结构 ……………………………… 18

三、探寻破译证候"功能性结构"的方法 ……………………………… 19

四、中医证候的客观量化表征 …………………………………………… 20

五、中医证候结构表征研究的前景展望 ………………………………… 21

第四节 中医证候理论映射出的数学科学基础 …………………………… 22

一、引子:从中医学的"博大精深"说起 ……………………………… 23

二、"李约瑟难题"的启示 ……………………………………………… 24

三、中医理论对人体未知结构层次上运动规律的认识和探索 ………… 26

四、中医学人体结构理论假说的提出 …………………………………… 27

五、中医学理论内蕴的数学科学 ………………………………………… 28

第五节 中医证候研究上存在的若干问题 ………………………………… 32

一、中医证候构成要素定性问题 ………………………………………… 32

二、缺失的中医证候及其四诊症状和体征的定性问题 ………………… 45

　　　三、中医复合证候理论规范与研究应用中存在的问题 ……………… 47

　　　四、中医证候判断诊断标准研究中的若干问题 ………………………… 53

第二章　心小肠证候结构数学推演及表征 ……………………………… 54

　第一节　心气虚证候 ……………………………………………………… 54

　　　一、心气虚证候的四诊症状和体征 …………………………………… 54

　　　二、心气虚证候的四诊症状和体征与心脏功能和络属的对应关系 … 54

　　　三、心气虚证候的特征不变量分析 …………………………………… 54

　　　四、心气虚证候诊断标准 ……………………………………………… 55

　第二节　心血虚证候 ……………………………………………………… 57

　　　一、心血虚证候的四诊症状和体征 …………………………………… 57

　　　二、心血虚证候的四诊症状和体征与心脏功能和络属的对应关系 … 58

　　　三、心血虚证候的特征不变量分析 …………………………………… 58

　　　四、心血虚证候诊断标准 ……………………………………………… 58

　第三节　心阴虚证候 ……………………………………………………… 60

　　　一、心阴虚证候的四诊症状和体征 …………………………………… 60

　　　二、心阴虚证候的四诊症状和体征与心脏功能和络属的对应关系 … 60

　　　三、心阴虚证候的特征不变量分析 …………………………………… 60

　　　四、心阴虚证候诊断标准 ……………………………………………… 60

　第四节　心阳虚证候 ……………………………………………………… 64

　　　一、心阳虚证候的四诊症状和体征 …………………………………… 64

　　　二、心阳虚证候的四诊症状和体征与心脏功能和络属的对应关系 … 64

　　　三、心阳虚证候的特征不变量分析 …………………………………… 65

　　　四、心阳虚证候诊断标准 ……………………………………………… 65

　第五节　心阳虚脱证候 …………………………………………………… 69

　　　一、心阳虚脱证候的四诊症状和体征 ………………………………… 69

　　　二、心阳虚脱证候的四诊症状和体征与心脏功能和络属的对应关系 … 70

　　　三、心阳虚脱证候的特征不变量分析 ………………………………… 70

　　　四、心阳虚脱证候诊断标准 …………………………………………… 70

　第六节　心火亢盛证候 …………………………………………………… 72

　　　一、心火亢盛证候的四诊症状和体征 ………………………………… 72

　　　二、心火亢盛证候的四诊症状和体征与心脏功能和络属的对应关系 …… 73

　　　三、心火亢盛证候的特征不变量分析 ………………………………… 73

　　　四、心火亢盛证候诊断标准 …………………………………………… 73

第七节　瘀阻脑络证候 ……………………………………………… 76
　　一、瘀阻脑络证候的四诊症状和体征 ……………………………… 76
　　二、瘀阻脑络证候的四诊症状和体征与心脏功能和络属的对应关系 …… 76
　　三、瘀阻脑络证候的特征不变量分析 ……………………………… 77
　　四、瘀阻脑络证候诊断标准 ………………………………………… 77

第八节　痰火扰神证候 ……………………………………………… 79
　　一、痰火扰神证候的四诊症状和体征 ……………………………… 79
　　二、痰火扰神证候的四诊症状和体征与心和肺脏功能和络属的对应关系 … 79
　　三、痰火扰神证候的特征不变量分析 ……………………………… 80
　　四、痰火扰神证候诊断标准 ………………………………………… 81

第九节　痰蒙心神证候 ……………………………………………… 83
　　一、痰蒙心神证候的四诊症状和体征 ……………………………… 83
　　二、痰蒙心神证候的四诊症状和体征与心脏功能和络属的对应关系 …… 83
　　三、痰蒙心神证候的特征不变量分析 ……………………………… 84
　　四、痰蒙心神证候诊断标准 ………………………………………… 85

第十节　心脉痹阻证候 ……………………………………………… 88
　　一、心脉痹阻证候的四诊症状和体征 ……………………………… 88
　　二、心脉痹阻证候的四诊症状和体征与心脏功能和络属的对应关系 …… 88
　　三、心脉痹阻证候的特征不变量分析 ……………………………… 90
　　四、心脉痹阻证候诊断标准 ………………………………………… 91

第十一节　小肠实热证候 …………………………………………… 94
　　一、小肠实热证候的四诊症状和体征 ……………………………… 94
　　二、小肠实热证候的四诊症状和体征与心脏、小肠功能和络属的对应关系 … 95
　　三、小肠实热证候的特征不变量分析 ……………………………… 95
　　四、小肠实热证候诊断标准 ………………………………………… 95

第三章　肺大肠证候结构数学推演及表征 ………………………… 97
第一节　肺气虚证候 ………………………………………………… 97
　　一、肺气虚证候的四诊症状和体征 ………………………………… 97
　　二、肺气虚证候的四诊症状和体征与肺脏功能和络属的对应关系 ……… 97
　　三、肺气虚证候的特征不变量分析 ………………………………… 97
　　四、肺气虚证候诊断标准 …………………………………………… 98

第二节　肺阴虚证候 ………………………………………………… 101
　　一、肺阴虚证候的四诊症状和体征 ………………………………… 101

　　　二、肺阴虚证候的四诊症状和体征与肺脏功能和络属的对应关系 …… 101

　　　三、肺阴虚证候的特征不变量分析 ……………………………………… 101

　　　四、肺阴虚证候诊断标准 …………………………………………………… 102

第三节　风寒犯肺证候 …………………………………………………………… 104

　　　一、风寒犯肺证候的四诊症状和体征 …………………………………… 104

　　　二、风寒犯肺证候的四诊症状和体征与肺脏功能和络属的对应关系 …… 104

　　　三、风寒犯肺证候的特征不变量分析 …………………………………… 104

　　　四、风寒犯肺证候诊断标准 ……………………………………………… 105

第四节　风热犯肺证候 …………………………………………………………… 108

　　　一、风热犯肺证候的四诊症状和体征 …………………………………… 108

　　　二、风热犯肺证候的四诊症状和体征与肺脏功能和络属的对应关系 …… 109

　　　三、风热犯肺证候的特征不变量分析 …………………………………… 109

　　　四、风热犯肺证候诊断标准 ……………………………………………… 109

第五节　燥邪犯肺证候 …………………………………………………………… 113

　　　一、燥邪犯肺证候的四诊症状和体征 …………………………………… 113

　　　二、燥邪犯肺证候的四诊症状和体征与肺脏功能和络属的对应关系 … 113

　　　三、燥邪犯肺证候的特征不变量分析 …………………………………… 114

　　　四、燥邪犯肺证候诊断标准 ……………………………………………… 114

第六节　肺热炽盛证候 …………………………………………………………… 120

　　　一、肺热炽盛证候的四诊症状和体征 …………………………………… 120

　　　二、肺热炽盛证候的四诊症状和体征与肺脏功能和络属的对应关系 … 120

　　　三、肺热炽盛证候的特征不变量分析 …………………………………… 121

　　　四、肺热炽盛证候诊断标准 ……………………………………………… 121

第七节　寒痰阻肺证候 …………………………………………………………… 125

　　　一、寒痰阻肺证候的四诊症状和体征 …………………………………… 125

　　　二、寒痰阻肺证候的四诊症状和体征与肺脏功能和络属的对应关系 …… 125

　　　三、寒痰阻肺证候的特征不变量分析 …………………………………… 125

　　　四、寒痰阻肺证候诊断标准 ……………………………………………… 126

第八节　痰热壅肺证候 …………………………………………………………… 128

　　　一、痰热壅肺证候的四诊症状和体征 …………………………………… 128

　　　二、痰热壅肺证候的四诊症状和体征与肺脏功能和络属的对应关系 …… 128

　　　三、痰热壅肺证候的特征不变量分析 …………………………………… 128

　　　四、痰热壅肺证候诊断标准 ……………………………………………… 129

第九节　饮停胸胁证候 …………………………………………… 132
　　一、饮停胸胁证候的四诊症状和体征 ……………………… 132
　　二、饮停胸胁证候的四诊症状和体征与肺脏功能和络属的对应关系 … 132
　　三、饮停胸胁证候的特征不变量分析 ……………………… 133
　　四、饮停胸胁证候诊断标准 ………………………………… 133

第十节　风水相搏证候 …………………………………………… 135
　　一、风水相搏证候的四诊症状和体征 ……………………… 135
　　二、风水相搏证候的四诊症状和体征与肺脏功能和络属的对应关系 … 135
　　三、风水相搏证候的特征不变量分析 ……………………… 136
　　四、风水相搏证候诊断标准 ………………………………… 137

第十一节　肠热腑实证候 ………………………………………… 139
　　一、肠热腑实证候的四诊症状和体征 ……………………… 139
　　二、肠热腑实证候的四诊症状和体征与大肠功能的对应关系 … 140
　　三、肠热腑实证候的特征不变量分析 ……………………… 140
　　四、肠热腑实证候诊断标准 ………………………………… 140

第十二节　肠燥津亏证候 ………………………………………… 142
　　一、肠燥津亏证候的四诊症状和体征 ……………………… 142
　　二、肠燥津亏证候的四诊症状和体征与大肠功能的对应关系 … 142
　　三、肠燥津亏证候的特征不变量分析 ……………………… 142
　　四、肠燥津亏证候诊断标准 ………………………………… 143

第十三节　肠道湿热证候 ………………………………………… 143
　　一、大肠湿热证候的四诊症状和体征 ……………………… 143
　　二、大肠湿热证候的四诊症状和体征与大肠功能的对应关系 ………… 144
　　三、大肠湿热证候的特征不变量分析 ……………………… 144
　　四、大肠湿热证候诊断标准 ………………………………… 144

第十四节　虫积肠道证候 ………………………………………… 146
　　一、虫积胃肠证候的四诊症状和体征 ……………………… 146
　　二、虫积胃肠证候的四诊症状和体征与大肠功能的对应关系 ………… 146
　　三、虫积胃肠证候的特征不变量分析 ……………………… 146
　　四、虫积胃肠证候诊断标准 ………………………………… 147

第十五节　大肠气滞证候 ………………………………………… 150
　　一、大肠气滞证候的四诊症状和体征 ……………………… 150
　　二、大肠气滞证候的四诊症状和体征与大肠功能的对应关系 ………… 150

三、大肠气滞证候的特征不变量分析 ………………………………… 150

四、大肠气滞证候诊断标准 …………………………………………… 151

第十六节 寒滞大肠证候 …………………………………………………… 152

一、寒滞大肠证候的四诊症状和体征 ………………………………… 152

二、寒滞大肠证候的四诊症状和体征与大肠功能的对应关系 ……… 152

三、寒滞大肠证候的特征不变量分析 ………………………………… 153

四、寒滞大肠证候诊断标准 …………………………………………… 153

第十七节 食滞大肠证候 …………………………………………………… 154

一、食滞大肠证候的四诊症状和体征 ………………………………… 154

二、食滞大肠证候的四诊症状和体征与大肠功能的对应关系 ……… 154

三、食滞大肠证候的特征不变量分析 ………………………………… 155

四、食滞大肠证候诊断标准 …………………………………………… 155

第四章 脾胃证候结构数学推演及表征 …………………………………… 157

第一节 脾气虚证候 ………………………………………………………… 157

一、脾气虚证候的四诊症状和体征 …………………………………… 157

二、脾气虚证候的四诊症状和体征与脾脏功能和络属的对应关系 … 157

三、脾气虚证候的特征不变量分析 …………………………………… 157

四、脾气虚证候诊断标准 ……………………………………………… 158

第二节 脾虚气陷证候 ……………………………………………………… 162

一、脾虚气陷证候的四诊症状和体征 ………………………………… 162

二、脾虚气陷证候的四诊症状和体征与脾功能和络属的对应关系 … 163

三、脾虚气陷证候的特征不变量分析 ………………………………… 163

四、脾虚气陷证候诊断标准 …………………………………………… 164

第三节 脾阳虚证候 ………………………………………………………… 165

一、脾阳虚证候的四诊症状和体征 …………………………………… 165

二、脾阳虚证候的四诊症状和体征与脾脏功能和络属的对应关系 …… 166

三、脾阳虚证候的特征不变量分析 …………………………………… 166

四、脾阳虚证候诊断标准 ……………………………………………… 167

第四节 寒湿困脾证候 ……………………………………………………… 171

一、寒湿困脾证候的四诊症状和体征 ………………………………… 171

二、寒湿困脾证候的四诊症状和体征与脾脏功能和络属的对应关系 … 172

三、寒湿困脾证候的特征不变量分析 ………………………………… 172

四、寒湿困脾证候诊断标准 …………………………………………… 173

第五节　湿热蕴脾证候 ……………………………………………… 176
　　一、湿热蕴脾证候的四诊症状和体征 ……………………………… 176
　　二、湿热蕴脾证候的四诊症状和体征与脾脏功能和络属的对应关系 … 176
　　三、湿热蕴脾证候的特征不变量分析 ……………………………… 176
　　四、湿热蕴脾证候诊断标准 ………………………………………… 177

第六节　脾不统血证候 ……………………………………………… 179
　　一、脾不统血证候的四诊症状和体征 ……………………………… 179
　　二、脾不统血证候的四诊症状和体征与脾脏功能和络属的对应关系 … 179
　　三、脾不统血证候的特征不变量分析 ……………………………… 179
　　四、脾不统血证候诊断标准 ………………………………………… 180

第七节　脾气郁滞证候 ……………………………………………… 181
　　一、脾气郁滞证候的四诊症状和体征 ……………………………… 181
　　二、脾气郁滞证候的四诊症状和体征与脾脏功能和络属的对应关系 … 181
　　三、脾气郁滞证候的特征不变量分析 ……………………………… 182
　　四、脾气郁滞证候诊断标准 ………………………………………… 182

第八节　脾络瘀血证候 ……………………………………………… 183
　　一、脾络瘀血证候的四诊症状和体征 ……………………………… 183
　　二、脾络瘀血证候的四诊症状和体征与脾脏功能和络属的对应关系 … 183
　　三、脾络瘀血证候的特征不变量分析 ……………………………… 183
　　四、脾络瘀血证候诊断标准 ………………………………………… 184

第九节　胃气虚证候 ………………………………………………… 185
　　一、胃气虚证候的四诊症状和体征 ………………………………… 185
　　二、胃气虚证候的四诊症状和体征与胃脏功能的对应关系 ………… 185
　　三、胃气虚证候的特征不变量分析 ………………………………… 185
　　四、胃气虚证候诊断标准 …………………………………………… 186

第十节　胃脘气滞证候 ……………………………………………… 187
　　一、胃脘气滞证候的四诊症状和体征 ……………………………… 187
　　二、胃脘气滞证候的四诊症状和体征与胃功能的对应关系 ………… 187
　　三、胃脘气滞证候的特征不变量分析 ……………………………… 187
　　四、胃脘气滞证候诊断标准 ………………………………………… 188

第十一节　胃阴虚证候 ……………………………………………… 189
　　一、胃阴虚证候的四诊症状和体征 ………………………………… 189
　　二、胃阴虚证候的四诊症状和体征与胃脏功能的对应关系 ………… 189

三、胃阴虚证候的特征不变量分析 …………………………………… 189

四、胃阴虚证候诊断标准 ………………………………………………… 190

第十二节　胃阳虚证候 …………………………………………………… 191

一、胃阳虚证候的四诊症状和体征 …………………………………… 191

二、胃阳虚证候的四诊症状和体征与胃脏功能的对应关系 ………… 191

三、胃阳虚证候的特征不变量分析 …………………………………… 192

四、胃阳虚证候诊断标准 ………………………………………………… 192

第十三节　寒饮停胃证候 ………………………………………………… 194

一、寒饮停胃证候的四诊症状和体征 ………………………………… 194

二、寒饮停胃证候的四诊症状和体征与胃脏功能的对应关系 ……… 194

三、寒饮停胃证候的特征不变量分析 ………………………………… 194

四、寒饮停胃证候诊断标准 ……………………………………………… 195

第十四节　寒滞胃脘证候 ………………………………………………… 196

一、寒滞胃脘证候的四诊症状和体征 ………………………………… 196

二、寒滞胃脘证候的四诊症状和体征与胃功能的对应关系 ………… 197

三、寒滞胃脘证候的特征不变量分析 ………………………………… 197

四、寒滞胃脘证候诊断标准 ……………………………………………… 197

第十五节　胃热炽盛证候 ………………………………………………… 199

一、胃热炽盛证候的四诊症状和体征 ………………………………… 199

二、胃热炽盛证候的四诊症状和体征与胃脏功能的对应关系 ……… 199

三、胃热炽盛证候的特征不变量分析 ………………………………… 199

四、胃热炽盛证候诊断标准 ……………………………………………… 200

第十六节　食滞胃脘证候 ………………………………………………… 202

一、食滞胃脘证候的四诊症状和体征 ………………………………… 202

二、食滞胃脘证候的四诊症状和体征与胃功能的对应关系 ………… 202

三、食滞胃脘证候的特征不变量分析 ………………………………… 203

四、食滞胃脘证候诊断标准 ……………………………………………… 203

第十七节　胃脘瘀血证候 ………………………………………………… 204

一、胃脘瘀血证候的四诊症状和体征 ………………………………… 204

二、胃脘瘀血证候诊断标准 ……………………………………………… 204

第十八节　胃脘湿热证候 ………………………………………………… 206

一、胃脘湿热证候的四诊症状和体征 ………………………………… 206

二、胃脘湿热证候的四诊症状和体征与胃功能的对应关系 ………… 206

　　三、胃脘湿热证候的特征不变量分析 ………………………… 206

　　四、胃脘湿热证候诊断标准 …………………………………… 207

第十九节　胃脘寒湿证候 ………………………………………… 208

　　一、胃脘寒湿证候的四诊症状和体征 ………………………… 208

　　二、胃脘寒湿证候的四诊症状和体征与胃功能的对应关系 … 208

　　三、胃脘寒湿证候的特征不变量分析 ………………………… 209

　　四、胃脘寒湿证候诊断标准 …………………………………… 209

第五章　肝胆证候结构数学推演及表征 ……………………… 211

第一节　肝气虚证候 ……………………………………………… 211

　　一、肝气虚证候的四诊症状和体征 …………………………… 211

　　二、肝气虚证候的四诊症状和体征与肝脏功能和络属的对应关系 … 211

　　三、肝气虚证候的特征不变量分析 …………………………… 211

　　四、肝气虚证候诊断标准 ……………………………………… 212

第二节　肝郁气滞证候 …………………………………………… 213

　　一、肝郁气滞证候的四诊症状和体征 ………………………… 213

　　二、肝郁气滞证候的四诊症状和体征与肝脏功能和络属的对应关系 … 213

　　三、肝郁气滞证候的特征不变量分析 ………………………… 214

　　四、肝郁气滞证候诊断标准 …………………………………… 214

第三节　肝血虚证候 ……………………………………………… 217

　　一、肝血虚证候的四诊症状和体征 …………………………… 217

　　二、肝血虚证候的四诊症状和体征与肝脏功能和络属的对应关系 … 217

　　三、肝血虚证候的特征不变量分析 …………………………… 217

　　四、肝血虚证候诊断标准 ……………………………………… 218

第四节　肝阴虚证候 ……………………………………………… 222

　　一、肝阴虚证候的四诊症状和体征 …………………………… 222

　　二、肝阴虚证候的四诊症状和体征与肝脏功能和络属的对应关系 … 222

　　三、肝阴虚证候的特征不变量分析 …………………………… 222

　　四、肝阴虚证候诊断标准 ……………………………………… 223

第五节　肝阳上亢证候 …………………………………………… 225

　　一、肝阳上亢证候的四诊症状和体征 ………………………… 225

　　二、肝阳上亢证候的四诊症状和体征与肝脏功能和络属的对应关系 … 226

　　三、肝阳上亢证候的特征不变量分析 ………………………… 226

　　四、肝阳上亢证候诊断标准 …………………………………… 226

第六节　寒凝肝脉证候 ·· 228

一、寒凝肝脉证候的四诊症状和体征 ······························· 228

二、寒凝肝脉证候的四诊症状和体征与肝脏功能和络属的对应关系 ··· 228

三、寒凝肝脉证候的特征不变量分析 ······························· 228

四、寒凝肝脉证候诊断标准 ··· 229

第七节　肝火炽盛证候 ·· 230

一、肝火炽盛证候的四诊症状和体征 ······························· 230

二、肝火炽盛证候的四诊症状和体征与肝脏功能和络属的对应关系 ··· 230

三、肝火炽盛证候的特征不变量分析 ······························· 230

四、肝火炽盛证候诊断标准 ··· 231

第八节　胆郁痰扰证候 ·· 232

一、胆郁痰扰证候的四诊症状和体征 ······························· 232

二、胆郁痰扰证候的四诊症状和体征与胆功能和络属的对应关系 ····· 232

三、胆郁痰扰证候的特征不变量分析 ······························· 233

四、胆郁痰扰证候诊断标准 ··· 233

第九节　肝风内动证候 ·· 234

一、肝阳化风证候 ··· 234

二、热极生风证候 ··· 237

三、阴虚动风证候 ··· 238

四、血虚生风证候 ··· 240

第十节　肝胆湿热证候 ·· 243

一、肝胆湿热证候的四诊症状和体征 ······························· 243

二、肝胆湿热证候的四诊症状和体征与肝脏功能和络属的对应关系 ··· 243

三、肝胆湿热证候的特征不变量分析 ······························· 243

四、肝胆湿热证候诊断标准 ··· 244

第六章　肾膀胱证候结构数学推演及表征 ······························· 246

第一节　肾气不固证候 ·· 246

一、肾气不固证候的四诊症状和体征 ······························· 246

二、肾气不固证候的四诊症状和体征与肾脏功能和络属的对应关系 ··· 246

三、肾气不固证候的特征不变量分析 ······························· 246

四、肾气不固证候诊断标准 ··· 247

第二节　肾虚水泛证候 ·· 249

一、肾虚水泛证候的四诊症状和体征 ······························· 249

　　二、肾虚水泛证候的四诊症状和体征与肾脏功能和络属的对应关系 … 249

　　三、肾虚水泛证候的特征不变量分析 ·········· 249

　　四、肾虚水泛证候诊断标准 ················· 250

第三节　肾阴虚证候 ······················ 253

　　一、肾阴虚证候的四诊症状和体征 ·········· 253

　　二、肾阴虚证候的四诊症状和体征与肾脏功能和络属的对应关系 …… 253

　　三、肾阴虚证候的特征不变量分析 ·········· 253

　　四、肾阴虚证候诊断标准 ················· 254

第四节　肾阳虚证候 ······················ 258

　　一、肾阳虚证候的四诊症状和体征 ·········· 258

　　二、肾阳虚证候的四诊症状和体征与肾脏功能和络属的对应关系 …… 259

　　三、肾阳虚证候的特征不变量分析 ·········· 259

　　四、肾阳虚证候诊断标准 ················· 260

第五节　肾精不足证候 ···················· 262

　　一、肾精不足证候的四诊症状和体征 ········ 262

　　二、肾精不足证候的四诊症状和体征与肾脏功能和络属的对应关系 … 262

　　三、肾精不足证候的特征不变量分析 ········ 263

　　四、肾精不足证候诊断标准 ··············· 263

第六节　膀胱湿热证候 ···················· 267

　　一、膀胱湿热证候的四诊症状和体征 ········ 267

　　二、膀胱湿热证候的四诊症状和体征与膀胱功能和络属的对应关系 … 267

　　三、膀胱湿热证候的特征不变量分析 ········ 268

　　四、膀胱湿热证候诊断标准 ··············· 268

第七章　胞宫证候结构数学推演及表征 ············ 270

第一节　胞宫寒湿证候 ···················· 270

　　一、胞宫寒湿证候四诊症状和体征 ·········· 270

　　二、胞宫寒湿证候诊断标准 ··············· 270

第二节　胞宫湿热证候 ···················· 271

　　一、胞宫湿热证候四诊症状和体征 ·········· 271

　　二、胞宫湿热证候诊断标准 ··············· 271

第三节　胞宫血虚（或精亏）证候 ············· 272

　　一、胞宫血虚（或精亏）证候四诊症状和体征 ··· 272

　　二、胞宫血虚（或精亏）证候诊断标准 ······· 272

第四节　胞宫血热证候 ……………………………………… 273
　　一、胞宫血热证候四诊症状和体征 ……………………… 273
　　二、胞宫血热证候诊断标准 ……………………………… 274
第五节　胞宫瘀血证候 ……………………………………… 274
　　一、胞宫瘀血证候四诊症状和体征 ……………………… 274
　　二、胞宫瘀血证候诊断标准 ……………………………… 275
第六节　胞宫气滞证候 ……………………………………… 276
　　一、胞宫气滞证候四诊症状和体征的定性 ……………… 276
　　二、胞宫气滞证候诊断标准 ……………………………… 276
第七节　胞宫虚寒证候 ……………………………………… 277
　　一、胞宫虚寒证候四诊症状和体征的定性 ……………… 277
　　二、胞宫虚寒证候诊断标准 ……………………………… 277
第八节　胞宫实寒证候 ……………………………………… 278
　　一、胞宫实寒证候四诊症状和体征的定性 ……………… 278
　　二、胞宫实寒证候诊断标准 ……………………………… 278
第九节　胞宫湿毒蕴结证候 ………………………………… 279
　　一、胞宫湿毒蕴结证候四诊症状和体征的定性 ………… 279
　　二、胞宫湿毒蕴结证候诊断标准 ………………………… 279

第八章　痰饮瘀血证候结构数学推演及表征 …………… 281
第一节　痰证 ………………………………………………… 281
　　一、痰证的四诊症状和体征 ……………………………… 281
　　二、痰证诊断标准 ………………………………………… 281
第二节　饮证 ………………………………………………… 286
　　一、饮证的四诊症状和体征 ……………………………… 286
　　二、饮证诊断标准 ………………………………………… 287
第三节　瘀血证候 …………………………………………… 291
　　一、瘀血证候的四诊症状和体征 ………………………… 291
　　二、瘀血证候的诊断标准 ………………………………… 292

第九章　风寒与风热证候结构数学推演及表征 ………… 296
第一节　风寒外感证候 ……………………………………… 296
　　一、风寒外感证候的四诊症状和体征 …………………… 296
　　二、风寒外感证候的四诊症状和体征与肺脏功能和络属的对应关系 … 296
　　三、风寒外感证候的特征不变量分析 …………………… 296

　　四、风寒外感证候诊断标准 ……………………………… 297

　第二节　风热外感证候 ……………………………………… 300

　　一、风热外感证候的四诊症状和体征 …………………… 300

　　二、风热外感证候的四诊症状和体征与肺脏功能和络属的对应关系 … 300

　　三、风热外感证候的特征不变量分析 …………………… 300

　　四、风热外感证候诊断标准 ……………………………… 301

附表：中医 80 个主要证候的结构数据计算表 …………………… 305

参考文献 …………………………………………………………… 309

后记 ………………………………………………………………… 312

第一章 中医证候的结构及其表征

当前中医理论基础研究，有证候判定规范、证候疗效评价、证候物质基础、方剂配伍规律四个主要领域，但其共同的关键问题是中医证候结构表征。通过中医证候结构表征研究，来找到证候可以用来计算的数据，使辨证的过程由主观判断变成逻辑推理，从而提高辨证论治的准确性。中医证候具有复杂的非线性空间结构，一把钥匙开一把锁，打开中医证候结构的金钥匙，到底存不存在呢？

第一节 中医证候的发生规律

证候在疾病的产生、发展和变化的过程中，是从无到有、由轻到重、由简单到复杂，有一个从起始到终结的自然过程。在证候的自然过程中，存在着证候的发生规律，清楚认识证候的发生规律，对于表征出证候的结构，揭示出证候的动态演化规律，具有重要的理论价值和临床意义。

疾病产生了四诊的症状信息，而证候的构成，又体现在四诊的症状信息上面。也就是说，证候是由四诊的症状信息构成的，四诊的症状信息是证候之症状信息。没有四诊症状信息，就不会出现证候；有了四诊症状信息，又会表现出证候。由此，证候的发生规律，取决于四诊症状信息的发生规律；认识清楚了四诊症状信息的发生规律，才能揭示出证候的发生规律。

一、中医四诊症状信息的发生规律

疾病变化发展过程中，症状的出现是从无到有，这自然就形成了症状出现的先后关系问题。对此就要回归到中医学的固有规律及其对病机的认识，即：致病因素作用于人体后，在疾病的发生过程中，人体哪个部位、哪些正气先受到了影响，哪个部位最先反映出症状，是首先要弄清楚的问题。

（一）疾病过程中四诊症状信息的发生问题

以脏腑为核心的人体五脏络属系统，受到邪气侵袭后，是脏和腑的气与血首先受到影响。脏和腑的气与血受到影响后，又容易从哪个部位反映出症状呢？《中医诊断学》中心气虚证候的四诊症状信息的构成有心悸、乏力、精神疲倦、面色淡白、自汗、舌质淡、脉虚；脾阳虚证候的四诊症状信息的构成有纳呆、腹胀、腹痛绵绵（喜温喜按）、畏寒怕冷、乏力、大便溏稀（甚至完谷不化）、四肢不温、口淡不渴、面白少华、肢体浮肿或女性见白带清稀量多、舌质淡胖或有齿痕、舌苔白滑、脉沉迟无力等。

在四诊症状信息中，最早能体现脏腑经络气血动态变化的是脉象，因为脉象时刻反映着脏腑经络气血运行的变化。脏腑经络气血的即时变动，都可在脉象上最早得以反映。邪气侵袭人体，脏腑经络的气血紊乱的变化，也是从脉象上最早得以反映的。因而，从理论上可以确定脉象的变化是任何证候发生过程中的首发症状，在其他症状出现之前，脉象早已存在着，并反映着疾病变化的本质。例如，心气虚证候的脉虚、脾阳虚证候的脉沉迟无力，是最早发生的症状。

随着疾病和证候的发展，症状的出现便开始出现由少到多、由轻到重的变化。脉象变化存在后，脏腑及其络属没有出现症状前，人体中是否还存在能观察到疾病和证候征象的部位呢？这便是舌象的变化。

舌象虽然不能像脉象一样，把病变的本质即刻反映出来，但它是继脉象之后，能较全面、客观反映病变本质的重要征象。因为舌质和舌苔的变化，是先于脏腑及其络属症状出现之前就已经客观存在着的。例如，心气虚证候的舌质淡，脾阳虚证候的舌质淡胖或有齿痕、舌苔白滑等。

疾病和证候的发展，症状的出现从脉象和舌象变化，又开始出现脏腑及其络属的复杂症状。就脏腑及其络属而言，官窍、形体、荣华等的病变，是脏腑内在病变的外在反映，是在脏腑气血紊乱的基础上产生的。因而，从推理上说脏腑的症状出现应先于官窍、形体、荣华等症状的出现。

如心气虚证候中的心悸、乏力、精神疲倦等症状的发生，应先于心脏络属的症状面色淡白、自汗等的发生；脾阳虚证候中的纳呆、腹胀、腹痛绵绵（喜温喜按）、畏寒怕冷、乏力、大便溏稀（甚至完谷不化）等症状的发生，应先于脾脏络属的症状四肢不温、口淡不渴、面白少华、肢体浮肿或女性白带清稀量多等症状的发生。

脏腑的络属症状，又可分两个方面，即紊乱（功能性）症状和变形（器质性）症状。就功能与结构的关系而言，官窍、形体、荣华等的紊乱症状的出现，应先于官窍、形体、荣华等的变形症状。心气虚证中的面色淡白症状的出现，应先于自汗等症状。脾阳虚证候的四肢不温、口淡不渴、面白少华等症状的出现，应先于肢体浮肿或白带清稀量多等症状。

（二）中医四诊症状信息的发生序列

若把以上理论推证的结果用下列方式表述：Yy表示脉象、舌象，Yx表示脏腑经络气血紊乱的症状，Xy表示形体官窍荣华等的紊乱症状，Xx表示形体官窍荣华等的变形症状，那么构成证候的四诊症状信息的发生律性便可显现出来。以心气虚证候和脾阳虚证候为例说明，见表1-1。

表 1-1　中医四诊症状信息的发生规律及其例证

发生序列	理论推证	心气虚证候	脾阳虚证候
一	气血紊乱最早反映出的征象（Yy）	舌质淡，脉虚（a=1）	舌质淡胖或有齿痕，舌苔白滑脉沉迟无力（a=1）
二	脏腑经络气血紊乱的表现（Yx）	心悸，乏力，精神疲倦（b=3）	纳呆，腹胀，腹痛绵绵、喜温喜按，畏寒怕冷，乏力，大便溏稀，甚至完谷不化（b=6）
三	形体官窍荣华等的紊乱症状（Xy）	面色淡白（c=1）	四肢不温，口淡不渴，面白少华（c=3）
四	形体官窍荣华等的变形症状（Xx）	自汗（d=1）	肢体浮肿，或白带清稀量多（d=1+1）

从表1-1的四诊症状信息的发生规律来看，构成证候的四诊症状信息，有一个有限的全集，即每一个证候的构成症状，是具有一定的限量的，而且这个限量有一个最大数，并且这个最大数并不大，一般多数是在10个左右。这些分析的数据，使我们认识到构成证候的四诊症状信息的出现有一个先后序列，有其内在的发生规律，这为揭示证候的发生规律提供了最关键的基础数据。

二、中医证候的发生规律

四诊症状信息的出现，是从无到有，不仅有轻重之分，还有多少之别。在证候的自然过程中，证候的症状构成子集合不仅有量的变化，也存在着质的转变，又呈现出了证候的内在演变规律。在此以心气虚证候和脾阳虚证候为例，来进行深入的研究。

（一）中医四诊症状信息的发生规律

构成证候的四诊症状信息，并非是一下子或同时表现出来。既然不是同时出现，那就必然存在先后，分析这些四诊症状信息哪些是最早表现出来的，哪些是稍后或最后出现的，以及四诊症状信息出现先后的序列，这是探寻证候发生规律的关键问题。

依据上面心气虚证候和脾阳虚证候的四诊症状发生规律，运用中医学人体病机理论，可以推演出在证候的自然过程中，构成证候的四个症状组Yy、Yx、Xy与Xx的发生规律。

依据中医学认识人体发病机理的普遍规律和四诊症状信息的发生规律，对以上四个症状组的发生规律可做以下推证：

Ⅰ：证候的开始，只出现了脉象、舌象的变化，再无发展（或停止或消失或转化为它证的舌脉象），这是证候最简单的客观存在形式。这时证候发生后的构成形式为Yy。

Ⅱ：证候发展中除了出现脉象、舌象变化外，又出现脏腑经络的紊乱症状。这时证候发生后的构成形式为Yy＋Yx。

Ⅲ：证候变化过程中，可能在"Ⅱ"的基础上病情发展累及脏腑经络及其络属，但脏腑经络的紊乱症状表现不明显或很微弱或消失快，以致不能被描述，但出现了形体官窍荣华等紊乱的表现，这时证候发生后的构成形式为[Ⅲ1]Yy + Xy。

证候的变化在"Ⅱ"的基础上，又累及到形体官窍荣华等出现紊乱的症状，这时证候发生后的构成形式为[Ⅲ2]Yy +Yx+ Yy。

Ⅳ：证候进一步发展，在[Ⅲ1]的基础上形体官窍荣华等又出现变形的症状，这时证候发生后的构成形式为Yy+Xy+Xx。

Ⅴ1：证候再深入发展，在Ⅱ的基础上形体官窍荣华等又出现了变形的症状，这时证候发生的构成形式为Yy+Yx+Xx。

Ⅴ2：证候发展的最后阶段，在[Ⅲ2]的基础上形体官窍荣华等又出现了变形的症状，这时证候发生的构成形式为Yy+Yx+Xy+Xx。

（二）中医证候的发生规律

以上理论推证的四诊症状信息的发生规律，表现出了证候的具体发生形式，以心气虚证候和脾阳虚证候为例，从表1-2中可窥见一斑。

表 1-2　中医证候的发生规律及其例证

演化阶段	发生规律	心气虚证候	脾阳虚证候
Ⅰ	Yy	舌质淡，脉虚	舌质淡胖或有齿痕，舌苔白滑，脉沉迟无力
Ⅱ	Yy + Yx	舌质淡，脉虚 心悸，乏力，精神疲倦	舌质淡胖或有齿痕，舌苔白滑，脉沉迟无力 纳呆，腹胀，腹痛绵绵、喜温喜按，畏寒怕冷，乏力，大便溏稀，甚至完谷不化
Ⅲ1	Yy + Xy	舌质淡，脉虚 面色淡白	舌质淡胖或有齿痕，舌苔白滑，脉沉迟无力 四肢不温，口淡不渴，面白少华
Ⅲ2	Yy + Yx + Xy	舌质淡，脉虚 心悸，乏力，精神疲倦 面色淡白	舌质淡胖或有齿痕，舌苔白滑，脉沉迟无力 纳呆，腹胀，腹痛绵绵，喜温喜按，畏寒怕冷，乏力，大便溏稀，甚至完谷不化 四肢不温，口淡不渴，面白少华

（续表）

演化阶段	发生规律	心气虚证候	脾阳虚证候
Ⅳ	Yy + Xy + Xx	舌质淡，脉虚 面色淡白 自汗	舌质淡胖或有齿痕，舌苔白滑，脉沉迟无力 四肢不温，口淡不渴，面白少华，肢体浮肿， 或白带清稀量多
Ⅴ1	Yy + Yx + Xx	舌质淡，脉虚 心悸，乏力，精神疲倦 自汗	舌质淡胖或有齿痕，舌苔白滑，脉沉迟无力 纳呆，腹胀，腹痛绵绵、喜温喜按，畏寒怕 冷，乏力，大便溏稀，甚至完谷不化，肢体 浮肿，或白带清稀量多
Ⅴ2	Yy + Yx + Xy + Xx	舌质淡，脉虚 心悸，乏力，精神疲倦 面色淡白 自汗	舌质淡胖或有齿痕，舌苔白滑，脉沉迟无力 纳呆，腹胀，腹痛绵绵、喜温喜按，畏寒怕 冷，乏力，大便溏稀，甚至完谷不化，四肢 不温，口淡不渴，面白少华，肢体浮肿，或 白带清稀量多

　　从表1-2的结果可以看出，构成证候的四诊症状信息有一定的发生规律；而在证候的自然过程中，四诊症状信息发生的四个症状组，又呈现出了独特的发生规律，反映出了证候的具体构成形式和发生规律。Yy是证候的起始状态，是证候发生的最初形式；Yy+Yx+Xy+Xx是证候的终结状态，是证候发生的最后形式；Yy+Yx、Yy+Xy、Yy+Yx+Yy、Yy+Xy+Xx、Yy+Yx+Xx这几种证候的存在状态，是证候自然过程中介入起始与终结之间的形式。其中蕴藏着深刻的理论机制。

三、中医证候的结构特征

　　表征是一种能把某些实体或某类信息表达清楚的形式化系统，以及说明该系统如何行使其智能的若干规则。证候结构的表征，就是揭示出证候的内在结构规律，实现证候结构的形式化表达，使证候能够进行智能计算（包括人大脑的或计算机的或以上这两个方面的）。

　　（一）中医证候的内在结构特征

　　进行证候结构的表征研究，首先要得到证候可以用于计算的数据。如果把以上四诊症状信息发生的四个症状组Yy、Yx、Xy与Xx中症状的具体个数，分别用a、b、c与d来表示（见表1-1），则可以计算出表1-2证候发生的每一种状态的具体个数和形式，如下：

$$Ⅰ=Yy=(2^a-1)$$

$$Ⅱ=Yy+Yx=(2^a-1)(2^b-1)$$

$$Ⅲ1=Yy+Xy=(2^a-1)(2^c-1)$$

Ⅲ2=Yy +Yx+ Yy＝（2^a−1）（2^b−1）（2^c−1）

Ⅳ=Yy+Xy+Xx＝（2^a−1）（2^c−1）（2^d−1）

Ⅴ1=Yy+Yx+Xx＝（2^a−1）（2^b−1）（2^d−1）

Ⅴ2=Yy+Yx+Xy+Xx＝（2^a−1）（2^b−1）（2^c−1）（2^d−1）

那么，心气虚证候发生的每一种状态的具体个数和形式，可计算如下：

Ⅰ =Yy＝（2^a−1）＝（2^1−1）＝1

Ⅱ =Yy＋Yx＝（2^a−1）（2^b−1）＝（2^1−1）（2^3−1）＝1×7=7

Ⅲ1=Yy + Xy＝（2^a−1）（2^c−1）＝（2^1−1）（2^1−1）＝1×1=1

Ⅲ2=Yy +Yx+ Yy＝（2^a−1）（2^b−1）（2^c−1）＝（2^1−1）（2^3−1）（2^1−1）＝1×7×1=7

Ⅳ=Yy+Xy+Xx＝（2^a−1）（2^c−1）（2^d−1）＝（2^1−1）（2^1−1）（2^1−1）＝1×1×1=1

Ⅴ1=Yy+Yx+Xx＝（2^a−1）（2^b−1）（2^d−1）＝（2^1−1）（2^3−1）（2^1−1）＝1×7×1=7

Ⅴ2=Yy+Yx+Xy+Xx＝（2^a−1）（2^b−1）（2^c−1）（2^d−1）＝（2^1−1）（2^3−1）（2^1−1）（2^1−1）＝1×7×1×1=7

由此，心气虚证候发生的全集合的数量为：

f（Xy）= Ⅰ +Ⅱ +Ⅲ1+Ⅲ2+Ⅳ+ Ⅴ1+ Ⅴ2=1+7+1+7+1+7+7=31。

举例：

心气虚证候 Ⅱ =Yy＋Yx=（心悸，乏力，精神疲倦，舌质淡、脉虚），发生过程中衍生的7种具体形式，可以表征出来，如下：

心悸，舌质淡，脉虚；乏力，舌质淡，脉虚；精神疲倦，舌质淡，脉虚；心悸，乏力，舌质淡，脉虚；心悸，精神疲倦，舌质淡，脉虚；乏力，精神疲倦，舌质淡，脉虚；心悸，乏力，精神疲倦，舌质淡，脉虚。

脾阳虚证候发生的每一种状态的具体个数和形式，其计算和表征，同心气虚证候。

（二）中医证候结构特征的数学表达公式

依据以上证候的发生规律得到的数据，运用拓扑学的理论，证候四诊症状信息发生表现出的Yy、Yx、Xy与Xx，恰好是证候的四个拓扑不变量，证候发生过程中，四个拓扑不变量有两次衍生，这两次衍生后发生出来的证候的具体形式，是证候自然过程中发生出来的全部子集，因此可导出中医学一般证候的拓扑表达形式，如下：

f（Xy）=YyⅤ（Yy+Yx）Ⅴ（Yy+Xy）Ⅴ（Yy+Yx+Xy）Ⅴ（Yy+Xy+Xx）Ⅴ（Yy+Yx+Xx）Ⅴ（Yy+Yx+Xy+Xx）

由此，找到可以实现证候结构表征的方法。

以上研究在中医理论固有规律的基础上，以四诊症状信息的发生规律为切入点，揭示了证候的发生规律，呈现了证候可以计算的数据，找到了实现证候结构表征的方法，反映了中医理论体系核心内容的数学逻辑推理思维。由此，可以实现证候形式化的表达和证候的智能化计算。这对进行中医学理法方药结构表征的研究，建立起理法方药精准对应的方法学体系，实现治则治法和方剂知识的创新；破解中医学证候的复杂结构，阐释证候判断诊断标准的科学内涵，建立辨证论治水平评价体系，都具有重要的理论价值和临床意义。

第二节　中医证候的拓扑结构

中医证候的模糊性和复杂性，源于证候存在的非线性结构，妨碍了对其准确的认识和把握。证候的非线性结构，是通过构成证候的外在症状和体征等构成要素反映出来的，并体现着内在病机的变化。不同的证候之间有着质的变化和差异，证候自身又存在着内在的量的变化，这些质变和量变的产生都决定于证候的结构。因此，破解出证候的结构，才能认识清楚证候的动态演化规律，深化对疾病本质病机的理解，从根本上提高辨证论治的水平。

对中医证候内在发生规律的研究结果表明，证候的发生过程表现出点集拓扑结构。运用拓扑学的理论，对证候的结构进行破解，将证候复杂的非线性结构，降阶降维成一阶一维的线性结构，从而展现出了证候的动态演化过程的全貌。这一理论研究结果与临床实际是否相符合，为此以脾气虚证候与脾阳虚证候为例进行临床证明研究。

一、中医证候结构的拓扑特征

（一）临床案例"证候池"数据的拓扑特征显现

针对中医证候的复杂结构，课题组前期做了20多年的研究，积累了15万份有关病例，并重点研究了脾气虚证候，建立了脾气虚证候研究的"证候池"，根据证候症状谱的时间演化谱，构建拓扑矩阵，发现了中医证候的结构特征：①证候的症状分布具有4个拓扑不变量。②证候的演变在时间轴上收敛为5个不变的拓扑结构。③标示证候演变过程具有相对独立的5个阶段。

（二）临床案例数据反映出的拓扑不变量

通过对1.2万份病例分析，发现脾气虚证候的4个拓扑不变量（图1-1），这四个拓扑不变量在脾气虚证候的演变过程中，表现出了5个稳定的拓扑结构（图1-2）。

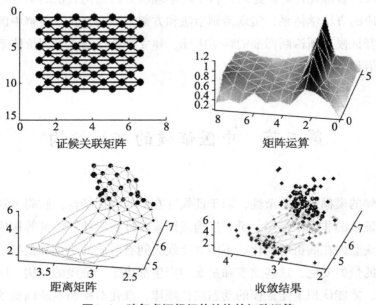

图1-1　脾气虚证候拓扑结构的矩阵运算

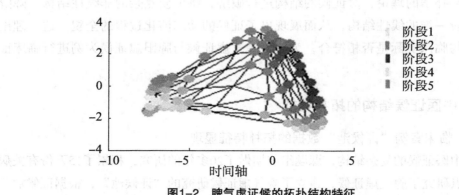

图1-2　脾气虚证候的拓扑结构特征

二、中医证候构成要素的临床验证

（一）中医证候构成要素的文献梳理

要研究证候的结构，首先要明确证候的基本构成要素，并且要与临床实际相符合。以脾气虚证候与脾阳虚证候为例，《中医诊断学》中对脾气虚证候的构成要素即四诊症状和体征描述，具体见表1-3。

表1-3 《中医诊断学》中脾气虚证候的构成要素

脾气虚证候的构成要素	纳呆，腹胀，肢体倦怠，形体消瘦，或肥胖，或浮肿，面色淡黄或萎黄，乏力，少气懒言，便溏，舌淡苔白，脉缓或弱

对脾阳虚证候的构成要素即四诊症状和体征描述，具体见表1-4。

表1-4 《中医诊断学》中脾阳虚证候的构成要素

脾阳虚证候的构成要素	腹痛绵绵、喜温喜按，四肢不温，肢体浮肿，口淡不渴，面白少华或虚浮，畏寒怕冷，纳呆，腹胀，大便稀溏，小便短少，白带清稀量多，舌质淡胖或有齿痕，舌苔白滑，脉沉迟无力

这些描述虽然是理论研究与临床总结的结果，很少有人提出异议；是否与现代临床实际相符合，也很少有人去进行临床验证和研究。

（二）中医证候构成要素的临床验证

针对这一问题，自2010年1月到2012年12月间，设计并开展了脾气虚证候和脾阳虚证候构成要素的临床验证工作。从烟台长恩医院收集的6873份完整中医四诊信息案例中，挑选出了脾气虚证候的案例2693份，脾阳虚证候的案例3648份。分别筛选出两个证候的单一构成要素，结果如下。

临床数据筛选出的脾气虚证候的构成要素即四诊症状和体征，具体见表1-5。

表1-5 临床数据筛选出的脾气虚证候的构成要素

脾气虚证候的构成要素	纳呆，腹胀，或腹部痞闷或痞硬，腹隐痛，腹鸣，腹泻，肢体倦怠，消瘦，或肥胖，双手肿胀，或浮肿，面色淡黄或萎黄，手足淡黄或萎黄，或手足淡白，口唇淡白，口淡无味，口淡不渴，乏力，舌淡苔白脉缓或弱

临床数据筛选出的脾阳虚证候的构成要素即四诊症状和体征，具体见表1-6。

表1-6 临床数据筛选出的脾阳虚证候的构成要素

脾阳虚证候的构成要素	腹凉，肢体或手足发凉，畏寒，纳呆，腹胀，或腹部痞闷或痞硬，腹隐痛，腹鸣，腹泻，肢体倦怠，消瘦，或肥胖，双手肿胀，或浮肿，面色淡黄或萎黄，手足淡黄或萎黄，或手足淡白，口唇淡白，口淡无味口淡不渴，乏力，舌质淡胖或有齿痕，舌苔白滑，脉沉迟无力

通过分析临床数据，发现与《中医诊断学》中的内容有以下几个方面的不同：

1. 脾气虚证候　《中医诊断学》中短缺的构成要素有8个：或腹部痞闷或痞硬、腹鸣、腹隐痛，手足淡黄或萎黄，或手足淡白，口唇淡白，口淡无味，口淡不渴，其中"浮肿"以"双手肿胀"为多见出现；"少气懒言"这一构成要素没有出现，仔细分析后发现，"少气"为肺虚的构成要素，"懒言"为心虚的构成要素。

2. 脾阳虚证候　《中医诊断学》中短缺的构成要素有12个为：或腹部痞闷或痞硬、腹鸣，肢体倦怠，消瘦，或肥胖，面色淡黄或萎黄，手足淡黄或萎黄，或手足淡白，口唇淡白，口淡无味，口淡不渴，乏力，其中"浮肿"以"双手肿胀"为多见出现。没有出现的非脾属症状为面白少华或虚浮（实为心肺所属症状）、小便短少（实为膀胱所属症状）、白带清稀量多（实为胞宫寒湿症状）。

3. 脾阳虚证候的构成要素与脾气虚证候的构成要素有密切的关联性，即在脾气虚证候的基础上，出现"腹凉，肢体或手足发凉，畏寒"这几个必需的构成要素，脾阳虚证候就形成了；除了这几个脾阳虚证候必须具备的具有脾虚征象的阳虚症状之外，脾阳虚证候的其他构成要素与脾气虚证候的构成要素是完全吻合一致的。

（三）中医证候构成要素的缺失问题

中医证候构成要素临床验证的结果给笔者一个重要的启示，《中医诊断学》中对证候构成要素的规范存在着两个方面的问题，一是把非本脏或腑的症状和体征信息"想当然"地混淆在里面，二是把应为本脏或腑所属的症状和体征信息"莫名其妙"地丢失了。进一步拓展研究发现，这是《中医诊断学》中普遍存在的问题，值得引起高度的重视。

三、中医证候拓扑结构的临床验证

中医证候内蕴的拓扑结构，是证候发生过程中自然表现出来的，体现出了证候的自身内在的动态演化规律。在证候的自然过程中，证候构成要素的变化，呈现出了四个不变量；而四个不变量的变化，使证候呈现出了点集拓扑结构。因此，对中医证候拓扑结构的临床验证分为两个方面：一是证候拓扑不变量的验证，二是证候点集拓扑结构的验证。

（一）证候拓扑不变量的验证

临床数据验证后的脾气虚证候构成要素的变化是：剔除1个非脾属症状，增加或腹部痞闷或痞硬、腹鸣、腹隐痛、手足淡黄或萎黄或手足淡白、口唇淡白、口淡无味7个症状；按照脾气虚证候的病机演变规律，对以上7个症状进行构成要素拓扑特征不变量分析，结果表明新增7个构成要素，也分布在4个拓扑特征不变量的两个之中，具体见表1-7。

表 1-7　脾气虚证候的拓扑特征不变量分析

病机演变	构成要素拓扑特征不变量分析
气血紊乱最早反映出的征象 Yy	舌淡苔白，脉缓或弱
脏腑经络气血紊乱的表现 Yx	纳呆，腹胀，或腹部痞闷，腹隐痛，腹鸣，腹泻，乏力
形体官窍荣华等的紊乱症状 Xy	肢体倦怠，面色淡黄或萎黄，手足淡黄或萎黄，或手足淡白，口唇淡白，口淡无味，口淡不渴
形体官窍荣华等的变形症状 Xx	消瘦，或肥胖，腹部痞硬，双手肿胀（或浮肿）

　　临床数据验证后的脾阳虚证候构成要素的变化是：剔除3个非脾属症状，增加或腹部痞闷或痞硬、腹鸣、肢体倦怠、消瘦或肥胖、面色淡黄或萎黄、手足淡黄或萎黄、或手足淡白、口唇淡白、口淡无味、口淡不渴、乏力12个症状；按照脾阳虚证候的病机演变规律，对以上12个症状进行构成要素拓扑特征不变量分析，结果表明新增12个构成要素，也分布在4个拓扑特征不变量的三个之中，具体见表1-8。

表 1-8　脾阳虚证候的拓扑特征不变量分析

病机演变	构成要素拓扑特征不变量分析
气血紊乱最早反映出的征象 Yy	舌质淡胖或有齿痕，舌苔白滑，脉沉迟无力
脏腑经络气血紊乱的表现 Yx	腹凉，畏寒，纳呆，腹胀，或腹部痞闷，腹隐痛，腹鸣，腹泻，乏力
形体官窍荣华等的紊乱症状 Xy	手足发凉，肢体倦怠，面色淡黄或萎黄，或手足淡黄或萎黄，或手足淡白，口唇淡白，口淡无味，口淡不渴
形体官窍荣华等的变形症状 Xx	消瘦，或肥胖，或腹部痞硬，双手肿胀（或浮肿）

　　以上验证结果表明，理论推证的中医证候拓扑特征不变量的结论是正确的。

（二）证候点集拓扑结构的验证

　　在中医证候构成要素拓扑特征不变量临床验证数据的基础上，对理论推证的证候拓扑结构表征数据进行理论上的修正，然后再用临床数据进行验证。对脾气虚证候拓扑结构表征数据理论的修正结果，具体见表1-9。

表 1-9　脾气虚证候拓扑结构表征理论数据的修正结果

演化阶段	拓扑结构	脾气虚证候拓扑结构表征数据	对应案例个数 2808	（脾阳虚案例提出的脾气虚数据）3331
Ⅰ	Yy	舌淡苔白，脉缓或弱		
Ⅱ	Yy + Yx	舌淡苔白，脉缓或弱 纳呆，腹胀，或腹部痞闷，腹隐痛，腹鸣，腹泻，乏力	406	660
Ⅲ1	Yy + Xy	舌淡苔白，脉缓或弱 肢体倦怠，面色淡黄或萎黄，手足淡黄或萎黄，或手足淡白，口唇淡白，口淡无味，口淡不渴	478	258
Ⅲ2	Yy + Yx + Xy	舌淡苔白，脉缓或弱 纳呆，腹胀，或腹部痞闷，腹隐痛，腹鸣，乏力 肢体倦怠，面色淡黄或萎黄，手足淡黄或萎黄，或手足淡白，口唇淡白，口淡无味，口淡不渴	1104	1450
Ⅳ	Yy + Xy + Xx	舌淡苔白，脉缓或弱 肢体倦怠，面色淡黄或萎黄，手足淡黄或萎黄或手足淡白，口唇淡白，口淡无味，口淡不渴，消瘦，或肥胖，或腹部痞硬，双手肿胀（或浮肿）	126	87
Ⅴ1	Yy + Yx + Xx	舌淡苔白，脉缓或弱 纳呆，腹胀，或腹部痞闷，腹隐痛，腹鸣，腹泻，乏力 消瘦，或肥胖，或腹部痞硬，双手肿胀（或浮肿）	114	121
Ⅴ2	Yy + Yx + Xy + Xx	舌淡苔白，脉缓或弱 纳呆，腹胀，或腹部痞闷，腹隐痛，腹鸣，腹泻，乏力 肢体倦怠，面色淡黄或萎黄，手足淡黄或萎黄或手足淡白，口唇淡白，口淡无味，口淡不渴 消瘦，或肥胖，或腹部痞硬，双手肿胀（或浮肿）	580	755

　　以上脾气虚证候的拓扑结构表征的理论数据与2808份案例中的脾气虚证候数据进行一一对应，只有3例没有与理论数据对应上，一次性对应符合率为99.89%；把3例原始案例的数据修正后，都可以对应Ⅳ、Ⅴ1和Ⅴ2的理论数据之中。其中，406例分布在Ⅱ之中，478例分布在Ⅲ1之中，1104例分布在Ⅲ2之中，126例分布在Ⅳ之中，114例分布在Ⅴ1之中，580例分布在Ⅴ2之中。最后结果，理论数据与临床数据符合率为100%。（图1-3，图1-4）

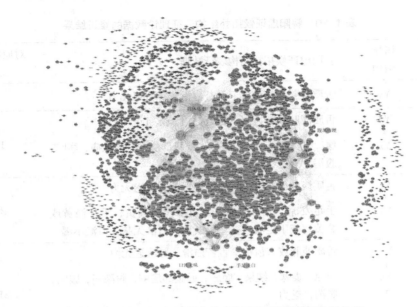

图1-3 临床2808个案例中的脾气虚证候数据拓扑结构图

注：图中绿色的点代表"症状"，其中绿色的点越大说明有越多的病人具有这个症状，而红色点代表"病人"，红色的点越大说明该病人具有的症状越多。结合图1-3和下面的柱状图，可以看出肢体怠倦、乏力、面色淡黄是脾气虚的三大主要症状，其次，同时具有2种症状的病人最多

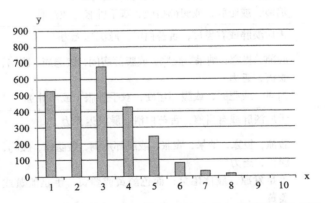

图1-4 脾气虚证候构成要素的出现个数与案例个数关系图

注：x轴代表在一个病人身上同时出现症状的个数，y轴代表病人个数。在脾气虚证候病人中，同时出现2种症状的情况是最多的，其次是3种和5种，对于单个病人来说，其症状最多的出现了12种症状，不过出现11、12种症状的病人是极个别特例

对脾阳虚证候拓扑结构表征理论数据的修正结果，具体见表1-10。

表 1-10　脾阳虚证候拓扑结构表征理论数据的修正结果

演化阶段	拓扑结构	脾阳虚证候拓扑结构表征数据	对应案例数 3531
Ⅰ	Yy	舌质淡胖或有齿痕，舌苔白滑，脉沉迟无力	
Ⅱ	Yy + Yx	舌质淡胖或有齿痕，舌苔白滑，脉沉迟无力 腹凉，畏寒，纳呆，腹胀，或腹部痞闷，腹隐痛，腹鸣，腹泻，乏力	161
Ⅲ 1	Yy + Xy	舌质淡胖或有齿痕，舌苔白滑，脉沉迟无力 手足发凉，肢体倦怠，面色淡黄或萎黄，手足淡黄或萎黄，或手足淡白，口唇淡白，口淡无味，口淡不渴	291
Ⅲ 2	Yy + Yx + Xy	舌质淡胖或有齿痕，舌苔白滑，脉沉迟无力 腹凉，畏寒，纳呆，腹胀，或腹部痞闷，腹隐痛，腹鸣，腹泻，乏力 手足发凉，肢体倦怠，面色淡黄或萎黄，手足淡黄或萎黄，或手足淡白，口唇淡白，口淡无味，口淡不渴	2116
Ⅳ	Yy + Xy + Xx	舌质淡胖或有齿痕，舌苔白滑，脉沉迟无力 手足发凉，肢体倦怠，面色淡黄或萎黄，手足淡黄或萎黄，或手足淡白，口唇淡白，口淡无味 消瘦，或肥胖，或腹部痞硬，双手肿胀（或浮肿）	32
Ⅴ 1	Yy + Yx + Xx	舌质淡胖或有齿痕，舌苔白滑，脉沉迟无力 腹凉，畏寒，纳呆，腹胀，或腹部痞闷，腹隐痛，腹鸣，腹泻，乏力 消瘦，或肥胖，或腹部痞硬，双手肿胀（或浮肿）	37
Ⅴ 2	Yy + Yx + Xy + Xx	舌质淡胖或有齿痕，舌苔白滑，脉沉迟无力 腹凉，畏寒，纳呆，腹胀，或腹部痞闷，腹隐痛，腹鸣，腹泻，乏力 手足发凉，肢体倦怠，面色淡黄或萎黄，手足淡黄或萎黄 或手足淡白，口唇淡白，口淡无味，口淡不渴 消瘦，或肥胖，或腹部痞硬，双手肿胀（或浮肿）	894

　　以上脾阳虚证候的拓扑结构表征的理论数据与3531份案例中的脾阳虚证候数据进行一一对应，只有1例没有与理论数据对应上，一次性对应符合率为99.97%；把1例原始案例的数据修正后，都可以对应Ⅴ2的理论数据之中。其中，161例分布在Ⅱ之中，291例分布在Ⅲ1之中，2116例分布在Ⅲ2之中，32例分布在Ⅳ之中，37例分布在Ⅴ1之中，894例分布在Ⅴ2之中。最后结果，理论数据与临床数据符合率为

100%。（图1-5，图1-6）

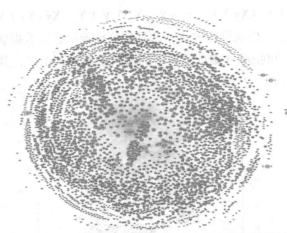

图 1-5 临床 3531 个案例中的脾阳虚证候数据拓扑结构图

注：图中绿色的点代表"症状"，其中绿色的点越大说明有越多的病人具有这个症状，而红色点代表"病人"，红色的点越大说明该病人具有的症状越多。其中手足发凉、乏力、肢体倦怠、畏寒、腹凉和面色淡黄是脾阳虚的典型症状

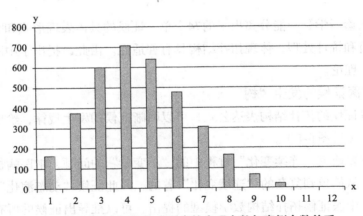

图 1-6 脾阳虚证候构成要素的出现个数与案例个数关系

注：x 轴代表在一个病人身上同时出现症状的个数，y 轴代表病人个数。在脾阳虚证候的病人中，同时出现四种症状的情况是最多的，其次是 5 种，对于单个病人来说，其症状最多的出现了 12 种症状，不过出现 11、12 种症状的病人是极个别特例

（三）证候拓扑结构的相互证明

从3531份脾阳虚证候案例中，可以提出的3331份脾气虚证候的数据与脾气虚证候拓扑结构表征的理论数据进行一一对应，结果表明，660例分布在Ⅱ之中，258例分布在Ⅲ1之中，1450例分布在Ⅲ2之中，87例分布在Ⅳ之中，121例分布在Ⅴ1之中，755例分布在Ⅴ2之中。理论数据与临床数据符合率为100%。

中医证候存在着复杂的结构，其高阶多维的非线性结构可以用F（证候）=YyV（Yy+Yx）V（Yy+Xy）V（Yy+Yx+Xy）V（Yy+Xy+Xx）V（Yy+Yx+Xx）V（Yy+Yx+Xy+Xx）这一公式进行表达，这是理论推导和临床数据验证的结果。

运用这个公式，可把脾气虚证所有不同形式全部分列出来，其表现形式组合的拓扑结构模拟图见图1-7。

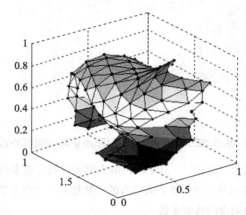

图1-7 脾气虚证候表现形式组合的拓扑结构模拟

对《中医诊断学》中能分离出来的74个单一证候的具体表现形式和个数，可逐一进行判断分析和统计处理，体现拓扑结构具有普适性。由此，提出了中医证候的"四特征五阶段"理论。

（四）中医证候的发生"树"

依据中医证候的拓扑结构表达公式，可以明晰证候的发生规律，绘出脾气虚证候的发生"树"（见图1-8）。

拓扑学主要研究"连续变化"过程中的"不变量"的问题，中医病机的变化过程是从无到有、从简单到复杂的"连续变化"着的，因此证候"动态演化"过程存在着"不变量"。中医证候拓扑结构数学模型的提出，可以推导出证候的所有表现形式，用于指导临床治疗，这一数学模型可以成为中医证候研究的新方法，填补了证候基础研究上的空白。

以上研究表明，中医证候存在着发生过程、分析证候发生的全过程，可以实现证候的结构表征，使中医证候动态演化的全貌呈现出来，并且反映出了点集拓扑结构的数学内涵。运用这一方法，可以指导并进行中医证候生物学意义上结构的研究，而且可以使证候"数学结构→物理结构→生物结构"的研究路径更为清晰。运用中医证候拓扑结构表征数据，不仅可以开展理法方药精准对应规律研究，进行治法和方剂知识的创新，并且可以开展中医证候诊断判断标准的科学内涵研究，为中医理论现代语言的诠释提供新的概念，这对于促进临床辨证论治水平的提高、推动中医证候基础领域的研究，都具有重要的理论价值和实践意义。

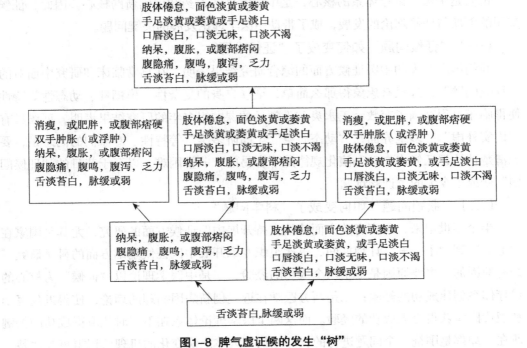

图1-8 脾气虚证候的发生"树"

第三节 中医证候的结构表征

中医证候基础研究已持续半个多世纪，"证候问题"成了"证候难题"，这是制约中医理论发展的"瓶颈问题"和关键的"科学问题"。探析"证候难题"症结所在，是因证候是具有"功能性结构"和"实质性结构"双重结构特性的独特复合体。而揭秘中医理论体系固有规律蕴藏的数学科学内涵，探寻证候客观量化表征的方法，破译出证候的"功能性结构"，打通中医学理论体系知识创新的关键技术线路，则可为揭示证候的"实质性结构"奠定基础。

2500多年前，中国古代劳动人民运用自己的智慧和实践，开创了人类历史上伟大的医学实践，成为迄今人类古代文明保留下来的唯一完整的知识体系。然而中医学创立的以"证候"为核心的独特诊疗体系，在现代又遇到了巨大的挑战。中医界专家学者认为，破译出证候的"功能性结构"，开展证候的客观量化表征研究，有希望重新开启中医学理论创新与实践的新时代。

一、证候问题和证候难题与瓶颈问题和科学问题

证候是中医学诊疗体系的核心，是中医学理法方药知识创新的核心，因此，证候知识的创新与证候理论的发展，成了带动中医学理论发展的关键问题。

（一）"证候问题"如何变成了"证候难题"

我们国家开展的中医证候方面的综合研究结果表明，在日常临床和研究中面对的"证候问题"，远没有想象得那么简单，证候自身的复杂性、模糊性、动态性等特性使得临床过程充满了变数。王永炎院士领导的课题组多年的研究结果表明，证候具有"内实外虚""多维界面""动态时空""高阶多维"等特性。专家们的同感是，要想清楚地认识证候内在动态演化规律是不容易的，非常困难，以至于昔日的"证候问题"变成了今天的"证候难题"。

（二）"瓶颈问题"如何变成了"科学问题"

半个多世纪来，国家有关方面持续支持开展中医证候方面的研究，尤其是国家在"七五"到"十一五"计划期间，多次组织专家开展中医证候基础方面的科学研究，是有原因的。主要原因是基于两个成功的经验，一是中医学理论以"证候"为核心的诊疗体系创建成功的经验；二是西方医学在近代创新病因病理的理论，使得近代医学和现代医学获得巨大成功的经验。而这两个医学理论体系在不同时代取得成功的关键所在，却都是围绕一个问题进行的，即如何把人体疾病变化的机理认识得更为清楚，把人体疾病变化的规律阐释得更为清晰。

由此，证候理论作为中医学认识和阐释人体疾病变化机理与规律的核心，作为能够促进中医学理论体系创新与发展的主要动力，成为了人们关注和研究的焦点，同时也成为制约中医理论发展的瓶颈问题和关键的科学问题。

二、中医证候的实质性结构与功能性结构

（一）对中医证候实质性结构的探寻

证候作为能反映人体疾病变化机理的客观存在，必然有其生物学和物质基础，存在着"实质性结构"。因为证候是人体的证候，人体有生物学和物质基础，证候也必然有其生物学和物质基础，有着"实质性结构"。20世纪60年代、70年代和80年代开展的脏腑本质和证候本质研究，其立论基础便在于此，以李德新教授领导的课题组开展的中医"脾本质"和"证候本质"研究，以及沈自尹院士领导的课题组开展的中医"肾本质"和"证候本质"研究，是具有代表性的，主要目的就是希望能像现代医学认识"镜"下脏器结构和病理变化一样，来"看"清楚中医脏腑和证候；或希望看到脏腑和证候在人体当中的"落着点"。

对证候本质的研究，尽管至今没有找到"特异性指标"，没有揭示出证候的"实

质性结构"，但这并不等于证候的"实质性结构"不存在。相关研究表明，证候的"实质性结构"可能会在病理过程、体液标志物、代谢组学、基因组等几个方面表现出其生物学基础。

（二）对中医证候功能性结构的破译

近几十年来，专家们反思证候本质方面的研究结果，认为要运用现代医学或生物学的语言来说明中医学的证候内涵，首先要用化学或物理学的语言来说明证候的内涵；而用化学或物理学的语言来说明证候的内涵，则先要用数学的语言来说理证候的内涵。这一下子转到了科学的原点和起点！或许是中医学的发展又一次应验马克思那句名言：一种科学只有当它达到了能够运用数学时，才算真正发展了。

如果证候"实质性结构"的揭示，要以证候内涵的数学阐释为前提，证候就一定存在着"功能性结构"。而证候"功能性结构"的复杂性，妨碍或掩盖了对证候"实质性结构"的认识。王永炎院士认为需要运用复杂科学的方法来解决这一难题。

三、探寻破译证候"功能性结构"的方法

（一）破解中医证候功能性结构的方法问题

中医学是世界上生存时间最长且生命力强大的一门学科，随着近代科学技术的兴起，古代许多学科相继被融合、淘汰，唯独中医学以一个完整的理论体系发展到现在。但中医学是否是科学的，似乎非要说明其中是否有数学基础，才能定论。反过来说，中医学之所以能完整地保留并发展到现在，说明中医理论体系固有规律中一定蕴藏着数学科学的内涵。但是，中医学理论中是否存在数学机制？这是让人感到疑惑的问题。

从现代物质结构观的角度提出了中医学关于人体结构的新理论认为，人体是由隐态系统和显态系统构成的。运用该理论假说做指导，研究中医证候的结构，发现了证候具有"双重结构"，即证候既具有"功能性结构"又具有"实质性结构"，证候是一个"功能性结构"和"实质性结构"合而为一的有机独特复合体，证候的复杂性在于其完全不同的结构形式。

中医学证候在疾病的产生、发展和变化过程中，是从无到有、由轻到重、由简单到复杂，有一个从起始到终结的自然过程。在证候的自然过程中，存在着证候的发生规律；而证候的发生规律，取决于四诊症状信息的发生规律；认识清楚了四诊症状信息的发生规律，才能阐释出证候的发生规律，揭示出证候的"功能性结构"。四诊症状信息的出现，是从无到有，不仅有轻重之分，还有多少之别，有始有终。在证候的自然过程中，证候的症状构成子集合不仅有量的变化，也存在着质的转变，又呈现出了证候的内在演变规律。

（二）破译中医证候功能性结构的金钥匙

剖析构成证候的四诊症状信息的发生规律发现，在证候的自然过程中，四诊症状信息的发生出现了先后四个症状组，运用拓扑学的理论，这恰好是证候的四个拓扑不变量，证候发生过程中，四个拓扑不变量有两次衍生，这两次衍生后发生出来的证候具体形式，是证候自然过程中发生出来的全部子集，因此可导出中医学一般证候的拓扑表达形式。原来证候的"功能性结构"内蕴的是数学"点集拓扑结构"！原来古老的中医学生命之树常青，源自本身的科学基因！

四、中医证候的客观量化表征

（一）打开认知中医证候内在结构之门

证候的"功能性结构"内蕴是数学"点集拓扑结构"。笔者找到了破译证候"功能性结构"的方法！中医学理论中如果蕴藏数学科学，是一件不可想象的事情！但这的确是从中医理论体系的固有规律中挖掘出来的。

要说明的一点是，运用数学的方法来说理中医学，和从中医学理论中发掘数学内涵，是不同的研究思路。中医学理论内在的规律是固有的，因而如果中医学理论中存在数学机制，也自然是固有的。揭示中医学理论中的数学内涵，是以物理学、化学、生物学乃至现代医学来认识和研究中医学为基础。因此，证候理论内在数学机制的发现，将会给证候基础的现代研究开辟新的领域。

一个理论体系的建立，并不是要等有了数学理论的直接应用才能完成。数学本身的发展也是如此。数学本身和其他理论体系的产生与发展对于数学的依赖，都是因为说理的需要。因为运用数学来说理，可使复杂问题简单化、模糊问题直观化、多变问题定量化。对证候数学内涵机制的揭示，使复杂、模糊、多变的证候，变得简单、直观、定量，由此可以使对证候的把握和认识，变得完整、可靠、精准。

其重要的意义可以体现在以下几个方面：

1. 可以实现证候形式化的表达和证候的智能化计算，从而把数学逻辑严密的推理思维引入中医学，这对中医学理论的客观量化研究具有重大的意义。

2. 可以在实现证候形式化表达的基础上，阐释证候判断诊断标准的科学内涵，建立起证候客观量化的判断诊断标准。

3. 可以进行中医学理法方药结构的表征研究，开展病证关系、症证关系、方证关系、药证关系及其相互之间的客观量化关系研究，阐释方剂的配伍规律，建立理法方药精准对应的方法学体系。

4. 可以还原中医诊疗原形系统，建立辨证论治水平评价体系，为中医临床疗效评价体系的建立提供核心理论支撑。

5. 运用智能计算和可视化技术，可以建立证候、理法方药精准对应以及辨证论治过程的可视化系统，成为临床的辅助诊疗系统，促进中医教学水平与临床疗效的提高。

（二）从"功能性结构"到"实质性结构"的还原之路

中医学理论发展到今天，虽然遇到了巨大的挑战，但也出现了前所未有的机遇。按照"证候（理论原有系统）→证候功能性结构→证候实质性结构→证候（理论新的系统）"这一发展路径，证候理论以及中医学理论，将会在经历两次大的"还原"之后，突破现有的理论体系，上升为新的医学理论体系。

第一次"还原"，是"证候（理论原有系统）→证候功能性结构"的还原，中医学证候及其他理论体系被客观量化，并使中医学证候及其他理论体系建立在数学逻辑严密推理的基础之上。这个过程中，数学概念和数学逻辑推理在中医学理论体系中被引入和运用，不会突破中医学理论体系原有框架的，但会使中医学证候及其他理论的体系更加完善和丰富。

第二次"还原"，是"证候功能性结构→证候实质性结构"的还原，这个过程中，新的现象和规律的发现，要引入大量新的概念，中医学理论体系原有的框架将会被突破，中医学会上升为新的医学理论体系。

中医学的今天，在呼唤新的学术流派；中医学的发展，在呼唤理论创新与突破。但新的学术流派要产生，必须从临床实践中汲取营养；理论创新与突破，则必须以创新病因与病机理论为支点。中医学的产生发展过程中，临床实践始终是理法方药知识创新的源泉和基础，明确病因、认清疾病变化的机理是理法方药知识创新的动力和支点。在不断解决临床面临常见和疑难问题的过程中，去发现新的病因、创立新的病因学说；去发现新的单一证候，认清单一证候自身动态演化过程表现出的不同具体存在形式，研究证候的客观量化表征，探索新的辨证方法；运用现代科技成果，去揭示病证关系，探讨其生物学基础，是中医理论体系核心内容理法方药实现知识创新的必由之路，也是实现中医学理论出现突破的关键所在。

五、中医证候结构表征研究的前景展望

总结中医证候结构表征研究的工作，目前取得的进展主要体现在宏观层面：一是实现证候构成要素的定性描述，二是阐明了证候不同阶段、不同存在形式的定性依据，三是建立了中医证候的数学模型，明确了证候非线性结构的形式；四是挖掘出了中医理论体系的数学科学基础。这对于开展证候疗效评价、证候物质基础、方剂配伍规律等科学问题研究，具有非常广阔的前景。

（一）中医证候疗效评价研究

中医缺少自己的疗效评价体系，而中医证候疗效评价是中医临床疗效评价的核心

内容，是彰显中医理论科学性的重要研究方法体系，是中医临床研究、临床基础研究和理论研究中的关键科学问题之一。但是，由于存在着证候的判定缺乏统一依据，证候疗效与临床结局层面的关系需要确证，"形与神俱"的整体观需要从"社会-心理-生物"三个维度指标在证候疗效评价中充分体现，中医证候疗效评价与多层多维度指标体系的关系需要明确等，成了制约中医理论发展的瓶颈问题。通过中医证候的结构表征数据，可以建立证候的判断标准，从而为证候疗效评价体系研究提供关键技术数据的支撑。

（二）中医证候的系统生物学网络靶向指标研究

以脾气虚证候为例，可以四君子汤及其类方作为工具，"以方测证"，探讨中医证候的物质基础或生物学基础，促进临床辨证论治水平的提高。首先通过理论计算，预测四君子汤及其类方"成分"作用于人体的网络靶点；然后有目的地进行实验研究，进一步明确四君子汤及其类方"成分"作用通络和网络靶点；最后进行临床基础研究，运用四君子汤及其类方治疗以脾气虚证候为主要证型病例，验证脾气虚证候的网络靶向指标。

（三）中医方剂配位规律的科学内涵研究

中医证候拓扑结构的理论方法，可以进行中医方剂配伍规律的科学内涵研究，并体现在以下几个方面：研究单一证候不同症状和体征的用药规律，研究单一证候不同存在形式的用药与配伍规律，研究复合证候不同组合形式的用药与配伍规律，研究证候群的用药与配伍规律，进行中医方剂知识创新研究。

总之，基于中医证候的结构表征研究，可以得到中医证候被量化计算的结构数据，为证候疗效评价、证候物质基础、方剂配伍规律等科学问题研究，提供关键技术支撑。

第四节　中医证候理论映射出的数学科学基础

世界科学的演进过程产生并发展了数学，同时自然科学各学科的发展，又离不开数学基础。中医理论具有自然科学的属性，自然应该有其数学科学基础，其发展同样离不开对其理论体系数学内涵的挖掘与应用。对中医理论体系核心内容证候理论的数学内涵进行研究，结果表明中医证候复杂结构呈现的是"点集拓扑结构"，彰显出了中医理论体系的数学科学基础，这为中医理论的现代语言阐释提供了新的概念。

世界自然科学的兴起与发展的脉络依次是数学→物理学（天文学）→化学→生

物学（医学），数学是自然科学发展的基础；反过来说，任何一门自然科学都有其数学科学的基础，中医学也不可能例外。对于一门自然科学的学科发展与数学的密切关系，历史上有很多著名的论断。恩格斯早在一百多年前，根据当时数学方法在各学科应用的情况，曾做过如下概括：数学的应用，在固体力学中是绝对的，在气体力学中是近似的，在液体力学中已经比较困难了；在物理学中多半是尝试性的和相对性的；在化学中是最简单的一次方程式，在生物学中为零。马克思更精辟地指出，一种科学只有当它达到了能够运用数学时，才算真正发展了。康德（E·Kant）则坚定地认为："任何一门自然科学，只有当它能应用数学工具进行研究时，才能算是一门发展渐趋完善的科学……而且一门科学对于数学工具的应用程度，就是这门科学渐变为真实科学的发展程度。"如今，数学不仅成了物理学、天文学发展的基础，在化学中也得到了广泛的应用，而在生物学、西医学中，也正是由于数学知识的渗透、应用，才有了迅猛的发展。由此可以推断，中医学的发展离不开对其数学内涵的挖掘。

一、引子：从中医学的"博大精深"说起

（一）对"博大精深"的释义

中医理论体系的知识内容非常广博，其"上知天文，下知地理，中晓人事"，是世界上古代文明传承下来的其他任何学科知识都难以企及的，其呈现出的独特"时空-社会-心理-生物"医学模式，是现代医学模式无法涵盖的。汉字的传承与发展，至今已历三千多年的历史，而中医学理论体系形成距今已有2500多年的历史。因此，可以说中医学是在人类文明早期产生的，是人类文明进程中产生最早的学科知识体系，是世界上生存时间最长、至今生命力依然强大的学科。

中医学是以先秦人文哲学为基础构建的，《黄帝内经》蕴涵朴素的唯物辩证法思想，是中医学"精"的奥妙所在，认为世界是物质的，是动态的，世界的统一性就在于它的物质性、发展性。辨证论治是中医学的精髓，贯穿其中的理法方药知识体系，都是建立在以阴阳学说和五行学说为基础的物质结构观和辩证运动观之上的，其理论基础的根基之深，至今还没有探到"底"；也就是说，对于中医理论体系的自然科学基础问题，人们还远远没有研究清楚。

（二）两个历史上著名的命题

在这里提出两个问题：一是为什么中医学的生命力会如此超常强大？二是为什么中医学没有在中国大陆这一地域之外的欧亚非美大陆出现？历史上的地域、物种、人文、社会及科技等因素在其中的影响力有多大，应如何来看待？

从世界自然科学的演进历史看，数学是各门自然学科发展的先导，但却不是孕育和兴起的决定因素。一门自然学科经过一个历史阶段的孕育后逐渐兴起，但其快速发

展则离不开数学科学知识的渗透。追溯世界自然科学发展的足迹，中医理论体系孕育和兴起的过程，数学本身还远没有成为科学意义上的学科。如果说中医理论体系有自然科学的基础，有数学科学的基础，难道说中国古代的先贤对中医理论体系的构建，远远超越了现代自然科学体系的知识背景？或者说中医理论体系中蕴涵的自然科学知识是超越现今自然科学的？

（三）中医理论研究产生的困惑

借助于近代医学成功的经验和知识创新的研究模式，半个多世纪来人们对中医理论的研究，首先把实验医学的方法和手段移植过来，从器官、组织、细胞、分子水平上来阐释中医脏腑经络气血以及病因理论，但是这些工作并没有对中医理论的发展起到很好的推动作用。进而又引入了西方科技哲学中老三论和新三论，以及运用化学、物理学、数学等多学科提供的方法和手段来研究中医理论，依然是所获不多。至今，中医学与现代自然科学的"融合点"还没有出现。

二、"李约瑟难题"的启示

（一）世界科学演进过程中的中医学

中国的自然科学与西方的自然科学，在历史上存在一个融合的过程。李约瑟在研究世界科学的演进律中发现，在数理科学这一方面，东西方的数学、天文学与物理学是一拍即合的，到明朝末年的1644年，中国和欧洲的数学、天文学和物理学已经没有显著差异，已完全融合、浑然一体了。在植物学方面，中国和欧洲的融合点在1880年。

在世界植物学的发展进程中，必须提到李时珍的《本草纲目》。《本草纲目》在1569年出版以后，不仅在国内产生巨大的影响，并随着国际文化交流，还先后被译成多种文字。李时珍创立了先进的药用植物分类方法以及生物分类方法，他已开始认识到了自然界生物的"自然等级"和"遗传属性"。被誉为西方植物学鼻祖的瑞典分类学家林奈，其代表著作《自然系统》于1735年出版，比《本草纲目》要晚139年，林奈时代《本草纲目》已传到欧洲，李时珍的观点对林奈本人也许会有一定的影响。

关于东西方的医学理论和医学实践，至今还未融合。分析世界科学的演进过程，可以看出一门学科愈是具有生物学特点，它所研究的对象有机性愈强，融合的过程所需的时间似乎愈长。研究人体和动物的健康与疾病的科学，其融合点至今尚未完成。

（二）关于"李约瑟难题"

"李约瑟问题"通常有两种表述形式：第一，为什么在公元前1世纪到公元16世纪之间，在将人类的自然知识应用于实用目的方面，中国较之西方更为有效。也就是说，古代中国人在科学和技术方面曾经有过辉煌，其发达的程度远远超过同时期的欧洲，原因是什么？第二，这问题的另一种提法是一种"为什么"式的，就是为什么近代科学或者说科学革命没有产生在中国，而是在17世纪的西方，特别是文艺复兴之后的欧洲。这是"李约瑟问题"一正一反的表述形式。这一点，是否与中国的数学发展进程是相辅相成的？即中国古代数学发达的时代，科学技术亦发达；中国的数学在近代发展被西方超越了，由此科学技术亦随之落后了。这其中，是否也映射出了中医学发展进程的影子呢？

（三）中医理论的"奇点"特性

如果以一门学科研究对象的有机程度来划分层次，研究对象有机程度低的学科为低层次的学科；反之，为高层次的学科。低层次学科知识在高层次学科中的渗透量的多少，取决于高层次学科对低层次学科有机程度的差值。差值越小，低层次学科知识对相应的高层次学科的渗透量越大，这两门学科间的亲缘关系越近。各门学科研究对象的有机程度从低到高的排列次序为：数学→天文学、物理学→化学→生物学→西医学……中医学。由研究显示，各门自然科学在中医学的直接渗透量都趋于零。东西方各学科相互融合的先后次序及渗透阻力和各学科间亲缘关系，具体见图1-9。

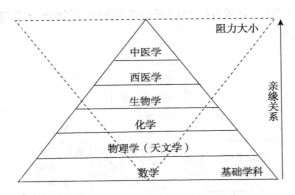

图1-9　自然学科亲缘关系远近与渗透阻力大小示意图

对中医学理论体系来说，各门自然科学都是其发展的基础学科。目前，各门学科尚没有直接、实质性内容向中医学移植，但中医学对来自各学科知识的渗透的反应却是积极而灵敏的。中医学能够接受各门学科思想的大量渗透，却不允许其具体、直接的内容在中医学中的移植、生存，也就是说，中医学理论能吞吸掉多学科所提供的物质、能量和信息，这一现象类似现代天体物理学中的"黑洞"，中医理论成了自然科学发展史上的"奇点"。

中医学理论体系在科技发展史上所表现出来的稳定性及对多学科知识渗透的吸附性，其内在机制与中国传统文化的哲学特点——宏观、模糊、不可捉摸密切相关。中医学理论中整体观念、辨证观念的思想正在向自认科学各学科中回归，是逆渗透，似乎反映了高层次学科的逆渗透过程。中医学整个理论体系的演进，不仅是与西医学的相互融合和渗透，还是生命、人体科学与自然科学的融合。

三、中医理论对人体未知结构层次上运动规律的认识和探索

（一）人体未知结构层次上运动规律问题

中医学认为，人体是一个统一的有机整体。人体的脏腑、经络、上下、内外既相互联系，又可划分为相互对立的阴阳部分。

阴阳学说是建构中医学理论的基石，五行学说主要是关于事物多样性和统一性的整体认识论基础；在中医学天人关系模式的构建中，五行理论具有重要的媒介作用，并形成了中医学传统的时空观。在五行学说指导下，《黄帝内经》建立了以五脏为中心的五大藏象系统，并借用木火土金水五类物质的特性、分类方法和五行生克规律，具体地说明人与自然的关系以及人体正常生理功能、疾病变化和指导临床诊断、治疗、预后判断和康复。五行学说的本质属性有物质性、功能性、关系性、时空性。在中医学发展中，五行学说为中医学提供了整体观的方法论和取象比类的思维方法。从图1-10可以进一步看出，中国古代阴阳五行学说对世界物质分类与现代物理学对世界物质分类之间的关联。

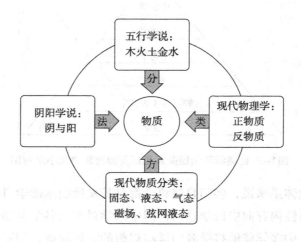

图1-10　阴阳五行学说与现代物理学物质分类之间的关联

阴阳是"至大无外，至小无内"的，阴阳相对性概括的人体层次结构是层层深入的。其结构系统与西医学所描述的系统→器官→组织→细胞四层结构有着天然的相似之处。现代物质观认为宇宙是由固态、液态、气态、磁场、弦网液态等物质集合而成，简单地讲，宇宙物质可以分为正物质和反（暗）物质，这与中医学阴阳五行物质

观有着异曲同工之妙。而现代结构观认为宇宙物质分为可见的如超星空→星空→宏观→微观→基本粒子，不可见的如场、暗物质等。而中医学人体结构观亦由官窍、形体、荣华等可见的物质和脏腑、经络、气血等不可见的物质组成。在这里，一阴一阳的辩证唯物论表现得淋漓尽致。（表1-11）。

表1-11 中医学人体结构观与现代物质结构观的联系

	可见	不可见
现代物质结构观	超星空←星空→宏观→微观→基本粒子，…	场、暗物质
中医学人体结构观	官窍，形体，荣华，…	脏腑，经络，气血，…
西医学人体结构观	系统→器官→组织→细胞→亚细胞，…	未知

（二）阴阳学说的物质观对现代科学技术发展的深远影响

计算机引领我们进入的数字化时代，与量子力学带领我们步入的现代物理时代，都和中国古老的阴阳学说有着密切的关系。

计算机二进位制原理来源于阴阳学说：阴阳学说其他领域亦得到很好的运用，西方数学家莱布尼兹是微积分和二进制数学的创始人，是计算机研发的先驱者。他对伏羲六十四卦方位图的研究成果说明：八卦图系阴阳交的排列体系，非常巧妙地包含着二进位制和十进位制等的计数原理。在八卦图系启示下，莱布尼兹顺利地解决和研制出当时最新型的乘法计算机，而现代电子计算机正是以二进制为计数基础的。

阴阳学说对建立波尔量子力学的影响：被称为"量子论之父"的波尔于1937年访问中国，这个时候他的量子力学已经到了精致完美的地步。他认为物质是以看来互不相容的方式表现自己，当他接触到中国的阴阳思想时，大为震惊，他怎么也没想到，多年来他通过最尖端的物理技术所作出的举世闻名的理论，竟然与几千年前中国圣贤的智慧相似，当丹麦为了感谢波尔的科学成就和对丹麦文化的重大贡献，封他为爵士时，他选择了中国阴阳太极图作为徽章图案，因为他认为太极图是他的互补理论最佳象征和表述，并且他在徽章上写下几个字：对立即互补。

四、中医学人体结构理论假说的提出

（一）功能与结构的对立统一

现代生物学研究表明，形态结构与功能在有机体中是一一对应的。从人体到系统、器官、组织、不同层次上的形态结构有着不同水平的功能表现。形态结构与生理功能是整个生命相互联系、相互制约的两个方面，是在长期进化中逐步形成的。形态结构是生理功能的物质基础，生理功能则为形态结构的运动形式。

（二）人体隐态系统和显态系统

中医学把人体的结构规范为两个层次系统：一个层次系统是以气为中心的脏腑经络，这个结构系统类似于非实物粒子性质，像场物质，是以不可见形态结构的形式存在，称其为隐态系统；另一个层次是与隐态系统相对而言，为中医学的"五体""五官""荣华"等，这个结构类似于实物粒子性质，称其为显态系统。即人体是由隐态系统和显态系统构成的有机统一体。（图1-11）

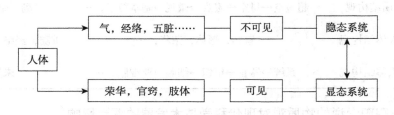

图1-11　人体隐态系统与显态系统

五、中医学理论内蕴的数学科学

（一）中医证候结构研究的难题

证候理论是中医理论体系中理法方药的核心，所以证候理论是研究的焦点问题、关键问题。纵观近十几年来对证候内涵及本质的认识和研究，许多学者没有取得实质性的进展，究其原因在于证候的复杂性，认为中医证候存在着高阶多维的数学结构，这一难题不解决，将一直会成为制约中医理论发展的瓶颈。

（二）中医证候发生过程及其动态演化规律

人体隐态系统和显态系统的理论认为，在疾病变化发展过程中，存在着隐性病变与显性病变。隐性病证，即机体脏腑的隐匿性病理变化的反映，这时机体内在脏腑的病理机制已开始启动，但病人无明显感觉或五体、五官仅出现一般性的脏腑功能紊乱；显性病证是机体进入疾病的发展阶段，并表现出明显的临床征象，甚则病人表现出明显的器质性变形症状。

致病因素一旦作用于人体后，脉象、舌象为构成证候的第一序列症状，即隐态系统的病变有隐性病证（舌象和脉象，记为Yy）；脏腑经络气血紊乱的表现为构成证候的第二序列症状，即显性病证两种状态（脏腑经络功能紊乱的症状，记为Yx）；形体、官窍、荣华等的紊乱表现为构成证候的第三序列症状，即显态系统的病变也有隐性病证（官窍、荣华等络属功能紊乱的症状，记为Xy）；形体、官窍、荣华等的变形表现为构成证候的第四序列症状，即显性病证（即官窍、荣华等络属变形的症状，记为Xx），这样形成了隐态和显态两种系统和四种病变状态关系。而这四种病变关系在证候的发生过程中，表现出了证候产生发展过程的五个阶段，反映出了证候从无到有、从简单到复杂、由初始到终结的全过程。（表1-12）

表 1-12　中医证候的发生过程及其表现出的五个阶段

演化阶段	发生规律	中医证候的发生过程
I	Yy	隐态系统的隐性病变单独存在
II	Yy+Yx	隐态系统单独发病（包括隐性与显性病变）
III 1	Yy+Xy	隐态系统的隐性病变与显态系统的隐性病变共同存在
III 2	Yy+Yx+Xy	隐态系统的隐性病变和显性病变与显态系统的隐性病变共同存在
IV	Yy+Xy+Xx	隐态系统的隐性病变与显态系统病变（包括隐性与显性病变）共同存在
V 1	Yy+Yx+Xx	隐态系统的隐性和显性病变与显态系统病变的显性病变共同存在
V 2	Yy+Yx+Xy+Xx	隐态系统和显态系统的隐性与显性病变共同存在

（三）中医证候理论中的拓扑学

1. 中医证候拓扑特征不变量的提出

对于中医证候发生过程中表现出的构成要素的4个先后序列，运用拓扑学的语言进行描述，恰好是中医证候发生过程中表现出的4个拓扑不变量。具体以《中医诊断学》中的脾气虚证候为例（表1-13）。

表 1-13　病机演变过程反映出的证候的 4 个拓扑不变量

病机演变过程	脾气虚证候的 4 个拓扑不变量	构成要素的个数
气血紊乱最早反映出的征象	脉缓或弱，舌淡苔白 Yy	1个（a）
脏腑经络气血紊乱的表现	乏力，少气懒言，纳呆，腹胀，便溏 Yx	5个（b）
形体、官窍、荣华等的紊乱症状	肢体倦怠，面色淡黄或萎黄 Xy	2个（c）
形体、官窍、荣华等的变形症状	消瘦，或肥胖，或浮肿 Xx	3个（d）

2. 中医证候拓扑不变量的衍生

以脾气虚证候为例，其构成要素如：纳呆，腹胀，大便溏稀，乏力，少气懒言，肢体倦怠，面色淡黄或萎黄，消瘦，或浮肿，或肥胖，脉缓或弱，舌淡苔白等，在发生过程中表现出的演化规律，如表1-14，这是中医证候拓扑不变量第一次衍生的结果。

表 1-14　中医证候动态演化过程的五个阶段

演化阶段	发生规律	脾气虚证候的发生过程
I	Yy	脉缓或弱，舌淡苔白
II	Yy + Yx	脉缓或弱，舌淡苔白 乏力，少气懒言，纳呆，腹胀，便溏
III 1	Yy + Xy	脉缓或弱，舌淡苔白 肢体倦怠，面色淡黄或萎黄
III 2	Yy + Yx + Xy	脉缓或弱，舌淡苔白 乏力，少气懒言，纳呆，腹胀，便溏 肢体倦怠，面色淡黄或萎黄
IV	Yy + Xy + Xx	脉缓或弱，舌淡苔白 肢体倦怠，面色淡黄或萎黄 消瘦，或肥胖，或浮肿
V 1	Yy + Yx + Xx	脉缓或弱，舌淡苔白 乏力，少气懒言，纳呆，腹胀，便溏 消瘦，或肥胖，或浮肿
V 2	Yy + Yx + Xy + Xx	脉缓或弱，舌淡苔白 乏力，少气懒言，纳呆，腹胀，便溏 肢体倦怠，面色淡黄或萎黄 消瘦，或肥胖，或浮肿

　　中医证候的4个拓扑不变量经过两次衍生，呈现出全部子集合，反映出了中医证候动态演化的全貌。具体见如下的公式推导。

　　3. 中医证候结构的拓扑学表达公式的导出

　　如果证候Z，有n个构成要素，则证候的拓扑结构表达为：

　　$F(XY)=F(Zn)=YyV(Yy+Yx)V(Yy+Xy)V(Yy+Yx+Xy)V(Yy+Xy+Xx)V(Yy+Yx+Xx)V(Yy+Yx+Xy+Xx)$。

　　那么，中医学一般证候内在演化过程中，所表现出的具体存在形式的个数，则为：

　　$F(XY)=F(Zn)=(2^a-1)+(2^a-1)(2^b+1)+(2^a-1)(2^c+1)+(2^a-1)(2^b+1)(2^c+1)+(2^a-1)(2^c+1)(2^d+1)+(2^a-1)(2^b+1)(2^d+1)+(2^a-1)(2^b+1)(2^c+1)(2^d+1)$。

　　其中，a为Yy症状和体征的个数，b为Yx症状和体征的个数，c为Xy症状和体征的个数，d为Xx症状和体征的个数。

总结以上论述，中医证候理论内蕴的拓扑结构导出图示如图1-12。

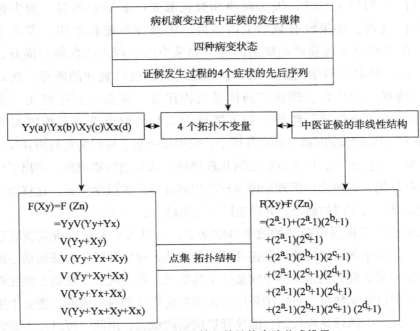

图1-12　中医证候的拓扑结构表达公式推导

对于以上中医证候的拓扑结构，可以有一个通俗的比喻。有人说：一个高水平的画家，一定具有数学家的天赋，漫画是对人的特征不变量进行抽象而出的画面，就是如此。中医证候结构所表现出的不同存在形式，也是从不同角度来看到的中医证候的不同且真实的"影面"或"像面"。中医证候在临床中的"千面孔"，实际上是中医证候复杂结构不同"面"的反映与展现，其实质都是一样的。如同一张白纸，在不做任何切割或破坏的情况下，就可以折叠出几十种、上百种甚至上千种或更多的不同形状的"叠纸"，但是各式各样的"叠纸"在充分伸展开之后，还是原来的那张"白纸"。在这里，"白纸"如同"证候"，不同形状的"叠纸"则是证候结构的不同"面"。

（四）中医理论体系的数学科学基础

近半个多世纪以来，中医理论的科学性一直在受到质疑，其中一个最重要、最直接的原因，是中医理论是否有数学科学说理的基础。而非要说明中医理论体系中是否有数学基础，才能对其科学性进行定论，是件非常不容易的事情。因为，一则中医学的理论体系创立于2500年以前，那时的数学还远不能为中医学说理所用。二则挖掘出中医理论的数学基本内涵，是现今时代提出来的课题，是运用现代学科标准对中医理论进行衡量的结果；也是中医理论发展所必须要经历的，是世界科学演进的自然进程，是大势所趋。

　　但是，正如数学家Peirce.Benjamin所说的一样："数学不是规律的发现者，因为它不是归纳。数学也不是理论的缔造者，因为它不是假说。但数学却是规律和理论的裁判和主宰者，因为规律和假说都要向数学表明自己的主张，然后等待数学的裁判。如果没有数学上的认可，则规律不能起作用，理论也不能解释。"中医学理论也面临着同样的问题。如果中医学理论的发展与提升，不挖掘出其理论内在的数学科学内涵，则中医理论对人体运动规律的阐释、病理现象的解释、疾病规律的认识、理法方药体系的构建等，便会一直停留在"假说"或"前科学"或"超科学"阶段，而不能够为人类的健康事业发挥更大的作用。以上的研究运用人体隐态和显态系统理论，来揭示中医学证候的自身内在变化规律，从中医证候的发生过程，对证候动态演化规律进行认真细致地观察，导出了中医证候内蕴的拓扑结构，挖掘出中医理论体系核心内容证候中的数学机制，这将会为推动中医理论的发展注入新鲜的血液，并产生巨大的推动力。

　　挖掘中医理论体系中蕴涵的数学科学基础，可以展望未来的研究领域及其要开展的工作。运用中医证候理论内蕴拓扑结构的方法，可以开展中医证候动态演化规律的关键科学问题研究，挖掘出的证候拓扑结构数据，来实现对证候动态演化规律全貌的认识；再通过临床数据，可以阐释中医证候判定标准的科学内涵，建立中医证候的判断标准，并为中医理论现代语言的诠释提供新的概念。由此，可以深入研究中医辨证论治过程中理法方药的结构数据，来阐明方剂配伍的科学内涵；运用计算机仿真技术，可以建立中医知识创新数据平台，带动理法方药知识的创新，丰富和发展中医理论，促进辨证论治水平提高，提升中医理论在世界自然科学知识体系中的地位，以更好地为人类的健康事业服务。

第五节　中医证候研究上存在的若干问题

　　中医证候规范研究中存在的若干具体问题，梳理一下，有100多个具体而普通的问题，一直没有得到足够的重视和很好地解决。

一、中医证候构成要素定性问题

　　中医证候的构成要素，具体体现在症状和体征上，其定性问题主要存在三个方面：一是单一证候的构成要素"缺失"，即对中医证候中具体症状和体征的规范，包含的信息数据不完整；二是单一证候的构成要素"增多"，即把别的证候的症状和体征混淆在单一证候的构成要素中；三是某些脏腑的证候缺失，对其构成要素没有进行仔细地梳理研究和规范。

对于中医证候构成要素的定性与规范，首先从理论上要弄明白一个问题，就是单一证候隶属的脏或腑，或存在的具体部位；然后，单一证候的构成要素应该界定在其隶属的脏或腑及其络属所出现的症状和体征上，如不能把心虚之"懒言"与肺虚之"气短"混淆在脾气虚证候之中，也不可以把大肠病变之"便秘"的症状混淆在心火、肺热、胃热、肝火等的证候之中。

中医证候构成要素的定性方面存在的问题，具体分析如下：

（一）中医证候具体症状脏腑归属问题

1. 面目浮肿

面目为上焦的部位，而上焦的水液为肺的通调水道功能所主，因此面目浮肿应为肺脏的功能异常造成的，主要表现在肺虚的证候中，具体可以在肺气虚、肺阴虚、肺气阴两虚的证候中出现，风水袭肺的证候也可出现。

2. 下肢水肿

下肢为下焦的部位，而下焦的水液为肾主水的功能所司，因此下肢水肿应为肾脏的功能异常造成的，主要表现在肾虚的证候中，具体可以出现在肾气虚、肾阳虚、肾阴虚、肾气阴两虚、肾阴阳两虚的证候之中。

3. 双手肿胀

上肢虽为上焦的部位，但双手为脾主肌肉四肢的功能所司，双手肿胀应为脾脏运化水液的功能异常造成的，具体可以出现在脾气虚、脾阳虚、寒湿困脾、湿热蕴脾的证候之中。

4. 食少

食少为饮食的数量减少，是胃受纳水谷的功能异常造成的，主要出现在胃虚的证候之中，具体可以在胃气虚、胃阴虚、胃阳虚、胃气阴两虚、胃阴阳两虚的证候中出现，胃腑的瘀血、气滞、寒湿、湿热、火旺等实证也可以出现。

5. 纳呆

纳呆是不思饮食，是脾主运化水谷的功能异常造成的，主要出现在脾虚两个证候脾气虚和脾阳虚之中，脾脏的寒湿、湿热、瘀血、气滞等实证也可以出现。

6. 食少与纳呆的区别

食少与纳呆两个症状，在脾胃的证候中往往是被混淆运用，其实是分别隶属于脾脏与胃腑。一是"食少"不一定"纳呆"，患者饭时可以是食欲很好，没有"纳呆"不思饮食的感觉，但吃饭吃不多，吃一点就饱了，体重会下降；二是"纳呆"不一定"食少"，患者经常会出现纳呆，饭时不想吃饭，但又不少吃，体重也没有下降。因此，食少是胃受纳水谷的功能异常造成的，是胃腑的病证；纳呆是脾主运化水谷的功能异常造成的，是脾脏的病证。

7. 口唇发紫或紫暗

口唇发紫或紫暗是一个被忽略的瘀血征象。口唇虽为脾脏所主，但口唇发紫或紫暗所体现出的是胃腑有瘀血的征象。

8. 口唇发红

口唇虽为脾脏所主，但口唇发红是胃热或胃火的征象。

9. 口舌生疮

口舌生疮是指口疮与舌疮。口为脾脏所主，口疮是胃热或胃火的征象；舌为心脏所主，舌疮为心热或心火的征象。

10. 下肢抽筋与双手抽筋

下肢抽筋与双手抽筋是临床中经常被忽略的症状。筋为肝脏所主，肝血虚使筋膜失于濡养，则出现下肢抽筋或双手抽筋。

11. 足跟痛、后背酸痛与后颈酸痛

后颈酸痛、后背酸痛与足跟痛，其部位与督脉的循行路线关系密切，是肾虚证候的症状。

12. 双手发凉

四肢为脾脏所主，双手为脾脏的络属。双手发凉是脾阳虚的症状，但是临床中经常被遗忘了。脾阳虚证候中的"肢体不温"或"肢体发凉"、"肢体畏寒"等表述的症状，临床中多是以"双手发凉"、"双足发凉"或"手足发凉"的具体形式出现。

13. 潮热与汗出、盗汗

潮热是阴虚的征象，临床中可以与汗出或盗汗并列出现，也可以单独出现。潮热时可以伴有汗出或盗汗，也可以是单独潮热而没有汗出或盗汗。

14. 口渴

口唇为脾脏的络属，口渴多是胃热或胃火致胃津不足的征象，脾脏的功能异常不能为胃行其津液，也可以出现口渴。即口渴是胃腑或脾脏的症状，而非其他脏腑的症状。

因此，口渴这个症状不能混淆在心火亢盛、小肠实热证、痰火扰神、风热犯肺、肺热炽盛、痰热壅肺、肠热腑实、大肠燥津亏、肝阴虚、肝火炽盛、热极生风、膀胱湿热等单一证候中出现。

15. 口燥

脾脏开窍于口，口燥是胃热或胃火致胃津不足的征象，即口燥胃腑症状，而非其他脏腑的症状。

所以，口燥这个症状不能混淆在心阴虚、肺阴虚、肝阴虚、阴虚动风等单一证候中出现。

16. 口唇淡或淡白

脾其华在唇，口唇淡或淡白是脾虚的征象，或脾气虚或脾阳虚。因此，口唇淡或淡白不能混淆在心血虚的证候之中。

17. 气短

肺主气司呼吸，气短为肺虚的征象，不能混淆在心气虚、心阳虚、心阳虚脱的证候之中。如果患者出现心气虚、心阳虚或心阳虚脱的证候，并有气短的征象，说明疾病发展累及到肺脏，出现了肺虚证候，是心肺两虚的复合证候。

18. 少气

肺主气司呼吸，少气为肺虚的征象，不能混淆在脾气虚、脾虚气陷的证候之中。如果患者出现脾气虚、脾虚气陷的证候并有是少气的征象，应是脾肺两虚的复合证候。

19. 头晕眼花

头晕眼花是肝血虚的征象，因此不能混淆在心血虚、饮停胸胁、大肠燥津亏、肾阴虚、肾阳虚等单一证候之中。如果这些证候伴有"头晕眼花"，说明疾病累及肝脏出现了肝血虚，形成了复合证候。

20. 面色萎黄

面色萎黄是脾虚的征象，不能混淆在心血虚证候之中。心血虚证候中出现面色萎黄，应为心脾两虚的复合证候。

21. 懒言

心开窍于舌，主司语言功能。懒言为心虚证候的征象，不能够混淆在脾气虚、脾虚气陷单一证候之中。如果脾气虚、脾虚气陷证候出现懒言的征象，应为心脾两虚的复合证候。

22. 肢冷

脾主四肢，肢冷为脾阳虚证候的征象，不能够混淆在心阳虚、寒痰阻肺、胃阳虚、寒凝肝脉、肾虚水泛等单一证候之中。

23. 便秘

便秘为大肠有热的征象，不能够混淆在心火亢盛、肺热炽盛、痰热壅肺、胃阴虚、胃热炽盛、肝火炽盛等单一证候之中；如果这些证候伴有便秘的征象，说明相关脏腑的热邪可能累及大肠，使大肠热结而出现便秘。同时，临床数据表明，"便秘"并不一定是大肠之外其他脏腑热证发展的必然结果。

24. 尿黄或见小便短赤、灼热涩痛

膀胱主蓄藏和排泄尿液，尿黄或见小便短赤、灼热涩痛为膀胱有热火湿热的征象，不能够混淆在心火亢盛、肺热炽盛、痰热壅肺、肠热腑实、湿热蕴脾、胃阴虚、胃热炽盛、肝火炽盛、肾阴虚等单一证候之中。临床数据表明，"尿黄或见小便短赤、灼热涩痛"并不一定是膀胱之外其他脏腑热证发展的必然结果。

25. 形体消瘦

脾主肌肉四肢，形体消瘦为脾虚证候的征象，不能够混淆在心阴虚、肺阴虚、胃气虚、肝阴虚动风、肾阴虚等单一证候之中。这些证候发展过程中可能会出现消瘦的征象，说明累及脾脏，出现了脾虚的证候。

26. 烦躁

心主神，烦躁为心脏证候的征象，多为心有郁热或心火。如果痰热壅肺出现烦躁的征象，说明肺热累及心脏，又出现了心有郁热或心火证候。

27. 神昏、烦乱

心主神，神昏、烦乱为心脏证候的征象。如果肠热腑实、热极生风出现神昏、烦乱的征象，说明疾病的发展累及心脏，又出现了心脏的证候，为热邪扰乱心神。

28. 咽干

咽喉为肺脏的络属，咽干为肺热、肺火的征象，不能够混淆在胃阴虚、肝阴虚、阴虚动风、肾阴虚等单一证候之中。

29. 烧心

烧心是临床中常见的一个症状，患者胃有发热或烧灼感觉，甚者上冲到胸部咽喉或口有发热，甚至冒火感觉。烧心为胃热或胃火旺盛，胃阴虚证或实证都可以出现。

30. 呕恶、吐痰涎

呕恶、吐痰涎是脾胃功能异常产生的症状。呕恶病机是胃失和降、胃气上逆，吐痰涎的病机是脾主运化水湿的功能异常、水湿停滞中焦聚而成痰涎。痰蒙心神、湿热蕴脾、胆郁痰扰、寒湿困脾等证候中如果出现"呕恶、吐痰涎"的症状，一是表明脾胃功能异常的病机已经存在，二是表明"痰"邪或"湿"邪的客观存在。

31. 健忘

健忘是心主神的功能异常的症状，心血为心主神的物质基础，因此心脏的血虚、阴虚都可以引起心主神的功能异常而出现健忘。

32. 口苦、口涩、吐黄水、吐绿水、吐黄褐色水

胆主贮藏和排泄胆汁，肝气虚后引起肝疏泄排泄胆汁的功能下降，导致胆汁不下排而上逆入胃又乘于口则出现口苦、口涩、吐黄水、吐绿水、吐黄褐色水等症状。

（二）中医单一证候构成要素的定性问题

《中医诊断学》中单一证候的构成要素的定性问题，主要表现在"缺失"与"混淆"两个方面，原因在于对证候构成要素进行定性时，没有很好地体现出四诊症状和体征与具体的脏或腑及其络属的"准确"对应关系。而这一方面，一直以来在理论上没有对书本上的错误进行及时纠正，以致现今的临床在辨证论治过程中出现四诊症状和体征与具体脏或腑及其络属的对应不"准确"问题，这是普遍存在的现象，其

结果自然是辨证论治水平的下降。因此，这些错误必须纠正。

梳理《中医诊断学》中主要单一证候，结合临床研究数据，对中医五个脏系证候四诊症状和体征的定性规范如下。

1. 心系证候构成要素的定性问题

（1）心气虚证候四诊症状和体征的定性

心悸或怔忡，乏力，懒言，精神疲倦，或多寐嗜睡，或有自汗，或手足心汗多，活动时诸症加重，面色淡白，舌质淡，脉虚。

增加心属及气虚症状：或多寐嗜睡，或手足心汗，懒言，乏力。

剔除非心属症状：胸闷、气短——肺属症状。

（2）心血虚证候四诊症状和体征的定性

心悸，失眠，多梦易醒，或多寐嗜睡，健忘，面色淡白，舌色淡，脉细无力。

增加心属症状：睡眠易醒，或多寐嗜睡。

剔除非心属症状：头晕眼花——肝血虚症状，面色萎黄——脾虚症状，唇色淡——脾其华在唇。

（3）心阴虚证候四诊症状和体征的定性

心悸，心烦，失眠，多梦易醒，或多寐嗜睡，健忘，两颧潮红，手足心发热，潮热，汗出，或盗汗，舌红少苔乏津，脉细数。

增加心属及阴虚症状：睡眠易醒，或多寐嗜睡，健忘，（潮热而）汗出。

剔除非心属症状：口燥——脾开窍于口，咽干——肺主咽，形体消瘦——脾主肌肉。

（4）心阳虚证候四诊症状和体征的定性

心悸或怔忡，心胸憋闷或痛，神疲，面色㿠白，或烦躁，或多寐嗜睡，或面青紫，自汗，或手足心汗多，畏寒，或舌发凉，或面部发凉，或心胸发凉畏寒喜暖，懒言，乏力，舌质淡胖或紫暗，苔白滑，脉弱或结或代。

增加心属症状：或烦躁，或多寐嗜睡，或手足心汗多，或舌发凉，或面部发凉，心胸发凉畏寒喜暖，懒言。

剔除非心属症状：气短——肺主气，肢凉——脾主四肢。

（5）心阳虚脱证候的四诊症状和体征的定性

心悸或怔忡，心胸剧痛，神志模糊或昏迷，或突然冷汗淋漓，四肢厥冷，面色苍白，舌青紫，脉微欲绝。

剔除非心属症状：呼吸微弱——肺主气司呼吸。

（6）心火亢盛证候四诊症状和体征的定性

心烦，发热，失眠，狂躁，谵语，神识不清，面红发热，或手足心发红，或面部痤疮色红，或舌发热烧灼、肿痛感，或舌尖生疮、溃烂疼痛，或肌衄，舌尖红绛，苔黄，脉数有力。

增加心属症状：或手足心发红，或面部痤疮色红，或舌发热烧灼、肿痛感。

剔除非心属症状：口渴——脾开窍于口，便秘——大肠有热津亏，尿黄或见小便短赤、灼热涩痛——膀胱有热，或见吐血——胃火旺，鼻衄——肺火旺，齿衄——胃火旺。

（7）瘀阻脑络证候四诊症状和体征的定性

心悸，健忘，失眠，或头晕、头痛经久不愈、痛如针刺、痛处固定，或头部外伤后昏不知人，面色晦暗，舌质紫暗或有斑点，脉细涩。

（8）痰火扰神证候四诊症状和体征的定性

心烦，发热，失眠，神昏谵语，或狂躁妄动、打人毁物、不避亲疏、胡言乱语、苦笑无常，面赤发热，或伴胸闷，气粗，咳吐黄痰、喉间痰鸣，舌质红，苔黄腻，脉滑数。

剔除非心属症状：口渴——脾开窍于口。

（9）痰蒙心神证候四诊症状和体征的定性

神情痴呆，意识模糊，甚则昏不知人，或神情抑郁、表情淡漠、喃喃独语、举止失常，或突然昏厥、不省人事、口吐涎沫，面色晦暗，舌苔白腻，脉滑。

剔除非心属症状：胸闷——肺主宣发肃降，呕恶——胃主降浊。

（10）心脉痹阻证候四诊症状和体征的定性

心悸或怔忡，心胸憋闷、疼痛，痛引肩背内臂，时作时止，刺痛为主，舌质晦暗或有青紫斑点，脉细、涩、结、代。

或心胸憋闷为主，体胖，身重困倦，舌苔白腻，脉沉滑或沉涩。

或遇寒剧痛为主，得温痛减，畏寒肢冷，舌淡苔白，脉沉迟或沉紧。

或胀痛为主，与情志变化有关，善太息，舌淡红，脉弦。

（11）小肠实热证候四诊症状和体征的定性

小便短赤、热涩痛，尿血，心烦口渴，口舌生疮，脐腹胀痛，舌红，苔黄，脉数。

剔除非心属症状：口渴、口疮——胃属症状。

2.肺系证候构成要素的定性问题

（1）肺气虚证候四诊症状和体征的定性

咳嗽无力，喘而气少不足以息、动则易甚，痰多清稀，自汗，乏力，畏风，易于感冒，面色㿠白，舌淡苔白，脉虚弱。

剔除非肺属症状：懒言、声音低怯——心主舌，神疲体倦——心主神。

（2）肺阴虚证候四诊症状和体征的定性

干咳，声音嘶哑，无痰或痰少而黏，甚则痰中带血，咽干，午后潮热、汗出，或盗汗，五心烦热，颧红，舌红少津，脉细数。

增加阴虚症状：（午后潮热）汗出。

剔除非肺属症状：口燥——脾开窍于口、实为胃热，形体消瘦——脾主肌肉。

（3）风寒犯肺证候四诊症状和体征的定性

咳嗽，气喘，痰稀薄、色白，流清涕，恶寒发热，无汗，头身疼痛，鼻塞，喉痒，苔白，脉浮紧。

（4）风热犯肺证候四诊症状和体征的定性

咳嗽，气喘，痰稠色黄，发热微恶风寒，鼻塞，流黄浊涕，咽喉肿痛，舌尖红苔薄黄，脉浮数。

剔除非肺属症状：口微渴——脾开窍于口、实为胃热。

（5）燥邪犯肺证候四诊症状和体征的定性

干咳，无痰或痰少而黏、不易咳出，或痰中带血，或咯血，甚则胸痛，皮肤、鼻、咽干燥，或鼻衄，舌苔薄而干燥少津。或微有发热恶风寒，无汗或少汗，脉浮数或浮紧。

剔除非肺属症状：口、唇干燥——脾开窍于口、其华在唇，尿少——膀胱有热，大便干结——大肠有热津亏。

（6）肺热炽盛证候四诊症状和体征的定性

咳嗽，气粗而喘，甚则鼻翼扇动，鼻息灼热或有咽喉红肿疼痛，胸痛，发热，舌红苔黄，脉洪数。

剔除非肺属症状：口渴——脾开窍于口、实为胃热，小便黄——膀胱有热，大便秘结——大肠津亏。

（7）寒痰阻肺证候四诊症状和体征的定性

咳嗽，气喘，痰多质稠或清稀、色白、易咳，或喉间有哮鸣声，胸闷，恶寒，舌质淡，苔白腻或白滑，脉弦或滑。

剔除非肺属症状：肢冷——脾主四肢。

（8）痰热壅肺证候四诊症状和体征的定性

咳嗽，气喘息粗，甚则鼻翼扇动，喉中痰鸣，咳痰黄稠而量多，或咳吐脓血腥臭痰，胸闷或胸痛，发热，舌红苔黄腻，脉滑数。

剔除非肺属症状：口渴——脾开窍于口、实为胃热。

剔除非肺属症状：小便短黄——膀胱有热，大便秘结——大肠津亏，烦躁不安——心主神。

（9）饮停胸胁证候四诊症状和体征的定性

咳嗽，气喘，呼吸、咳嗽或身体转侧时牵引胁痛，胸廓饱满，胸胁部胀闷或痛，舌苔白滑，脉沉弦。

剔除非肺属症状：或有头目晕眩——肝藏血。

（10）风水相搏证候的四诊症状和体征的定性

眼睑头面先肿、继而遍及全身、上半身肿甚、皮肤薄而发亮，舌苔薄白，脉浮紧。

或恶寒重发热轻、无汗，舌苔薄白，脉浮紧。或发热重恶寒轻，咽喉肿痛，舌苔薄黄，脉浮数。

（11）肠热腑实证候四诊症状和体征的定性

腹部胀满（或硬满）疼痛、拒按，大便秘结，或热结旁流，大便恶臭，高热，或日晡潮热、汗出，舌质红，苔黄厚而燥，或焦黑起刺，脉沉数（或迟）有力。

剔除非大肠属症状：口渴——脾开窍于口、实为胃热，小便短黄——膀胱有热，甚则神昏谵语、狂乱——心主神。

（12）大肠津亏证候四诊症状和体征的定性

大便干燥如羊屎、艰涩难下，或可于左少腹触及包块，腹胀作痛，舌红少津，苔黄燥，脉细涩。

剔除非肺属症状：口干或口臭——脾开窍于口，或头晕——肝主藏血。

（13）大肠湿热证候四诊症状和体征的定性

腹痛，腹胀，腹泻，肛门灼热，或下痢脓血，里急后重，或暴泻如水，粪质黄稠秽臭。或伴恶寒发热，或但热不寒。舌质红，苔黄腻，脉滑数。

剔除非肺属症状：口渴——脾开窍于口，小便短黄——膀胱有热。

（14）虫积胃肠证候四诊症状和体征的定性

胃脘嘈杂，时作腹痛，或嗜食异物，大便排虫，或突发腹痛、按之有条索状物，甚至剧痛、呕吐蛔虫，睡中啮齿，或面部出现白色斑，唇内有粟粒样白点，白睛见蓝斑。

剔除非胃属大肠属症状：面黄——脾主黄色，体瘦——脾主肌肉，鼻痒—肺开窍于鼻。

（15）大肠气滞证候四诊症状和体征的定性

腹部胀满疼痛、走窜不定，得嗳气、矢气后痛胀可缓解，或欲泻，泻而不爽，肠鸣，矢气，或大便秘结，苔厚，脉弦。

（16）寒滞大肠证候四诊症状和体征的定性

腹部冷痛、痛势暴急、遇寒加剧、得温则减，腹泻清稀，或腹胀便秘，舌苔白润，脉弦紧或沉紧。

（17）食滞大肠证候四诊症状和体征的定性

腹痛，肠鸣，矢气臭如败卵，泻下不爽，大便酸腐臭秽，舌苔厚腻，脉滑或沉实。

3. 脾系证候构成要素的定性问题

（1）脾气虚证候四诊症状和体征的定性

纳呆，腹胀，或腹部痞闷或痞硬，腹隐痛，腹鸣，腹泻，肢体倦怠，消瘦，或肥胖，双手肿胀，或浮肿，面色淡黄或萎黄，手足淡黄或萎黄，或手足淡白，口唇淡白，口淡无味，口淡不渴，乏力，舌淡苔白，脉缓或弱。

增加脾属症状：或腹部痞闷或痞硬、腹鸣、腹隐痛，手足淡黄或萎黄，或手足淡白，口唇淡白，口淡无味，口淡不渴。

剔除非脾属症状：少气——肺属症状，懒言——心属症状。

（2）脾虚气陷证候四诊症状和体征的定性

脘腹重坠作胀、食后益甚，或肛门重坠，或久泄不止，脱肛，或内脏胞宫下垂，或小便浑浊如米泔，或头晕，伴纳呆，肢体倦怠，面色淡黄或萎黄，手足淡黄或萎黄，或手足淡白，口唇淡白，便溏，乏力，舌淡苔白，脉缓或弱。

增加脾属症状：肢体倦怠，面色淡黄或萎黄，手足淡黄或萎黄，或手足淡白，口唇淡白。

剔除非脾属症状：目眩——肝属症状，神疲、面白无华、懒言——心属症状，少气——肺属症状。

（3）脾阳虚证候四诊症状和体征的定性

腹凉，肢体或手足发凉，畏寒，纳呆，腹胀，或腹部痞闷或痞硬，腹痛绵绵、喜温喜按，腹鸣，腹泻，肢体倦怠，消瘦，或肥胖，双手肿胀，或浮肿，面色淡黄或萎黄，手足淡黄或萎黄，或手足淡白，口唇淡白，口淡无味，口淡不渴，乏力，舌质淡胖或有齿痕，舌苔白滑，脉沉迟无力。

增加脾属症状：或腹部痞闷或痞硬、腹鸣、肢体倦怠，消瘦，或肥胖，面色淡黄或萎黄，手足淡黄或萎黄，或手足淡白，口唇淡白，口淡无味，口淡不渴，乏力。

剔除非脾属症状：面白少华或虚浮——心其华在面，小便短少——膀胱主排泄尿液，白带清稀量多——胞宫寒湿。

（4）寒湿困脾证候四诊症状和体征的定性

腹部胀闷，腹痛，便溏，纳呆，口腻，口淡不渴，头身困重，肢体肿胀，或身目发黄，面色晦暗不泽，舌体淡胖，舌苔白滑或白腻，脉濡缓或沉细。

剔除非脾属症状：泛恶欲呕、胃脘胀闷——胃主降浊，小便短少——膀胱主排泄尿液，或妇女白带量多——胞宫寒湿。

（5）湿热蕴脾证候四诊症状和体征的定性

腹部胀闷，纳呆，便溏不爽，肢体困重，或肢体肿胀，口中黏腻，渴不多饮，或身热不扬，汗出不解，或面目发黄色鲜明，皮肤发痒，舌质红，苔黄腻，脉濡数或滑数。

加脾属症状：肢体肿胀。

剔除非脾属症状：胃脘胀闷、恶心欲呕——胃主降浊，小便短黄——膀胱有热。

（6）脾不统血证候四诊症状和体征的定性

纳呆，便血，或尿血，或吐血，或鼻衄，或紫斑，或妇女月经过多，崩漏，面色萎黄，乏力，少气，懒言，便溏，舌淡，脉细无力。

（7）脾气郁滞证候四诊症状和体征的定性

腹部胀闷，饭后加重、空腹减轻，或劳累后加重，舌质淡白苔薄白，脉弦。

（8）脾络瘀血证候四诊症状和体征的定性

腹部疼痛固定不移或刺痛或绞痛，舌质淡或暗、紫暗或有瘀血点、瘀血斑，脉弦。

（9）胃气虚证候四诊症状和体征的定性

食少，胃脘胀闷或隐痛或痞胀、按之觉舒，或得食痛缓，或食后胀甚，乏力，舌质淡，苔薄白，脉弱。

剔除非胃属症状：面色萎黄——脾主黄色，口淡不渴——脾主运化水湿，少气——肺属症状，懒言——心属症状。

（10）胃脘气滞证候四诊症状和体征的定性

胃脘胀满或疼痛、走窜不定、欲吐，嗳气、矢气后胀满或疼痛可缓解，苔厚，脉弦。

（11）胃阴虚证候四诊症状和体征的定性

饥不欲食，胃脘嘈杂，或胀闷或痞胀不舒，隐隐灼痛，干呕，呃逆，口燥，或口唇发红，舌红少苔乏津，脉细数。

剔除非胃属症状：咽干——肺主咽，大便干结——大肠津亏，小便短少——膀胱主排泄尿液。

（12）胃阳虚证候四诊症状和体征的定性

泛吐清水，或夹有不消化食物，食少，胃胀，或脘痞，或胃脘发凉怕冷，或胃脘冷痛、绵绵不已、时发时止、喜温喜按，畏寒，舌淡胖嫩，脉沉迟无力。

增加胃属症状：胃胀、胃脘发凉怕冷。

剔除非胃属症状：口淡不渴、肢冷——脾属症状；剔除不适宜症状：食后缓解。

（13）寒饮停胃证候四诊症状和体征的定性

胃中有振水声，呕吐清水痰涎，口淡不渴，胃脘痞胀，眩晕，舌苔白滑，脉沉弦。

（14）寒滞胃脘证候四诊症状和体征的定性

胃脘冷痛、痛势暴急、遇寒加剧、得温则减，口淡不渴，恶心，呕吐，舌苔白润，脉弦紧或沉紧。

剔除非胃肠属症状：面白或青——心其华在面，肢冷——脾主四肢。

（15）胃热炽盛证候四诊症状和体征的定性

消谷善饥，胃脘发热或烧灼感，或伴疼痛、拒按，或口有发热、冒火感或出热气，渴喜冷饮，或口唇发红，口臭，牙龈肿痛溃烂，齿衄，舌红苔黄，脉滑数。

增加胃属症状：胃脘发热，或口有发热、冒火感或出热气。

剔除非胃属症状：小便短黄——膀胱有热，大便秘结——大肠津亏。

（16）食滞胃脘证候四诊症状和体征的定性

胃脘胀满疼痛、拒按，嗳腐吞酸，呕吐酸馊食物、吐后胀痛得减，厌食，舌苔厚腻，脉滑或沉实。

（17）胃脘瘀血证候四诊症状和体征的定性

胃脘疼痛固定不移或刺痛或绞痛，或口唇发紫或紫暗，舌质淡或暗、紫暗或有瘀血点、瘀血斑，脉弦。

（18）胃脘湿热证候四诊症状和体征的定性

胃脘胀闷，恶心欲呕，或厌食油腻，口唇发红，舌质红，苔黄腻，脉濡数或滑数。

（19）胃脘寒湿证候四诊症状和体征的定性

胃脘胀闷，泛恶欲呕，或厌食油腻，舌体淡胖，舌苔白滑或白腻，脉濡缓或沉细。

4. 肝系证候构成要素的定性问题

（1）肝郁气滞证候四诊症状和体征的定性

胸胁或少腹胀满疼痛、走窜不定，情志抑郁，善太息，或咽部异物感，或颈部瘿瘤、瘰疬，或胁下肿块，妇女可见乳房作胀疼痛，月经不调，痛经，舌苔薄白，脉弦。

（2）肝血虚证候四诊症状和体征的定性

头晕，目眩，眼涩或干涩，眼花，视力减退，或夜盲，或见肢体麻木，关节拘急，手足震颤，肌肉瞤动，或爪甲不荣，甚爪甲凹陷不平，或妇女月经量少、色淡，甚则闭经，舌淡，脉细。

增加肝属症状：眼涩或干涩。

剔除非肝属症状：面色无华——心其华在面。

（3）肝阴虚证候四诊症状和体征的定性

头晕，眼花，两目干涩，视力减退，面部烘热或两颧潮红，五心烦热，潮热、汗出，或盗汗，或胁肋隐隐灼痛，手足蠕动，舌红少苔乏津，脉弦细数。

增加阴虚症状：（潮热而）汗出。

剔除非肝属症状：口干燥——脾开窍于口；咽干燥——肺主咽喉。

（4）肝阳上亢证候四诊症状和体征的定性

眩晕，头重脚轻，或头目胀痛，目赤，急躁易怒，舌红少津，脉弦有力或弦细数。

剔除非肝属症状：耳鸣——肾开窍于耳，面红——心其华在面，失眠多梦——心主神，腰膝酸软——肾藏精。

（5）寒凝肝脉证候四诊症状和体征的定性

少腹冷痛，阴部坠胀作痛，或阴器收缩引痛，或巅顶冷痛、得温则减、遇寒痛增，畏寒，舌淡，苔白润，脉沉紧或弦紧。

剔除非肝属症状：肢冷——脾阳虚症状。

（6）肝火炽盛证候四诊症状和体征的定性

头晕胀痛、痛如刀劈，目赤，或胁肋灼痛，急躁易怒，舌红苔黄，脉弦数。

剔除非肝属症状：面红——心其华在面，口苦口干——脾开窍于口，耳鸣如潮甚或突发耳聋——肾开窍于耳，失眠噩梦纷纭——心主神，小便短黄——膀胱有热，大便秘结——大肠津亏，吐血——胃火旺，鼻衄——肺火旺。

（7）胆郁痰扰证候四诊症状和体征的定性

胆怯易惊，舌淡红或红，苔白腻或黄滑，脉弦缓或弦数。

剔除非胆属症状：失眠多梦、烦躁不安——心主神，胸胁胀闷、善太息——肝主疏泄，头晕——肝主藏血，目眩——肝开窍于目，口苦——脾开窍于口，呕恶、吐痰涎——胃主降浊。

（8）肝阳化风证候四诊症状和体征的定性

眩晕欲仆、步履不稳，头胀，头痛，项强头摇，肢体震颤，手足麻木，急躁易怒，甚至突然昏仆、口眼歪斜、半身不遂、语言謇涩。舌红或有苔腻，脉弦细有力。

剔除非肝属症状：耳鸣——肾开窍于耳，面赤——心其华在面。

（9）热极生风证候四诊症状和体征的定性

高热（神昏、烦躁谵语），颈项强直，手足抽搐，角弓反张，牙关紧闭，两目上视，舌质红绛，苔黄燥，脉弦数。

剔除非肝属症状：口渴——脾开窍于口，烦躁谵语或神昏——心主神。

（10）阴虚动风证候四诊症状和体征的定性

眩晕，手足震颤、蠕动，或肢体抽搐，五心烦热，潮热颧红，舌红少津，脉弦细数。

剔除非肝属症状：耳鸣——肾开窍于耳，口燥——脾开窍于口，咽干——肺主咽，形体消瘦——脾主肌肉。

（11）血虚生风证候四诊症状和体征的定性

眩晕，肢体震颤，手足麻木，手足拘急，肌肉瞤动，皮肤瘙痒，爪甲不荣，舌质淡白，脉细或弱。

剔除非肝属症状：面白无华——心其华在面。

（12）肝胆湿热证候四诊症状和体征的定性：

胁肋胀痛，或身目俱黄、黄色鲜明，或小便黄、鲜明如橘色，或阴部潮湿或红肿热痛，舌红苔黄腻，脉濡数或濡缓。

5. 肾系证候构成要素的定性问题

（1）肾气不固证候四诊症状和体征的定性

腰膝酸软，男子滑精、早泄，女子月经淋漓不尽，或带下清稀量多，或胎动易滑，耳鸣失聪，小便频数而清，或尿后余沥不尽，或遗尿，或夜尿频多，或小便失禁，舌淡，苔白，脉弱。

（2）肾虚水泛证候四诊症状和体征的定性

腰膝酸软，身体浮肿、腰以下尤甚、按之没指，小便短少，畏寒，耳鸣，或喘咳气短痰鸣，舌质淡胖，苔白滑，脉沉迟无力。

剔除非肾属症状：腹部胀满、肢冷——脾主运化，或见心悸——心主血脉。

（3）肾阴虚证候四诊症状和体征的定性

腰膝酸软而痛，男子阳强易举、遗精、早泄，女子经少或经闭、崩漏，齿松，发脱，耳鸣，五心烦热，潮热、汗出，或盗汗，骨蒸发热，午后颧红，舌红少津、少苔或无苔，脉细数。

剔除非肾属症状：头晕——肝主藏血，失眠健忘——心主神，口干燥——脾开窍于口，咽干燥——肺主咽，形体消瘦——脾主肌肉，小便短黄——膀胱有热。

（4）肾阳虚证候四诊症状和体征的定性

腰膝酸冷疼痛，性欲减退，男子阳痿、早泄、滑精精冷，女子宫寒不孕，面色黧黑，畏冷，或久泄不止、完谷不化，五更泄泻，精神萎靡，小便频数清长、夜尿频多，舌淡，苔白，脉沉细无力，尺脉尤甚。

剔除非肾属症状：头目眩晕——肝主藏血、开窍于目。

（5）肾精不足证候四诊症状和体征的定性

小儿生长发育迟缓，身体矮小，囟门迟闭，骨骼痿软，智力低下，男子精少不育，女子经闭不孕，性欲减退，成人早衰，腰膝酸软，两足痿软、动作迟缓，齿松，发脱，耳鸣，耳聋，健忘恍惚、神情呆钝，舌淡，脉弱。

（6）膀胱湿热证候四诊症状和体征的定性

小便频数、急迫、短黄，排尿灼热、涩痛，或小便浑浊、尿血、有砂石，或腰部胀痛，小腹胀痛，或腰腹引痛，或伴发热，舌红，苔黄腻，脉滑数或濡数。

剔除非膀胱属症状：口渴—脾开窍于口。

二、缺失的中医证候及其四诊症状和体征的定性问题

通过理论文献整理与临床数据分析，发现中医缺失一些临床常见的证候，具体如下。

（一）肝脏缺失的证候：肝气虚证候

临床中有一些病证如口涩、口苦（或吐苦）、吐黄、（碱性）烧心等，运用中医诊断学中提供的方法治疗，往往收不到效果，但酸味食品或酸味中药在治疗过程中显现出了独特的功效。酸苦甘辛咸五味入五脏，酸入肝补肝是中医学的基本理论之一。运用酸味药治疗这些病证有明显的效果，说明酸味药起到了入肝"补肝"的作用，可以反证以上病证是肝气虚导致肝主疏泄的功能下降造成的。

由此，对于肝气虚证候四诊症状和体征的定性为：口涩，口苦（或吐苦），吐黄，（碱性）烧心，舌质红，苔薄黄或黄，脉弦。

（二）胞宫缺失的证候

中医诊断学以及中医妇科学中，把胞宫的疾病，多是看成非胞宫独立的病证，而是五脏病证累及胞宫而出现的疾病。实际上，五脏病证可以累及胞宫，使胞宫出现各种疾病；但是胞宫也存在着自身独立的病证。比如胞宫的实证，无论是寒湿、湿热、湿毒、实寒、血热，还是气滞、瘀血等，这些"邪气"是的的确确存在于胞宫，而不一定存在于其他脏腑上；至于胞宫的虚证，如血虚，或精亏、虚寒等，也确实是存在于胞宫自身上的问题。

另一个方面，胞宫的病证与五脏的病证往往会相兼出现。相关研究结果表明，这不仅仅是胞宫与五脏关系问题，五脏系的病证本身就多是相兼出现，具体论述见本章第六节的内容。

1. 胞宫寒湿证候四诊症状和体征的定性

妇女白带量多，色淡质稀，或小腹胀痛发凉感，舌体淡胖，舌苔白滑或白腻，脉濡缓或沉细。

2. 胞宫湿热证候四诊症状和体征的定性

妇女带下量多，色黄质稠，或小腹胀痛发热感，舌质红，苔黄腻，脉滑数。

3. 胞宫血虚（或精亏）证候四诊症状和体征的定性

月经量少，色淡或淡暗、质稀，或月经淋漓不净，或闭经，或小腹空痛，或带下量少，或小腹痛或胎动不安或滑胎，或不孕，舌质淡白，苔薄白，脉细。

4. 胞宫血热证候四诊症状和体征的定性

月经提前，色红量多，或月经淋漓不净，或小腹痛或胎动不安或滑胎，舌质红，脉细数。

5. 胞宫瘀血证候四诊症状和体征的定性

小腹疼痛明显，或小腹刺痛、绞痛，经行不畅、月经血块多，血块下后痛减，或月经淋漓不净，或闭经，或带下量少，或不孕，舌质淡或暗、紫暗或有瘀血点、瘀血斑，脉弦。

6. 胞宫气滞证候四诊症状和体征的定性

小腹胀痛，情志不适加重，或闭经，或带下量少，或不孕，舌质淡红，苔薄白，脉弦。

7. 胞宫虚寒证候四诊症状和体征的定性

小腹发凉畏寒，或小腹隐痛、喜热喜按，月经量少，色淡或淡暗，或月经淋漓不净，或闭经，或带下量多、色白质稀、淋漓不断，或小腹痛或胎动不安或滑胎，或不孕，舌淡，苔白，脉沉迟无力。

8. 胞宫实寒证候四诊症状和体征的定性

小腹冷痛拒按，得热痛减，月经有血块或紫块，舌淡，苔白，脉沉紧或沉迟。

9. 胞宫湿毒蕴结证候四诊症状和体征的定性

带下量多、黄绿如脓，或赤白相兼，或五色杂下、状如米泔，臭秽难闻，小腹疼痛，舌质红，苔黄腻，脉滑数。

三、中医复合证候理论规范与研究应用中存在的问题

临床疾病的表现，中医辨证论治过程面对的多是复合证候、复杂的证候群，而《中医诊断学》中所列出的14种复合证候与临床中的实际相差甚远。

（一）中医脏腑虚证和实证的梳理

从理论上，对中医脏腑存在的虚证和实证进行单一证型的梳理，可以得到以下一些具体的类型，而这些单一证型，都可能以不同的组合形式，以复合证候或复杂证候群在临床当中表现出来。后面的内容中有具体案例分析，可以看出目前对复合证候与复杂证候群的认识，还有很大的不足。

对五脏六腑单一证型进行梳理，可以得到如下结果：

1. 心脏

虚证：心气虚，心血虚，心阳虚，心阴虚，阳脱。

实证：火旺，瘀血，络瘀，痰浊，热扰。

2. 肺脏

虚证：肺气虚，肺阴虚。

实证：寒痰，痰热，痰饮，热袭，火旺，风寒，风热，风燥，气郁。

3. 肝脏

虚证：肝气虚，肝血虚，肝阴虚。

实证：气滞，瘀血，火旺，湿热，阳亢，寒凝。

4. 脾脏

虚证：脾气虚，脾阳虚。

实证：寒湿，湿热，气滞，瘀血。

5. 肾脏

虚证：肾气虚，肾阳虚，肾阴虚，肾精不足。

实证：寒湿，水泛。

6. 胃腑

虚证：胃气虚，胃阴虚，胃阳虚。

实证：食积，虫积，气滞，瘀血，火旺，寒饮，寒湿，湿热。

7. 胆腑

虚证：胆气虚。

实证：湿热，气滞，结石，痰扰。

8. 大肠

虚证: 津亏。

实证: 食积，虫积，气滞，热结，寒滞，湿热。

9. 膀胱

实证：湿热，热侵，结石

10. 小肠

实证：实热。

11. 胞宫

虚证：血虚，或精亏，虚寒。

实证：寒湿，湿热，湿毒，实寒，血热，气滞，瘀血。

以上脏腑的单一虚证有24个，单一实证有55个，总计79个。但在实际临床中，虚实寒热证型相兼出现的情况是特别复杂的，数量也特别多。

（二）中医脏腑虚证复合证候的组合

说起中医脏腑虚证的复合证候，归脾汤治疗心脾两虚，是非常典型的复合证候。但是，归脾汤治疗的心脾两虚，是心血虚合脾气虚的复合证候；而全部的心脾两虚的证候，即心虚合脾虚的证候，则有14种不同的组合形式存在。如果把脏腑虚证可能出现的不同组合进行列举，可以有以下结果。

1. 心肺两虚复合证候有21种组合

心气虚合肺气虚，心血虚合肺气虚，心阳虚合肺气虚，心阴虚合肺气虚，心气血两虚合肺气虚，心气阴两虚合肺气虚，心阴阳两虚合肺气虚。

心气虚合肺阴虚，心血虚合肺阴虚，心阳虚合肺阴虚，心阴虚合肺阴虚，心气血两虚合肺阴虚，心气阴两虚合肺阴虚，心阴阳两虚合肺阴虚。

心气虚合肺气阴两虚，心血虚合肺气阴两虚，心阳虚合肺气阴两虚，心阴虚合肺气阴两虚，心气血两虚合肺气阴两虚，心气阴两虚合肺气阴两虚，心阴阳两虚合肺气阴两虚。

2. 心肝两虚复合证候有21种组合

心气虚合肝气虚，心血虚合肝气虚，心阳虚合肝气虚，心阴虚合肝气虚，心气血两虚合肝气虚，心气阴两虚合肝气虚，心阴阳两虚合肝气虚。

心气虚合肝血虚，心血虚合肝血虚，心阳虚合肝血虚，心阴虚合肝血虚，心气血两虚合肝血虚，心气阴两虚合肝血虚，心阴阳两虚合肝血虚。

心气虚合肝阴虚，心血虚合肝阴虚，心阳虚合肝阴虚，心阴虚合肝阴虚，心气血两虚合肝阴虚，心气阴两虚合肝阴虚，心阴阳两虚合肝阴虚。

3. 心脾两虚复合证候有14种组合

心气虚合脾气虚，心血虚合脾气虚，心阳虚合脾气虚，心阴虚合脾气虚，心气血两虚合脾气虚，心气阴两虚合脾气虚，心阴阳两虚合脾气虚。

心气虚合脾阳虚，心血虚合脾阳虚，心阳虚合脾阳虚，心阴虚合脾阳虚，心气血两虚合脾阳虚，心气阴两虚合脾阳虚，心阴阳两虚合脾阳虚。

4.心肾两虚复合证候有35种组合

心气虚合肾气虚，心血虚合肾气虚，心阳虚合肾气虚，心阴虚合肾气虚，心气血两虚合肾气虚，心气阴两虚合肾气虚，心阴阳两虚合肾气虚。

心气虚合肾阳虚，心血虚合肾阳虚，心阳虚合肾阳虚，心阴虚合肾阳虚，心气血两虚合肾阳虚，心气阴两虚合肾阳虚，心阴阳两虚合肾阳虚。

心气虚合肾阴虚，心血虚合肾阴虚，心阳虚合肾阴虚，心阴虚合肾阴虚，心气血两虚合肾阴虚，心气阴两虚合肾阴虚，心阴阳两虚合肾阴虚。

心气虚合肾阴阳两虚，心血虚合肾阴阳两虚，心阳虚合肾阴阳两虚，心阴虚合肾阴阳两虚，心气血两虚合肾阴阳两虚，心气阴两虚合肾阴阳两虚，心阴阳两虚合肾阴阳两虚。

心气虚合肾气阴两虚，心血虚合肾气阴两虚，心阳虚合肾气阴两虚，心阴虚合肾气阴两虚，心气血两虚合肾气阴两虚，心气阴两虚合肾气阴两虚，心阴阳两虚合肾气阴两虚。

5.心胃两虚复合证候有35种组合

心气虚合胃气虚，心血虚合胃气虚，心阳虚合胃气虚，心阴虚合胃气虚，心气血两虚合胃气虚，心气阴两虚合胃气虚，心阴阳两虚合胃气虚。

心气虚合胃阴虚，心血虚合胃阴虚，心阳虚合胃阴虚，心阴虚合胃阴虚，心气血两虚合胃阴虚，心气阴两虚合胃阴虚，心阴阳两虚合胃阴虚。

心气虚合胃阳虚，心血虚合胃阳虚，心阳虚合胃阳虚，心阴虚合胃阳虚，心气血两虚合胃阳虚，心气阴两虚合胃阳虚，心阴阳两虚合胃阳虚。

心气虚合胃气阴两虚，心血虚合胃气阴两虚，心阳虚合胃气阴两虚，心阴虚合胃气阴两虚，心气血两虚合胃气阴两虚，心气阴两虚合胃气阴两虚，心阴阳两虚合胃气阴两虚。

心气虚合胃阴阳两虚，心血虚合胃阴阳两虚，心阳虚合胃阴阳两虚，心阴虚合胃阴阳两虚，心气血两虚合胃阴阳两虚，心气阴两虚合胃阴阳两虚，心阴阳两虚合胃阴阳两虚。

6.心胆两虚复合证候有7种组合

心气虚合胆气虚，心血虚合胆气虚，心阳虚合胆气虚，心阴虚合胆气虚，心气血两虚合胆气虚，心气阴两虚合胆气虚，心阴阳两虚合胆气虚。

7.肺肝两虚复合证候有9种组合

肺气虚合肝气虚，肺阴虚合肝气虚，肺气阴两虚合肝气虚；肺气虚合肝血虚，肺阴虚合肝血虚，肺气阴两虚合肝血虚；肺气虚合肝阴虚，肺阴虚合肝阴虚，肺气阴两虚合肝阴虚。

8. **肺脾两虚复合证候有6种组合**

肺气虚合脾气虚，肺阴虚合脾气虚，肺气阴两虚合脾气虚；肺气虚合脾阳虚，肺阴虚合脾阳虚，肺气阴两虚合脾阳虚。

9. **肺肾两虚复合证候有15种组合**

肺气虚合肾气虚，肺气虚合肾阳虚，肺气虚合肾阴虚，肺气虚合肾阴阳两虚，肺气虚合肾气阴两虚。

肺阴虚合肾气虚，肺阴虚合肾阳虚，肺阴虚合肾阴虚，肺阴虚合肾阴阳两虚，肺阴虚合肾气阴两虚。

肺气阴两虚合肾气虚，肺气阴两虚合肾阳虚，肺气阴两虚合肾阴虚，肺气阴两虚合肾阴阳两虚，肺气阴两虚合肾气阴两虚。

10. **肺胃两虚复合证候有15种组合**

肺气虚合胃气虚，肺气虚合胃阴虚，肺气虚合胃阳虚，肺气虚合胃气阴两虚，肺气虚合胃阴阳两虚。

肺阴虚合胃气虚，肺阴虚合胃阴虚，肺阴虚合胃阳虚，肺阴虚合胃气阴两虚，肺阴虚合胃阴阳两虚。

肺气阴两虚合胃气虚，肺气阴两虚合胃阴虚，肺气阴两虚合，胃阳虚肺气阴两虚合胃气阴两虚，肺气阴两虚合胃阴阳两虚。

11. **肺胆两虚复合证候有3种组合**

肺气虚合胆气虚，肺阴虚合胆气虚，肺气阴两虚合胆气虚

12. **肝脾两虚复合证候有6种组合**

肝气虚合脾气虚，肝血虚合脾气虚，肝阴虚合脾气虚；肝气虚合脾阳虚，肝血虚合脾阳虚，肝阴虚合脾阳虚。

13. **肝肾两虚复合证候有15种组合**

肝气虚合肾气虚，肝气虚合肾阳虚，肝气虚合肾阴虚，肝气虚合肾阴阳两虚，肝气虚合肾气阴两虚。

肝血虚合肾气虚，肝血虚合肾阳虚，肝血虚合肾阴虚，肝血虚合肾阴阳两虚，肝血虚合肾气阴两虚。

肝阴虚合肾气虚，肝阴虚合肾阳虚，肝阴虚合肾阴虚，肝阴虚合肾阴阳两虚，肝阴虚合肾气阴两虚。

14. **肝胃两虚复合证候有15种组合**

肝气虚合胃气虚，肝气虚合胃阴虚，　肝气虚合胃阳虚，肝气虚合胃气阴两虚，肝气虚合胃阴阳两虚。

肝血虚合胃气虚，肝血虚合胃阴虚，肝血虚合胃阳虚，肝血虚合胃气阴两虚，肝血虚合胃阴阳两虚。

肝阴虚合胃气虚，肝阴虚合胃阴虚，肝阴虚合胃阳虚，肝阴虚合胃气阴两虚，肝阴虚合胃阴阳两虚。

15. 肝胆两虚复合证候有3种组合

肝气虚合胆气虚，肝血虚合胆气虚，肝阴虚合胆气虚

16. 脾肾两虚复合证候有10种组合

脾气虚合肾气虚，脾气虚合肾阳虚，脾气虚合肾阴虚，脾气虚合肾阴阳两虚，脾气虚合肾气阴两虚。

脾阳虚合肾气虚，脾阳虚合肾阳虚，脾阳虚合肾阴虚，脾阳虚合肾阴阳两虚，脾阳虚合肾气阴两虚。

17. 脾胃两虚复合证候有10种组合

脾气虚合胃气虚，脾气虚合胃阴虚，脾气虚合胃阳虚，脾气虚合胃气阴两虚，脾气虚合胃阴阳两虚。

脾阳虚合胃气虚　脾阳虚合胃阴虚，脾阳虚合胃阳虚，脾阳虚合胃气阴两虚，脾阳虚合胃阴阳两虚。

18. 脾胆两虚复合证候有2种组合

脾气虚合胆气虚，脾阳虚合胆气虚

19. 肾胃两虚复合证候有25种组合

肾气虚合胃气虚，肾阳虚合胃气虚，肾阴虚合胃气虚，肾阴阳两虚合胃气虚，肾气阴两虚合胃气虚。

肾气虚合胃阴虚，肾阳虚合胃阴虚，肾阴虚合胃阴虚，肾阴阳两虚合胃阴虚，肾气阴两虚合胃阴虚。

肾气虚合胃阳虚，肾阳虚合胃阳虚，肾阴虚合胃阳虚，肾阴阳两虚合胃阳虚，肾气阴两虚合胃阳虚。

肾气虚合胃气阴两虚，肾阳虚合胃气阴两虚，肾阴虚合胃气阴两虚，肾阴阳两虚合胃气阴两虚，肾气阴两虚合胃气阴两虚。

肾气虚合胃阴阳两虚，肾阳虚合胃阴阳两虚，肾阴虚合胃阴阳两虚，肾阴阳两虚合胃阴阳两虚，肾气阴两虚合胃阴阳两虚。

20. 肾胆两虚复合证候有5种组合

肾气虚合胆气虚，肾阳虚合胆气虚，肾阴虚合胆气虚，肾阴阳两虚合胆气虚，肾气阴两虚合胆气虚。

21. 胃胆两虚复合证候有5种组合

胃气虚合胆气虚，胃阴虚合胆气虚，胃阳虚合胆气虚，胃气阴两虚合胆气虚，胃

阴阳两虚合胆气虚。

22. 心大肠虚证的复合证候有7种组合

心气虚合大肠津亏，心血虚合大肠津亏，心阳虚合大肠津亏，心阴虚合大肠津亏，心气血两虚合大肠津亏，心气阴两虚合大肠津亏，心阴阳两虚合大肠津亏。

23. 肺大肠虚证的复合证候有3种组合

肺气虚合大肠津亏，肺阴虚合大肠津亏，肺气阴两虚合大肠津亏。

24. 肝大肠虚证的复合证候有3种组合

肝气虚合大肠津亏，肝血虚合大肠津亏，肝阴虚合大肠津亏。

25. 脾大肠虚证的复合证候有2种组合

脾气虚合大肠津亏，脾阳虚合大肠津亏。

26. 肾大肠虚证的复合证候有5种组合

肾气虚合大肠津亏，肾阳虚合大肠津亏，肾阴虚合大肠津亏，肾阴阳两虚合大肠津亏，肾气阴两虚合大肠津亏。

27. 胃大肠虚证的复合证候有5种组合

胃气虚合大肠津亏，胃阴虚合大肠津亏，胃阳虚合大肠津亏，胃气阴两虚合大肠津亏，胃阴阳两虚合大肠津亏。

28. 胆大肠虚证的复合证候有1种组合

胆气虚合大肠津亏。

以上是分析出的脏腑虚证的复合证候，总共有303种不同的组合形式。这些具体的存在形式，要比书本上论及的内容多得多。如果脏腑的单一虚证和虚证的复合证候再与40多种单一实证进行复合，就可以分析出1.34万多种脏腑虚证合实证的不同形式。

（三）中医复合证候理论规范中存在的问题

《中医诊断学》中涉及的两两复合的证候，有心肾不交证、心肾阳虚证、心肺气虚证、心脾气血虚证、心肝血虚证、脾肺气虚证、肺肾气虚证、肺肾阴虚证、肝火犯肺证、肝胆湿热证、肝胃不和证、肝郁脾虚证、肝肾阴虚证、脾肾阳虚证14个，这仅仅是常见的一些复合证候，通过理论计算，临床中实际存在的复合证候要多得多。

另外，以往对于胃肠气滞证、寒滞胃肠证、食滞胃肠证、湿热内蕴脾胃证等几个证候的描述，通过临床数据的分析表明，胃脘气滞证与大肠气滞证、寒滞胃脘证与寒滞大肠证、食滞胃脘证与食滞大肠证、湿热蕴胃证与湿热蕴脾证都是可以独立存在的，不一定复合存在，因此本书把这几个证候单列来论述。

运用理论数据可以进一步推论，如果是3个单一证候或4个单一证候甚至5个单一证候的复合形式出现，其数量则更多，其是以10^2数量级来递增的，可以进行计算，达到了百万、亿，甚至百亿。对于复杂的"证候群"，理论计算出的这么大的数据，超乎了的想象，可是这些数据的具体形式，每天都在患者的疾病当中出现，非常值得进行深入的研究。

四、中医证候判断诊断标准研究中的若干问题

（一）中医证候存在的三种主要形式

自《伤寒杂病论》开创了辨证论治的先河，至今中医学证候包括主观证候、客观证候、理论证候三种形式。主观证候，是中医师通过对望、闻、问、切四诊收集到的临床资料并通过思维判断综合分析得到的结论，具有一定的个人主观偏差，有时与临床客观真实的证候不相符合；而客观证候，反映患者的真实病机，是理性的、真实的、客观的；中医理论证候，在对客观证候进行深入研究的基础上，建立起的理论模型，系统总结出了证候构成要素的集合，用于指导主观判断。

（二）理论证候研究的重要目标：建立证候判断标准

如何建立起证候的"理论模型"，使主观对证候的判断与客观证候相一致，一直是历代医学家都在不断努力进行研究和完善的重大课题。因为证候是理法方药的核心，是体现辨证论治水平的关键，是中医理论在临床显现生命力的具体所在；而这些的焦点又都集中在企图通过对理论证候的研究建立证候的判断标准上。而即符合中医理论自身规律，又能反映客观临床真实世界的证候判断标准，是提高对证候主观判断的准确性的最直接途径。

（三）证候判断标准建立的基础：穷尽可能性的证候结构表征数据

关于证候判断标准的研究和建立问题，历史上种种研究最后遇到的关键技术问题是：单一证候在临床上可能会出现的形式有多少？每一种形式具体都是什么？中医学理论体系发展的2500多来，通过历代医学家的积累，至今也没有从临床数据中穷尽这些可能性。由此，更多的希望是通过对理论证候的研究，来建立理论证候的数学模型，计算出单一证候存在的全部子集合以及每个子集合的具体形式。

本研究的主要内容，恰恰解决了这一问题。通过对中医证候结构表征的研究，建立起了证候的拓扑结构数学模型，可以计算出所有单一证候的各种存在形式，并列出每一种具体的形式。

因此，运用证候拓扑结构研究的数据，可以建立起中医证候的判定标准。通过对证候拓扑结构数据的研究分析，结果表明：证候的任何一个构成要素，都可能是主要症状，作为主症；判断一个证候的成立，主症或可作为必要的判定依据，或必须由次要症状来作为判定依据；不同单一证候之间的界定，其不同的表现形式之间没有重叠。

第二章　心小肠证候结构数学推演及表征

第一节　心气虚证候

一、心气虚证候的四诊症状和体征

心悸或怔忡，乏力，懒言，精神疲倦，或多寐嗜睡，或有自汗，或手足心汗多，活动后诸症加重，面色淡白，舌质淡，脉虚。增加心属及气虚症状：懒言，或多寐嗜睡，或手足心汗多；剔除非心属症状：胸闷、气短（肺属症状）。

二、心气虚证候的四诊症状和体征与心脏功能和络属的对应关系

见表2-1。

表 2-1　心气虚证候的四诊症状和体征与心脏功能和络属的对应关系

心	功能		络属		
	主血脉	主神	其华在面	在窍为舌	在液为汗
心气虚证候的症状	心悸或怔忡	精神疲倦，或多寐嗜睡	面色淡白	舌质淡	自汗或手足心汗多
舌象脉象：舌质淡，脉虚					

三、心气虚证候的特征不变量分析

见表2-2。

表 2-2　心气虚证候的特征不变量分析

特征不变量	症状和体征	治法	方剂	药物
气血紊乱最早反映出的征象 Yy	舌质淡，脉虚	补气养心	单方，单药	党参，黄芪

（续表）

特征不变量	症状和体征	治法	方剂	药物
脏腑经络气血紊乱的表现 Yx	心悸或怔忡	养心安神	龙骨汤	龙骨，牡蛎，熟地黄，党参，茯苓，肉桂
	精神疲倦	补气养神	养心汤	党参，黄芪，茯苓，当归，五味子
	或多寐嗜睡乏力	养心醒神补气	安神定志丸党参，黄芪	菖蒲，远志，茯神，龙齿党参，黄芪
形体、官窍、荣华等的紊乱症状 Xy	面色淡白懒言	补气养心	养心汤	黄芪，当归党参，黄芪，五味子
形体、官窍、荣华等的变形症状 Xx	自汗，或手足心汗多	补气敛汗	牡蛎散	黄芪，牡蛎，浮小麦

四、心气虚证候诊断标准

（一）心气虚证候的一级诊断标准

心悸或怔忡，乏力，懒言，精神疲倦，或多寐嗜睡，或有自汗，或手足心汗多，活动后诸症加重，面色淡白，舌质淡，脉虚。

（二）心气虚证候的二级诊断标准

见表2-3。

表2-3　心气虚证候的二级诊断标准

演化阶段	拓扑结构	表现形式	治法	方剂	药物
I	Yy	舌质淡，脉虚	补气养心	单方，单药	党参，黄芪
II	Yy + Yx	舌质淡，脉虚／心悸或怔忡，乏力／精神疲倦，或多寐嗜睡	补气养心／安神醒神	养心汤／+龙骨汤／+安神定志丸	党参，黄芪，熟地黄，当归，菖蒲，远志，茯神，肉桂，五味子，龙骨，牡蛎，甘草
III 1	Yy + Xy	舌质淡，脉虚／面色淡白，懒言	补气养心／养荣	养心汤	党参，黄芪，当归，五味子
III 2	Yy + Yx + Xy	舌质淡，脉虚／心悸或怔忡，乏力／精神疲倦，或多寐嗜睡／面色淡白，懒言	补气养心／安神醒神／养荣	养心汤／+龙骨汤／+安神定志丸／+养心汤	党参，黄芪，熟地黄，当归，菖蒲，远志，茯神，肉桂，五味子，龙骨，牡蛎，甘草
IV	Yy + Xy + Xx	舌质淡，脉虚／面色淡白，懒言／自汗，或手足心汗多	补气养心／养荣／敛汗	养心汤／+牡蛎散	党参，黄芪，当归，五味子，牡蛎，浮小麦

（续表）

演化阶段	拓扑结构	表现形式	治法	方剂	药物
Ⅴ1	Yy + Yx + Xx	舌质淡，脉虚 心悸或怔忡，乏力 精神疲倦，或多寐嗜睡 自汗，或手足心汗多	养心 安神 醒神 敛汗	养心汤 + 龙骨汤 + 安神定志丸 + 牡蛎散	党参，黄芪，熟地黄，当归，菖蒲，远志，茯神，肉桂，五味子，龙骨，牡蛎，浮小麦，甘草
Ⅴ2	Yy + Yx + Xy + Xx	舌质淡，脉虚 心悸或怔忡，乏力 精神疲倦，或多寐嗜睡 面色淡白，懒言 自汗，或手足心汗多	补气养心 安神 醒神 养荣 敛汗	养心汤 + 龙骨汤 + 安神定志丸 + 养心汤 + 牡蛎散	党参，黄芪，熟地黄，当归，菖蒲，远志，茯神，肉桂，五味子，龙骨，牡蛎，浮小麦，甘草

（三）心气虚证候的三级诊断标准

见表2-4。

表 2-4　心气虚证候的三级诊断标准

Ⅰ	Yy	舌质淡，脉虚
Ⅱ	Yy + Yx	舌质淡，脉虚 心悸或怔忡，乏力，精神疲倦，或多寐嗜睡
以上症状和体征的组合有 $2^4-1=15$ 种		
	Ⅱ1	心悸或怔忡，舌质淡，脉虚
	……	
	Ⅱ15	心悸或怔忡，精神疲倦，多寐嗜睡，乏力，舌质淡，脉虚
Ⅲ1	Yy + Xy	舌质淡，脉虚 面色淡白，懒言
以上症状和体征的组合有 $2^2-1=3$ 种		
	Ⅲ1/1	面色淡白，舌质淡，脉虚
	Ⅲ1/2	懒言，舌质淡，脉虚
	Ⅲ1/3	面色淡白，懒言，舌质淡，脉虚
Ⅲ2	Yy + Yx + Xy	舌质淡，脉虚 心悸或怔忡，乏力，精神疲倦，或多寐嗜睡 面色淡白，懒言
以上症状和体征的组合有 $(2^4-1) \times (2^2-1)=15 \times 3=45$ 种		
	Ⅲ2/1	心悸或怔忡，面色淡白，舌质淡，脉虚
	……	

（续表）

Ⅲ 2/45		心悸或怔忡，精神疲倦，多寐嗜睡，乏力，面色淡白，懒言，舌质淡，脉虚
Ⅳ	Yy + Xy + Xx	舌质淡，脉虚
		面色淡白，懒言
		自汗，或手足心汗多

以上症状和体征的组合有（2^2-1）×（2^2-1）=9 种

Ⅳ 1		面色淡白，自汗，舌质淡，脉虚

……

Ⅳ 9		面色淡白，懒言，自汗，手足心汗多，舌质淡，脉虚
Ⅴ 1	Yy + Yx + Xx	舌质淡，脉虚
		心悸或怔忡，乏力，精神疲倦，或多寐嗜睡
		自汗，或手足心汗多

以上症状和体征的组合有（2^4-1）×（2^2-1）=15×3=45 种，为Ⅱ1~Ⅱ15与 Xx 症状之间相互的排列组合

Ⅴ 1/1		心悸或怔忡，自汗，舌质淡，脉虚

……

Ⅴ 1/45		心悸或怔忡，精神疲倦，多寐嗜睡，乏力，自汗，手足心汗多，舌质淡，脉虚
Ⅴ 2	Yy + Yx + Xy + Xx	舌质淡，脉虚
		心悸或怔忡，乏力，精神疲倦，或多寐嗜睡
		面色淡白，懒言
		自汗，或手足心汗多

以上症状和体征的组合有（2^4-1）×（2^2-1）×（2^2-1）=15×3×3=135 种，为Ⅲ2/1~Ⅲ2/45与 Xx 症状之间相互的排列组合

Ⅴ 2/1		心悸或怔忡，面色淡白，自汗，舌质淡，脉虚

……

Ⅴ 2/135		心悸或怔忡，精神疲倦，多寐嗜睡，乏力，面色淡白，懒言，自汗，手足心汗多，舌质淡，脉虚

第二节　心血虚证候

一、心血虚证候的四诊症状和体征

心悸，失眠，多梦易醒，或多寐嗜睡，健忘，面色淡白，舌色淡，脉细无力。增

加心属症状：睡眠易醒，或多寐嗜睡；剔除非心属症状：头晕眼花（肝血虚症状），面色萎黄（脾虚症状），唇色淡（脾其华在唇）。

二、心血虚证候的四诊症状和体征与心脏功能和络属的对应关系

见表2-5。

表 2-5　心血虚证候的四诊症状和体征与心脏功能和络属的对应关系

心	功能		络属	
	主血脉	主神	其华在面	在窍为舌
心血虚证候的症状	心悸	失眠，多梦易醒，或多寐嗜睡，健忘	面色淡白	舌色淡
	舌象脉象：舌色淡，脉细无力			

三、心血虚证候的特征不变量分析

见表2-6。

表 2-6　心血虚证候的特征不变量分析

特征不变量	症状和体征	治法	方剂	药物
气血紊乱最早反映出的征象 Yy	舌色淡，脉细无力	养心补血	单方，单药	黄芪，当归
脏腑经络气血紊乱的表现 Yx	心悸	养心补血	龙骨汤	龙骨，牡蛎，熟地黄，党参，茯苓，肉桂
	失眠，多梦易醒	养血安神	养心汤	茯苓，五味子，茯神，酸枣仁，柏子仁
	或多寐嗜睡	养心醒神	安神定志丸	菖蒲，远志，茯神，龙齿，党参
	健忘	安神聪脑	远志丸	党参，黄芪，熟地黄，当归，远志，茯神，菖蒲
形体、官窍、荣华等的紊乱症状 Xy	面色淡白	补血养荣	当归补血汤	黄芪，当归
形体、官窍、荣华等的变形症状 Xx	—	—	—	—

四、心血虚证候诊断标准

（一）心血虚证候的一级诊断标准

心悸，失眠，多梦易醒，或多寐嗜睡，健忘，面色淡白，舌色淡，脉细无力。

（二）心血虚证候的二级诊断标准

见表2-7。

表2-7　心血虚证候的二级诊断标准

演化阶段	拓扑结构	表现形式	治法	方剂	药物
I	Yy	舌色淡，脉细无力	养心补血	单方，单药	黄芪，当归
II	Yy + Yx	舌色淡，脉细无力 心悸，失眠，多梦易醒 或多寐嗜睡，健忘	养心补血 安神 醒神，聪脑	龙骨汤 +养心汤 +安神定志丸	党参，黄芪，五味子，菖蒲，远志，茯神，熟地黄，当归，酸枣仁，柏子仁，龙骨，牡蛎，肉桂，甘草
III 1	Yy + Xy	舌色淡，脉细无力 面色淡白	养心补血 养荣	当归补血汤	黄芪，当归
III 2	Yy + Yx + Xy	舌色淡，脉细无力 心悸，失眠，多梦易醒 或多寐嗜睡，健忘 面色淡白	养心补血 安神 醒神，聪脑 养荣	龙骨汤 +养心汤 +安神定志丸 +当归补血汤	党参，黄芪，五味子，菖蒲，远志，茯神，熟地黄，当归，酸枣仁，柏子仁，龙骨，牡蛎，肉桂，甘草

（三）心血虚证候的三级诊断标准

见表2-8。

表2-8　心血虚证候的三级诊断标准

I	Yy	舌色淡，脉细无力
II	Yy + Yx	舌色淡，脉细无力 心悸，失眠，多梦易醒，或多寐嗜睡，健忘
以上症状和体征的组合有（2^2-1+1）+（2^4-1）=4+15=19 种		
	II 1	心悸，舌色淡，脉细无力
	……	
	II 19	心悸，失眠，多梦易醒，健忘，舌色淡，脉细无力
以上组合中，失眠、多梦易醒与多寐嗜睡不能同时出现		
III 1	Yy + Xy	舌色淡，脉细无力 面色淡白
III 2	Yy + Yx + Xy	舌色淡，脉细无力，心悸 失眠，多梦易醒，或多寐嗜睡，健忘 面色淡白
以上症状和体征的组合有［（2^2-1+1）+（2^4-1）］×1 =19 种		
	III 2/1	心悸，面色淡白，舌色淡，脉细无力
	……	
	III 2/19	失眠，多梦易醒，健忘，面色淡白，舌色淡，脉细无力

第三节　心阴虚证候

一、心阴虚证候的四诊症状和体征

心悸，心烦，失眠，多梦易醒，或多寐嗜睡，健忘，两颧潮红，手足心发热，潮热，汗出，或盗汗，舌红少苔乏津，脉细数。增加心属及阴虚症状：睡眠易醒，或多寐嗜睡、健忘、（潮热而）汗出；剔除非心属症状：口燥——脾开窍于口，咽干——肺主咽，形体消瘦——脾主肌肉。

二、心阴虚证候的四诊症状和体征与心脏功能和络属的对应关系

见表2-9。

表2-9　心阴虚证候的四诊症状和体征与心脏功能和络属的对应关系

心	功能		络属		五色
	主血脉	主神	在窍为舌	在液为汗	赤
心阴虚证候的症状	心悸	心烦，失眠，多梦易醒或多寐嗜睡，健忘	舌红少苔乏津	汗出或盗汗	两颧潮红
	舌象脉象：舌红少苔乏津，脉细数； 阴虚：手足发热，潮热				

三、心阴虚证候的特征不变量分析

见表2-10。

四、心阴虚证候诊断标准

（一）心阴虚证候的一级诊断标准

心悸，心烦，失眠，多梦易醒，或多寐嗜睡，健忘，两颧潮红，手足心发热，潮热，汗出，或盗汗，舌红少苔乏津，脉细数。

（二）心阴虚证候的二级诊断标准

见表2-11。

表 2-10　心阴虚证候的特征不变量分析

特征不变量	症状和体征	治法	方剂	药物
气血紊乱最早反映出的征象 Yy	舌红少苔乏津脉细数	滋阴养心	单方，单药	天冬，麦冬，百合
	心烦	养阴除烦	百合地黄汤	生地黄，百合
	心悸	滋阴安神	天王补心丹	丹参，玄参，茯苓，五味子，天冬，麦冬
			＋龙骨汤	生地黄，龙骨，牡蛎
	失眠，多梦易醒	滋阴安神	天王补心丹	丹参，五味子，天冬，麦冬，茯神，枣仁，柏子仁
脏腑经络气血紊乱的表现 Yx	或多寐嗜睡	滋阴养心安神醒脑	天王补心丹＋菖蒲	丹参，玄参，茯苓，五味子，天冬，麦冬，生地黄，菖蒲，当归
	健忘	滋阴养心安神聪脑	天王补心丹＋远志丸	丹参，玄参，茯苓，五味子，天冬，麦冬，生地黄，菖蒲，当归，远志，茯神
	潮热	滋阴养心清退虚热	天王补心丹＋胡黄连	丹参，五味子，天冬，麦冬，茯神，枣仁，柏子仁，生地黄，玄参，胡黄连
形体、官窍、荣华等的紊乱症状 Xy	手足心热两颧潮红	滋阴养心清退虚热	天王补心丹＋胡黄连	生地黄，玄参，麦冬，天冬，胡黄连
形体、官窍、荣华等的变形症状 Xx	（潮热）汗出，或盗汗	滋阴养心退虚热敛汗	天王补心丹＋牡蛎散＋胡黄连	生地黄，玄参，麦冬，胡黄连，牡蛎，浮小麦

表 2-11　心阴虚证候的二级诊断标

演化阶段	拓扑结构	表现形式	治法	方剂	药物
Ⅰ	Yy	舌红少苔乏津，脉细数	滋阴养心	单方，单药	生地黄，麦冬，天冬，百合
Ⅱ	Yy ＋ Yx	舌红少苔乏津，脉细数 心烦，心悸，失眠，多梦易醒 或多寐嗜睡，健忘潮热	滋阴养心 清热除烦 安神醒脑聪脑 清退虚热	天王补心丹 ＋龙骨汤 ＋远志丸 ＋胡黄连	生地黄，玄参，天冬，麦冬，百合，当归，五味子，丹参，龙骨，牡蛎，菖蒲，茯神，远志，酸枣仁，柏子仁，胡黄连
Ⅲ1	Yy ＋ Xy	舌红少苔乏津，脉细数 手足心热，两颧潮红	滋阴养心 清退虚热	天王补心丹 ＋胡黄连	生地黄，玄参，麦冬，天冬，胡黄连

（续表）

演化阶段	拓扑结构	表现形式	治法	方剂	药物
Ⅲ 2	Yy + Yx + Xy	舌红少苔乏津，脉细数 心烦，心悸，失眠，多梦易醒 或多寐嗜睡，健忘 潮热，手足心热，两颧潮红	滋阴养心 清热除烦 安神醒脑聪脑 清退虚热	天王补心丹 ＋龙骨汤 ＋远志丸 ＋胡黄连	生地黄，玄参，天冬，麦冬，百合，当归，五味子，丹参，龙骨，牡蛎，菖蒲，茯神，远志，酸枣仁，柏子仁，胡黄连
Ⅳ	Yy + Xy + Xx	舌红少苔乏津，脉细数 手足心热，两颧潮红 （潮热）汗出，或盗汗	滋阴养心 清退虚热 敛汗	天王补心丹 ＋胡黄连 ＋牡蛎散	生地黄，玄参，麦冬，天冬，胡黄连，牡蛎，浮小麦
Ⅴ 1	Yy + Yx + Xx	舌红少苔乏津，脉细数 心烦，心悸，失眠，多梦易醒 或多寐嗜睡，健忘 潮热汗出，或盗汗	滋阴养心 清热除烦 安神醒脑聪脑 清退虚热敛汗	天王补心丹 ＋龙骨汤 ＋远志丸 ＋牡蛎散 ＋胡黄连	生地黄，玄参，天冬，麦冬，百合，党参，当归，五味子，丹参，龙骨，牡蛎，浮小麦，菖蒲，茯神，远志，酸枣仁，柏子仁，胡黄连
Ⅴ 2	Yy + Yx + Xy + Xx	舌红少苔乏津，脉细数 心烦，心悸，失眠，多梦易醒 或多寐嗜睡，健忘 潮热手足心热，两颧潮红 （潮热）汗出，或盗汗	滋阴养心 清热除烦 醒脑聪脑 清退虚热 敛汗	天王补心丹 ＋龙骨汤 ＋远志丸 ＋胡黄连 ＋牡蛎散	生地黄，玄参，天冬，麦冬，百合，党参，当归，五味子，丹参，龙骨，牡蛎，浮小麦，菖蒲，茯神，远志，酸枣仁，柏子仁，胡黄连

（三）心阴虚证候的三级诊断标准

对于心阴虚证候的判定，存在两个方面的条件，一是心虚的症状和体征，二是阴虚的症状和体征。心虚的症状和体征，有心悸，心烦，失眠，多梦易醒，或多寐嗜睡，健忘等；阴虚的症状和体征，有两颧潮红，五心烦热或手足心发热，潮热汗出，或盗汗，舌红少苔乏津、脉细数，而这些阴虚的表现都与心虚有着直接的关系。因此，对心阴虚证候的判定，必须是以上心虚与阴虚的症状和体征同时具备，或者第二个条件单独存在。见表2-12。

表 2-12　心阴虚证候的三级诊断标准

I	Yy	舌红少苔乏津，脉细数
II	Yy + Yx	舌红少苔乏津，脉细数 心烦，心悸，失眠，多梦易醒，或多寐嗜睡，健忘，潮热

以上症状和体征的组合有（2^4-1+1）+（2^6-1）=16+63=79 种

	II 1	心烦，舌红少苔乏津，脉细数
	……	
	II 79	心烦，心悸，失眠，多梦易醒，健忘，潮热，舌红少苔乏津，脉细数

以上组合中，失眠、多梦易醒与多寐嗜睡不能同时出现

III 1	Yy + Xy	舌红少苔乏津，脉细数 手足心热，两颧潮红

以上症状和体征的组合有 2^2-1 =3 种

	III /1	手足心热，两颧潮红，舌红少苔乏津，脉细数
	III /2	手足心热，舌红少苔乏津，脉细数
	III /3	两颧潮红，舌红少苔乏津，脉细数
III 2	Yy + Yx + Xy	舌红少苔乏津，脉细数 心烦，心悸，失眠，多梦易醒，或多寐嗜睡，健忘，潮热 手足心热，两颧潮红

以上症状和体征的组合有 ［（2^4-1+1）+（2^6-1）］×3=79×3=237 种

	III 2/1	心烦，手足心热，舌红少苔乏津，脉细数
	……	
	III 2/237	心烦，心悸，失眠，多梦易醒，健忘，潮热，手足心热，两颧潮红，舌红少苔乏津，脉细数
IV	Yy + Xy + Xx	舌红少苔乏津，脉细数 手足心热，两颧潮红 （潮热）汗出，或盗汗

以上症状和体征的组合有（2^2-1）×（2^2-1）=3×3=9 种

	IV 1	（潮热）汗出，手足心热，两颧潮红，舌红少苔乏津，脉细数
	……	
	IV 9	（潮热）汗出，盗汗，两颧潮红，舌红少苔乏津，脉细数

（续表）

Ⅴ 1	Yy + Yx + Xx	舌红少苔乏津，脉细数 心烦，心悸，失眠，多梦易醒，或多寐嗜睡，健忘，潮热 （潮热）汗出，或盗汗
以上症状和体征的组合有 $\left[\left(2^4-1+1\right)+\left(2^6-1\right)\right]\times 3=79\times 3=237$ 种		
Ⅴ 1/1		心烦，（潮热）汗出，舌红少苔乏津，脉细数
……		
Ⅴ 2	Yy + Yx + Xy + Xx	舌红少苔乏津，脉细数 心烦，心悸，失眠，多梦易醒，或多寐嗜睡，健忘，潮热 手足心热，两颧潮红 （潮热）汗出，或盗汗
以上症状和体征的组合有 $\left[\left(2^4-1+1\right)+\left(2^6-1\right)\right]\times 3\times 3=79\times 3\times 3=711$ 种，为 Ⅲ 2/1~ Ⅲ 2/237 与 Xx 症状之间相互的排列组合		
Ⅴ 2/1		心烦，手足心热，（潮热）汗出，舌红少苔乏津，脉细数
……		
Ⅴ 2/711		心悸，失眠，多梦易醒，健忘，潮热，心烦，手足心热，两颧潮红，（潮热）汗出，或盗汗，舌红少苔乏津，脉细数

第四节　心阳虚证候

一、心阳虚证候的四诊症状和体征

　　心悸或怔忡，心胸憋闷或痛，神疲，面色㿠白，或烦躁，或多寐嗜睡，或面青紫，自汗，或手足心汗多，畏寒，或舌发凉，或面部发凉，或心胸发凉畏寒喜暖，懒言，乏力，舌质淡胖或紫暗，苔白滑，脉弱或结或代。增加心属症状：或烦躁，或多寐嗜睡，或手足心汗多，或舌发凉，或面部发凉，心胸发凉畏寒喜暖，懒言；剔除非心属症状：气短——肺主气，肢凉——脾主四肢。

二、心阳虚证候的四诊症状和体征与心脏功能和络属的对应关系

　　见表2-13。

表 2-13 心阳虚证候的四诊症状和体征与心脏功能和络属的对应关系

心	功能		络属		
	主血脉	主神	其华在面	在窍为舌	在液为汗
心阳虚证候的症状	心悸或怔忡，心胸憋闷或痛，或心胸发凉畏寒喜暖	神疲，或烦躁或多寐嗜睡	面色㿠白或面青紫或面部发凉	懒言或舌发凉	自汗或手足心汗多
	舌象脉象：舌质淡胖或紫暗，苔白滑，脉弱或结或代				
	阳虚：畏寒，乏力				

三、心阳虚证候的特征不变量分析

见表2-14。

表 2-14 心阳虚证候的特征不变量分析

特征不变量	症状和体征	治法	方剂	药物
气血紊乱最早反映出的征象 Yy	舌质淡胖或紫暗，苔白滑脉弱或结或代	温阳养心	单方，单药	人参，附子，肉桂
脏腑经络气血紊乱的表现 Yx	心悸或怔忡	温阳养心安神	保元汤+龙骨汤	人参，黄芪，肉桂，龙骨，牡蛎，熟地黄，茯苓，甘草
	心胸憋闷或痛	温阳养心祛寒止痛	附子汤+瓜蒌薤白白酒汤	人参，白术，茯苓，白芍，附子，瓜蒌，薤白，白酒
	神疲，乏力	温阳养心安神	保元汤	党参，黄芪，肉桂
	或烦躁	温阳养心除烦	当归四逆汤	当归，肉桂，细辛，通草，白芍，甘草
	或多寐嗜睡	温阳养心醒神	四逆汤	附子，干姜，甘草
	心胸发凉，畏寒喜暖	温阳养心散寒	附子汤	附子，人参，白术，茯苓，白芍，干姜
形体、官窍、荣华等的紊乱症状 Xy	面色㿠白，或面青紫	温阳散寒养荣	附子汤	附子，人参，白术，茯苓，白芍，干姜
	懒言	温阳养心安神	保元汤	人参，黄芪，肉桂，甘草
	或舌发凉，或面部发凉	温阳养心散寒	附子汤	附子，人参，白术，茯苓，白芍，干姜
形体、官窍、荣华等的变形症状 Xx	自汗，或手足心汗多	温阳养心敛汗	附子汤+牡蛎散	附子，人参，白术，茯苓，白芍，干姜，黄芪，牡蛎，浮小麦

四、心阳虚证候诊断标准

（一）心阳虚证候的一级诊断标准

心悸或怔忡，心胸憋闷或痛，神疲，面色㿠白，或烦躁，或多寐嗜睡，或面青紫，自汗，或手足心汗多，畏寒，或舌发凉，或面部发凉，或心胸发凉畏寒喜暖，懒言，乏力，舌质淡胖或紫暗，苔白滑，脉弱或结或代。

（二）心阳虚证候的二级诊断标准

对于心阳虚证候的判定，存在两个必要条件，一是心虚的症状和体征是必需的，二是阳虚的症状和体征也是必需的。心虚的症状和体征有心悸或怔忡，心胸憋闷或痛，神疲，面色㿠白，或烦躁，或多寐嗜睡，或面青紫，自汗，手足心汗多，懒言，乏力等；阳虚的症状和体征有畏寒，或舌发凉，或面部发凉，或心胸发凉畏寒喜暖，舌质淡胖或紫暗，苔白滑，脉弱或结或代。因此，对心阳虚证候的判定，必须是以上心虚与阳虚的症状和体征都同时具备，或者第二个必要条件单独存在。见表2-15。

表 2-15　心阳虚证候的二级诊断标准

演化阶段	拓扑结构	表现形式	阳虚	治法	方剂	药物
I	Yy	舌质淡胖或紫暗，苔白滑 脉弱或结或代		温阳养心	单方，单药	附子，肉桂，人参
II	Yy + Yx	舌质淡胖或紫暗，苔白滑 脉弱或结或代 心悸或怔忡，心胸憋闷或痛 神疲，乏力，或多寐嗜睡 或烦躁	畏寒或舌发凉，或面部发凉，或心胸发凉，畏寒喜暖	温阳散寒 养心安神 止痛醒神 除烦	保元汤 +龙骨汤 +瓜蒌薤白白酒汤 +当归四逆汤	附子，肉桂，干姜、细辛，通草，人参，黄芪，白术，茯苓，白芍，熟地黄，当归，瓜蒌，薤白，白酒，龙骨，牡蛎，甘草
III 1	Yy + Xy	舌质淡胖或紫暗，苔白滑 脉弱或结或代 面色㿠白，或面青紫，懒言		温阳散寒 养心安神 养荣	保元汤 +附子汤	附子，肉桂，人参，黄芪，白术，茯苓，白芍，干姜，甘草
III 2	Yy + Yx + Xy	舌质淡胖或紫暗，苔白滑 脉弱或结或代 心悸或怔忡，心胸憋闷或痛 神疲，乏力，或多寐嗜睡 或烦躁 面色㿠白，或面青紫，懒言		温阳散寒 养心安神 止痛醒神 除烦 养荣	保元汤 +龙骨汤 +瓜蒌薤白白酒汤 +当归四逆汤 +附子汤	附子，肉桂，干姜、细辛，通草，人参，黄芪，白术，茯苓，白芍，熟地黄，当归，瓜蒌，薤白，白酒，龙骨，牡蛎，甘草
IV	Yy + Xy + Xx	舌质淡胖或紫暗，苔白滑 脉弱或结或代 面色㿠白，或面青紫，懒言 自汗，或手足心汗多		温阳散寒 养心安神 养荣 敛汗	保元汤 +附子汤 +牡蛎散	附子，肉桂，干姜，人参，黄芪，白术，茯苓，白芍，干姜，牡蛎，浮小麦，甘草
V 1	Yy + Yx + Xx	舌质淡胖或紫暗，苔白滑 脉弱或结或代 心悸或怔忡，心胸憋闷或痛 神疲，乏力，或多寐嗜睡 或烦躁 自汗，或手足心汗多	畏寒喜暖	温阳散寒 养心安神 止痛醒神 除烦 敛汗	保元汤 +龙骨汤 +瓜蒌薤白白酒汤 +当归四逆汤 +牡蛎散	附子，肉桂，干姜，细辛，通草，人参，黄芪，白术，茯苓，白芍，熟地黄，当归，瓜蒌，薤白，白酒，龙骨，牡蛎，浮小麦，甘草

（续表）

V2	Yy +	舌质淡胖或紫暗，苔白滑 脉弱或结或代	温阳散寒	保元汤	附子，肉桂，干姜，细辛，通草，人参，黄芪，白术，茯苓，白芍，熟地黄，当归，瓜蒌，薤白，白酒，龙骨，牡蛎，浮小麦，甘草
	Yx +	心悸或怔忡，心胸憋闷或痛 神疲，乏力，或多寐嗜睡 或烦躁	养心安神 止痛醒神 除烦	+龙骨汤 +瓜蒌薤白白酒汤 +当归四逆汤	
	Xy +	面色㿠白，或面青紫，懒言	养荣	+附子汤	
	Xx	自汗，或手足心汗多	敛汗	+牡蛎散	

（三）心阳虚证候的三级诊断标准

见表2-16。

表2-16　心阳虚证候的三级诊断标准

阳虚症状		畏寒，或舌发凉，或面部发凉，或心胸发凉畏寒喜暖
以下症状和体征的组合形式有 $2^4-1=15$ 种		
1		畏寒，舌质淡胖或紫暗，苔白滑，脉弱或结或代
……		
15		畏寒，舌发凉，面部发凉，心胸发凉畏寒喜暖，舌质淡胖或紫暗，苔白滑，脉弱或结或代
Ⅱ	Yy + Yx	舌质淡胖或紫暗，苔白滑，脉弱或结或代 心悸或怔忡，心胸憋闷或痛，神疲，乏力，或烦躁，或多寐嗜睡
以上Ⅱ的症状和体征的组合形式有 $2^6-1=63$ 种，即1~63。对心阳虚证候的判定，为1~63分别加阳虚的1~15的症状和体征，共 $63 \times 15=945$ 种，为Ⅱ1~Ⅱ945。		
1		心悸或怔忡，舌质淡胖或紫暗，苔白滑，脉弱或结或代
……		
63		心悸或怔忡，心胸憋闷或痛，神疲，乏力，烦躁，多寐嗜睡，舌质淡胖或紫暗，苔白滑，脉弱或结或代
Ⅱ1		心悸或怔忡，畏寒，舌质淡胖或紫暗，苔白滑，脉弱或结或代
……		
Ⅱ945		心悸或怔忡，心胸憋闷或痛，神疲，乏力，烦躁，多寐嗜睡，畏寒，舌发凉，面部发凉，心胸发凉畏寒喜暖，舌质淡胖或紫暗，苔白滑，脉弱或结或代
Ⅲ1	Yy + Xy	舌质淡胖或紫暗，苔白滑，脉弱或结或代 面色㿠白，或面青紫，懒言
以上Ⅲ1的症状和体征的组合形式有 $2^2+1=5$ 种，即1~5。对心阳虚证候的判定，为1~5分别加阳虚的1~15的症状和体征，共 $5 \times 15=75$ 种，为Ⅲ1/1~Ⅲ1/75		
1		面色㿠白，舌质淡胖或紫暗，苔白滑，脉弱或结或代
2		面青紫，舌质淡胖或紫暗，苔白滑，脉弱或结或代

3	懒言，舌质淡胖或紫暗，苔白滑，脉弱或结或代
4	面色㿠白，懒言，舌质淡胖或紫暗，苔白滑，脉弱或结或代
5	面青紫，懒言，舌质淡胖或紫暗，苔白滑，脉弱或结或代
Ⅲ 1/1	面色㿠白，畏寒，舌质淡胖或紫暗，苔白滑，脉弱或结或代
......	
Ⅲ 1/75	面青紫，懒言，畏寒，舌发凉，面部发凉，心胸发凉畏寒喜暖，舌质淡胖或紫暗，苔白滑，脉弱或结或代

Ⅲ 2	Yy + Yx + Xy	舌质淡胖或紫暗，苔白滑，脉弱或结或代
		心悸或怔忡，心胸憋闷或痛，神疲，乏力，或烦躁，或多寐嗜睡
		面色㿠白，或面青紫，懒言

以上Ⅲ 2的症状和体征的组合形式有 63×5=315 种，即 1~315，为 1~63 与 1~5 之间相互的排列组合。对心阳虚证候的判定，为 1~315 分别加阳虚的 1~15 的症状和体征，共 315×15=4725 种，为 Ⅲ 2/1~ Ⅲ 2/4725

1	心悸或怔忡，面色㿠白，舌质淡胖或紫暗，苔白滑，脉弱或结或代
......	
315	心悸或怔忡，心胸憋闷或痛，神疲，乏力，烦躁，多寐嗜睡，面青紫，懒言，舌质淡胖或紫暗，苔白滑，脉弱或结或代
Ⅲ 2/1	心悸或怔忡，面色㿠白，畏寒，舌质淡胖或紫暗，苔白滑，脉弱或结或代
......	
Ⅲ 2/4725	心悸或怔忡，心胸憋闷或痛，神疲，乏力，烦躁，多寐嗜睡，面青紫，懒言，畏寒，舌发凉，面部发凉，心胸发凉畏寒喜暖，舌质淡胖或紫暗，苔白滑，脉弱或结或代

Ⅳ	Yy + Xy + Xx	舌质淡胖或紫暗，苔白滑，脉弱或结或代
		面色㿠白，或面青紫，懒言
		自汗，或手足心汗多

以上Ⅳ的症状和体征的组合形式有 3×5=15 种，即 1~15。对心阳虚证候的判定，为 1~15 分别加阳虚的 1~15 的症状和体征，共 15×15=625 种，为Ⅳ 1~ Ⅳ 625

1	面色㿠白，自汗，舌质淡胖或紫暗，苔白滑，脉弱或结或代
......	
15	面青紫，懒言，自汗，手足心汗多，舌质淡胖或紫暗，苔白滑，脉弱或结或代
Ⅳ 1	面色㿠白，自汗，畏寒，舌质淡胖或紫暗，苔白滑，脉弱或结或代
......	
Ⅳ 625	面青紫，懒言，自汗，手足心汗多，畏寒，舌发凉，面部发凉，心胸发凉畏寒喜暖，舌质淡胖或紫暗，苔白滑，脉弱或结或代

Ⅴ 1	Yy + Yx + Xx	舌质淡胖或紫暗，苔白滑，脉弱或结或代
		心悸或怔忡，心胸憋闷或痛，神疲，乏力，或烦躁，或多寐嗜睡
		自汗，或手足心汗多

（续表）

以上 V 1 的症状和体征的组合形式有 63×3=189 种，即 1~189。对心阳虚证候的判定，为 1~189 分别加阳虚的 1~15 的症状和体征，共 189×15=2835 种，为 V 1/1~ V 1/2385	
1	心悸或怔忡，自汗，舌质淡胖或紫暗，苔白滑，脉弱或结或代
……	
189	心悸或怔忡，心胸憋闷或痛，神疲，乏力，烦躁，多寐嗜睡，自汗，手足心汗多，舌质淡胖或紫暗，苔白滑，脉弱或结或代
V 1/1	心悸或怔忡，自汗，畏寒，舌质淡胖或紫暗，苔白滑，脉弱或结或代
……	
V 1/2385	心悸或怔忡，心胸憋闷或痛，神疲，乏力，烦躁，多寐嗜睡，自汗，手足心汗多，畏寒，舌发凉，面部发凉，心胸发凉畏寒喜暖，舌质淡胖或紫暗，苔白滑，脉弱或结或代

	Yy	舌质淡胖或紫暗，苔白滑，脉弱或结或代
V 2	+ Yx	心悸或怔忡，心胸憋闷或痛，神疲，乏力，或烦躁，或多寐嗜睡
	+ Xy	面色㿠白，或面青紫，懒言
	+ Xx	自汗，或手足心汗多

以上 V 2 的症状和体征的组合形式有 315×3=945 种，即 1~945。对心阳虚证候的判定，为 1~945 分别加阳虚的 1~15 的症状和体征，共 945×15=14175 种，为 V 2/1~ V 2/14175	
1	心悸或怔忡，面色㿠白，自汗，舌质淡胖或紫暗，苔白滑，脉弱或结或代
……	
945	心悸或怔忡，心胸憋闷或痛，神疲，乏力，烦躁，多寐嗜睡，面青紫，懒言，自汗，手足心汗多，舌质淡胖或紫暗，苔白滑，脉弱或结或代
V 2/1	心悸或怔忡，面色㿠白，自汗，畏寒，舌质淡胖或紫暗，苔白滑，脉弱或结或代
……	
V 2/14175	心悸或怔忡，心胸憋闷或痛，神疲，乏力，烦躁，多寐嗜睡，面青紫，懒言，自汗，手足心汗多，畏寒，舌发凉，面部发凉，心胸发凉畏寒喜暖，舌质淡胖或紫暗，苔白滑，脉弱或结或代

第五节　心阳虚脱证候

一、心阳虚脱证候的四诊症状和体征

心悸或怔忡，心胸剧痛，神志模糊或昏迷，或突然冷汗淋漓，四肢厥冷，面色苍白，舌青紫，脉微欲绝。剔除非心属症状：呼吸微弱——肺主气司呼吸。

二、心阳虚脱证候的四诊症状和体征与心脏功能和络属的对应关系

见表2-17。

表 2-17　心阳虚脱证候的四诊症状和体征与心脏功能和络属的对应关系

心	功能		络属		
	主血脉	主神	其华在面	在窍为舌	在液为汗
心阳虚脱证候的症状	心悸或怔忡，心胸剧痛	神志模糊或昏迷	面色苍白	舌青紫	突然冷汗淋漓
	舌象脉象：舌青紫，脉微欲绝 阳虚：四肢厥冷				

三、心阳虚脱证候的特征不变量分析

见表2-18。

表 2-18　心阳虚脱证候的特征不变量分析

特征不变量	症状和体征	治法	方剂	药物
气血紊乱最早反映出的征象 Yy	舌青紫，脉微欲绝	回阳救逆	单方，单药	附子，干姜，人参
脏腑经络气血紊乱的表现 Yx	心悸或怔忡	温阳养心安神	保元汤＋龙骨汤	人参，黄芪，肉桂，龙骨，牡蛎，熟地黄，茯苓，甘草
	心胸剧痛	温阳养心祛寒止痛	附子汤＋瓜蒌薤白白酒汤	人参，白术，茯苓，白芍，附子，瓜蒌，薤白，白酒
	神志模糊或昏迷	温阳养心安神	保元汤＋菖蒲	党参，黄芪，肉桂，甘草，菖蒲
形体、官窍、荣华等的紊乱症状 Xy	面色苍白 四肢厥冷	温阳养心养荣 温阳养心祛寒	参附汤 四逆汤	附子，人参，甘草 附子，干姜，甘草
形体、官窍、荣华等的变形症状 Xx	突然冷汗淋漓	温阳敛汗	附子汤＋牡蛎散	附子，人参，白术，茯苓，白芍，干姜，牡蛎，浮小麦，黄芪

四、心阳虚脱证候诊断标准

（一）心阳虚脱证候的一级诊断标准

心悸，心胸剧痛，神志模糊或昏迷，或突然冷汗淋漓、四肢厥冷，面色苍白，舌青紫，脉微欲绝。

（二）心阳虚脱证候的二级诊断标准

对于心阳虚脱证候的判定，存在两个必要条件，一是心虚的症状和体征是必需的，二是阳虚脱的症状和体征也是必需的。心虚的症状和体征有心悸，心胸剧痛，神志模糊或昏迷，面色苍白、舌青紫、脉微欲绝等；阳虚脱的症状和体征有突然冷汗淋漓、四肢厥冷。因此，对心阳虚脱证候的判定，必须是以上心虚与阳虚脱的症状和体征都同时具备，其中"突然冷汗淋漓、四肢厥冷"是体现"脱证"必见的首要症状和体征。见表2-19。

表 2-19　心阳虚脱证候的二级诊断标准

演化阶段	拓扑结构	表现形式	治法	方剂	药物
Ⅳ	Yy + Xy + Xx	舌青紫，脉微欲绝 面色苍白，四肢厥冷 突然冷汗淋漓	回阳救逆 养心养荣 敛汗	四逆汤 +参附汤 +牡蛎散	附子，人参，白术，茯苓，白芍，干姜，牡蛎，麻黄根，黄芪，甘草
V 1	Yy + Yx + Xx	舌青紫，脉微欲绝 心悸或怔忡，心胸剧痛神志模糊或昏迷 突然冷汗淋漓（四肢厥冷）	回阳救逆 祛寒止痛 养心开窍 敛汗	四逆汤 +龙骨汤 +瓜蒌薤白白酒汤 +保元汤+菖蒲 +牡蛎散	附子，干姜，肉桂，人参，黄芪，白术，茯苓，熟地黄，白芍，瓜蒌，薤白，白酒，龙骨，牡蛎，菖蒲，浮小麦，黄芪，甘草
V 2	Yy + Yx + Xy + Xx	舌青紫，脉微欲绝 心悸或怔忡，心胸剧痛神志模糊或昏迷 面色苍白，四肢厥冷 突然冷汗淋漓	回阳救逆 养心安神开窍 温阳养荣 敛汗	四逆汤 +龙骨汤 +瓜蒌薤白白酒汤 +保元汤+菖蒲 +参附汤 +牡蛎散	附子，干姜，肉桂，人参，黄芪，白术，茯苓，熟地黄，白芍，瓜蒌，薤白，白酒，龙骨，牡蛎，菖蒲，浮小麦，黄芪，甘草

（三）心阳虚脱证候的三级诊断标准

见表2-20。

表 2-20　心阳虚脱证候的三级诊断标准

IV	Yy + Xy + Xx	舌青紫，脉微欲绝 面色苍白，四肢厥冷 突然冷汗淋漓
IV 1		突然冷汗淋漓、四肢厥冷，舌青紫，脉微欲绝
IV 2		突然冷汗淋漓、四肢厥冷，面色苍白，舌青紫，脉微欲绝
V 1	Yy + Yx + Xx	舌青紫，脉微欲绝 心悸或怔忡，心胸剧痛，神志模糊或昏迷 突然冷汗淋漓（四肢厥冷）
以上 V 1 的症状和体征的组合形式有（2^3-1）×（2^1-1）=7×1=7 种，即 V 1/1~ V 1/7		
V 1/1		突然冷汗淋漓、四肢厥冷，心悸（怔忡），心胸剧痛，神志模糊（昏迷），舌青紫，脉微欲绝
……		
V 1/7		突然冷汗淋漓、四肢厥冷，心胸剧痛，神志模糊（昏迷），舌青紫，脉微欲绝
V 2	Yy + Yx + Xy + Xx	舌青紫，脉微欲绝 心悸或怔忡，心胸剧痛，神志模糊或昏迷 面色苍白，四肢厥冷 突然冷汗淋漓
以上 V 2 的症状和体征的组合形式有（2^3-1）×2×（2^1-1）=7×2×1=14 种，即 V 2/1~ V 2/14		
V 2/1		突然冷汗淋漓、四肢厥冷，面色苍白，心悸（怔忡），心胸剧痛，神志模糊（昏迷），舌青紫，脉微欲绝
……		
V 2/14		突然冷汗淋漓、四肢厥冷，心胸剧痛，神志模糊（昏迷），舌青紫，脉微欲绝

第六节　心火亢盛证候

一、心火亢盛证候的四诊症状和体征

心烦，发热，失眠，狂躁，或谵语、神识不清，面红发热，或手足心发红，或面部痤疮色红，或舌发热烧灼、肿痛，或舌尖生疮、溃烂疼痛，舌尖红绛，苔黄，脉数有力。增加心属症状：或手足心发红，或面部痤疮色红，或舌发热烧灼、肿痛感；剔除非心属症状：口渴——脾开窍于口，便秘——大肠有热津亏，尿黄或见小便短赤、灼热涩痛——膀胱有热，或见吐血——胃火旺，鼻衄——肺火旺，齿衄——胃火旺，肌衄—血热妄行。

二、心火亢盛证候的四诊症状和体征与心脏功能和络属的对应关系

见表2-21。

表 2-21　心火亢盛证候的四诊症状和体征与心脏功能和络属的对应关系

心	功能		络属		
	主血脉	主神	其华在面	在窍为舌	红色
心火亢盛证候的症状	无	心烦，失眠，狂躁谵语，神识不清	面红发热或面部痤疮色红	或舌发热烧灼、肿痛或舌生疮、溃烂疼痛	或手足心发红
	舌象脉象：舌尖红绛，苔黄，脉数有力				
	气：发热				

三、心火亢盛证候的特征不变量分析

见表2-22。

表 2-22　心火亢盛证候的特征不变量分析

特征不变量	症状和体征	治法	方剂	药物
气血紊乱最早反映出的征象Yy	舌尖红绛，苔黄脉数有力	泻火清心	单方，单药	黄连，竹叶，莲子心
脏腑经络气血紊乱的表现Yx	心烦 发热 失眠，狂躁或谵语 神识不清	泻火清心除烦 泻火清心祛热 泻火清心安神 泻火清心醒神	栀子豉汤 大黄黄连泻心汤 朱砂安神丸 安宫牛黄丸	炒栀子，淡豆豉 大黄，黄芩，黄连 朱砂，黄连，生地黄 牛黄，郁金，犀角，黄连，朱砂，栀子，雄黄，黄芩，珍珠，冰片，麝香
形体、官窍、荣华等的紊乱症状Xy	面红发热，或手足心发红或舌发热烧灼感	泻火清心祛热	导赤散+黄连泻心汤	生地黄，木通，竹叶，黄连，黄芩，大黄，甘草
形体、官窍、荣华等的变形症状Xx	或面部痤疮色红 或舌肿痛 或舌生疮、溃烂疼痛	泻火清心解毒	黄连解毒汤	黄芩，黄连，黄柏，栀子

四、心火亢盛证候诊断标准

(一)心火亢盛证候的一级诊断标准

心烦，发热，失眠，烦躁，狂躁，或谵语、神识不清，面红发热，或手足心发

红，或面部痤疮色红，或舌发热烧灼、肿痛感，或舌尖生疮、溃烂疼痛，舌尖红绛，苔黄，脉数有力。

（二）心火亢盛证候的二级诊断标准

见表2-23。

表 2-23　心火亢盛证候的二级诊断标准

演化阶段	拓扑结构	表现形式	治法	方剂	药物
I	Yy	舌尖红绛，苔黄，脉数有力	泻火清心	单方，单药	黄连，竹叶，莲子心
II	Yy	舌尖红绛，苔黄，脉数有力	泻火清心	大黄黄连泻心汤	黄连，黄芩，炒栀子，淡豆豉，朱砂，牛黄，郁金，犀角，雄黄，珍珠，冰片，麝香
	+ Yx	心烦，发热，失眠，烦躁，狂躁或谵语、神识不清	除烦安神 开窍醒神	+ 朱砂安神丸 + 安宫牛黄丸	
III 1	Yy + Xy	舌尖红绛，苔黄，脉数有力 面红发热，或手足心发红或舌发热烧灼感	清泻心火	导赤散 + 黄连泻心汤	生地黄，木通，竹叶，黄连，黄芩，大黄，甘草
III 2	Yy + Yx + Xy	舌尖红绛，苔黄，脉数有力 心烦，发热，失眠，烦躁，狂躁或谵语、神识不清 面红发热，或手足心发红或舌发热烧灼感	泻火清心 除烦安神 开窍醒神 清泻心火	大黄黄连泻心汤 + 朱砂安神丸 + 安宫牛黄丸 + 导赤散 + 黄连泻心汤	黄连，黄芩，炒栀子，淡豆豉，朱砂，牛黄，郁金，犀角，雄黄，珍珠，冰片，麝香
IV	Yy + Xy + Xx	舌尖红绛，苔黄，脉数有力 面红发热，或手足心发红或舌发热烧灼感 或面部痤疮色红或舌肿痛或舌生疮、溃烂疼痛	泻火清心 解毒止痛	导赤散 + 黄连泻心汤 + 黄连解毒汤	生地黄，木通，竹叶，黄连，黄芩，黄柏，栀子，大黄，甘草
V 1	Yy + Yx + Xx	舌尖红绛，苔黄，脉数有力 心烦，发热，失眠，烦躁，狂躁或谵语、神识不清 或面部痤疮色红或舌肿痛或舌生疮、溃烂疼痛	泻火清心 除烦安神 开窍醒神 解毒止痛	大黄黄连泻心汤 + 朱砂安神丸 + 安宫牛黄丸 + 黄连解毒汤	黄连，黄芩，黄柏，炒栀子，淡豆豉，朱砂，牛黄，郁金，犀角，雄黄，珍珠，冰片，麝香
V 2	Yy + Yx + Xy + Xx	舌尖红绛，苔黄，脉数有力 心烦，发热，失眠，烦躁，狂躁或谵语、神识不清 面红发热，或手足心发红或舌发热烧灼感 或面部痤疮色红或舌肿痛或舌生疮、溃烂疼痛	泻火清心 除烦安神 开窍醒神 清泻心火 解毒止痛	大黄黄连泻心汤 + 朱砂安神丸 + 安宫牛黄丸 + 导赤散 + 黄连泻心汤 + 黄连解毒汤	黄连，黄芩，黄柏，炒栀子，淡豆豉，朱砂，牛黄，郁金，犀角，雄黄，珍珠，冰片，麝香，生地黄，木通，竹叶，大黄，甘草

（三）心火亢盛证候的三级诊断标准

心火亢盛证候的诊断判定，有以下几个方面，一是发热、烦躁、谵语、神识不清的组合为热扰心神；也就是说，烦躁、谵语、神识不清是由"发热"而引起的。二是心烦、失眠、烦躁、狂躁等为心火亢盛扰神。三是面红发热、手足心发红，或面部痤疮色红，或舌发热烧灼肿痛感，或舌尖生疮溃烂疼痛、舌尖红绛苔黄、脉数有力等症状和体征可以单独出现，也可以相兼出现，也可以在以上热扰心神与心火亢盛扰神的证候中相兼出现。见表2-24。

表2-24　心火亢盛证候的三级诊断标准

1. 第一种情况：热扰心神

分级标准		
I	Yy	舌尖红绛，苔黄，脉数有力
II	Yy + Yx	舌尖红绛，苔黄，脉数有力 发热，烦躁，谵语，神识不清
以上症状和体征的组合有（2^2-1）+［（2^2-1）-1］=5 种		
1		发热，烦躁，舌尖红绛，苔黄，脉数有力
2		发热，谵语，神识不清，舌尖红绛，苔黄，脉数有力
3		发热，神识不清，舌尖红绛，苔黄，脉数有力
4		发热，烦躁，谵语，神识不清，舌尖红绛，苔黄，脉数有力
5		发热，烦躁，神识不清，舌尖红绛，苔黄，脉数有力
热扰心神的症状和体征中发热是先决条件，谵语伴神识不清，但神识不清不一定伴有谵语		

2. 第二种情况：心火亢盛扰神

分级标准		
I	Yy	舌尖红绛，苔黄，脉数有力
II	Yy + Yx	舌尖红绛，苔黄，脉数有力 心烦，失眠，烦躁，狂躁
以上症状和体征出现的组合，烦躁和狂躁不能并列出现，因此组合有（2^3-1）+（$2^2×1$）=7+4=11 种		
1		心烦，舌尖红绛，苔黄，脉数有力
……		
11		心烦，失眠，狂躁，舌尖红绛，苔黄，脉数有力

3.第三种情况：心火上炎

分级标准		
I	Yy	舌尖红绛，苔黄，脉数有力
Ⅲ 1	Yy + Xy	舌尖红绛，苔黄，脉数有力 面红发热，或手足心发红，或舌发热烧灼感
IV	Yy + Xy + Xx	舌尖红绛，苔黄，脉数有力 面红发热，或手足心发红，或舌发热烧灼感 或面部痤疮色红，或舌肿痛，或舌生疮、溃烂疼痛
以上心火上炎的症状和体征，其单一出现的情况排列如下，相兼而出现的情况不再排列		
1	面红发热，舌尖红绛，苔黄，脉数有力	
2	手足心发红，舌尖红绛，苔黄，脉数有力	
3	舌发热烧灼感，舌尖红绛，苔黄，脉数有力	
4	面部痤疮色红，舌尖红绛，苔黄，脉数有力	
5	舌肿痛，舌尖红绛，苔黄，脉数有力	
6	舌生疮、溃烂疼痛，舌尖红绛，苔黄，脉数有力	

第七节　瘀阻脑络证候

一、瘀阻脑络证候的四诊症状和体征

心悸，健忘，失眠，或头晕、头痛经久不愈、痛如针刺、痛处固定，或头部外伤后昏不知人，面色晦暗，舌质紫暗或有斑点，脉细涩。

二、瘀阻脑络证候的四诊症状和体征与心脏功能和络属的对应关系

见表2-25。

表2-25　瘀阻脑络证候的四诊症状和体征与心脏功能和络属的对应关系

心	功能		络属	
	主血脉	主神	其华在面	在窍为舌
瘀阻脑络证候的症状	心悸，或头晕、头痛经久不愈、痛如针刺、痛处固定	健忘，失眠，或头部外伤后昏不知人	面色晦暗	质紫暗或有斑点
	舌象脉象：舌质紫暗或有斑点，脉细涩			

三、瘀阻脑络证候的特征不变量分析

见表2-26。

表 2-26　瘀阻脑络证候的特征不变量分析

特征不变量	症状和体征	治法	方剂	药物
气血紊乱最早反映出的征象 Yy	舌质紫暗或有斑点，脉细涩	活血养心	单方，单药	丹参
脏腑经络气血紊乱的表现 Yx	心悸，健忘，失眠	活血养心安神	血府逐瘀汤+龙骨汤	桃仁，红花，当归，赤芍，川芎，柴胡，枳壳，赤芍，川牛膝，桔梗，龙骨，牡蛎，熟地黄，党参，茯苓，肉桂，甘草
	或头晕	活血聪脑	通窍活血汤+安神定志丸	桃仁，红花，赤芍，川芎，麝香，老葱，菖蒲，远志，茯神，茯苓，朱砂，龙齿，党参
	头痛经久不愈、痛如针刺、痛处固定	活血通窍	通窍活血汤	桃仁，红花，赤芍，川芎，麝香，老葱
	或头部外伤后昏不知人	活血通窍	通窍活血汤	桃仁，红花，赤芍，川芎，麝香，老葱
形体、官窍、荣华等的紊乱症状 Xy	面色晦暗	活血养荣	桃红四物汤	桃仁，红花，当归，白芍，熟地黄，川芎
形体、官窍、荣华等的变形症状 Xx	—	—	—	—

四、瘀阻脑络证候诊断标准

（一）瘀阻脑络证候的一级诊断标准

心悸，健忘，失眠，或头晕、头痛经久不愈、痛如针刺、痛处固定，或头部外伤后昏不知人，面色晦暗，舌质紫暗或有斑点，脉细涩。

（二）瘀阻脑络证候的二级诊断标准

见表2-27。

表 2-27　瘀阻脑络证候的二级诊断标准

演化阶段	拓扑结构	表现形式	治法	方剂	药物
I	Yy	舌质紫暗或有斑点，脉细涩	活血养心安神	单方，单药	丹参
II	Yy + Yx	舌质紫暗或有斑点，脉细涩 心悸，健忘，失眠 或头晕、头痛经久不愈 痛如针刺、痛处固定 或头部外伤后昏不知人	活血养心安神 活血开窍 活血聪脑	血府逐瘀汤 + 龙骨汤 + 安神定志丸 + 通窍活血汤	桃仁，红花，当归，赤芍，川芎，柴胡，枳壳，赤芍，川牛膝，桔梗，龙骨，牡蛎，熟地黄，党参，茯苓，茯神，石菖蒲，远志，麝香，老葱，肉桂，甘草
III 2	Yy + Yx + Xy	舌质紫暗或有斑点，脉细涩 心悸，健忘，失眠 或头晕、头痛经久不愈 痛如针刺、痛处固定 或头部外伤后昏不知人 面色晦暗	活血养心安神 活血开窍 活血聪脑 活血养荣	血府逐瘀汤 + 龙骨汤 + 安神定志丸 + 通窍活血汤 + 桃红四物汤	桃仁，红花，当归，赤芍，川芎，熟地黄，柴胡，枳壳，川牛膝，桔梗，龙骨，牡蛎，党参，茯苓，茯神，石菖蒲，远志，麝香，老葱，肉桂，甘草

（三）瘀阻脑络证候的三级诊断标准

对于瘀阻脑络证候的判定，必要条件是或头晕、头痛经久不愈、痛如针刺、痛处固定，或头部外伤后昏不知人，其他的症状和体征心悸、健忘、失眠、面色晦暗、舌质紫暗或有斑点、脉细涩等为从属症状和体征。见表2-28。

表 2-28　瘀阻脑络证候的三级诊断标准

I	Yy	舌质紫暗或有斑点，脉细涩
II	Yy + Yx	舌质紫暗或有斑点，脉细涩 头晕、头痛经久不愈、痛如针刺、痛处固定，或头部外伤后昏不知人，健忘，失眠，心悸
以上症状和体征的组合有（2^3-1）× 2+2=16 种		
	II 1	头晕、头痛经久不愈、痛如针刺、痛处固定，舌质紫暗或有斑点，脉细涩
	……	
	II 16	头部外伤后昏不知人，健忘，失眠，心悸，舌质紫暗或有斑点，脉细涩

（续表）

Ⅲ 2	Yy + Yx + Xy	舌质紫暗或有斑点，脉细涩
		头晕、头痛经久不愈、痛如针刺、痛处固定，或头部外伤后昏不知人，健忘，失眠，心悸
		面色晦暗
以上症状和体征的组合有 $\left[\left(2^3-1\right)\times 2+2\right]\times\left(2^1-1\right)=16$ 种		
Ⅲ 2/1		头晕、头痛经久不愈、痛如针刺、痛处固定，面色晦暗，舌质紫暗或有斑点，脉细涩
……		
Ⅲ 2/16		头部外伤后昏不知人，健忘，失眠，心悸，面色晦暗，舌质紫暗或有斑点，脉细涩

第八节　痰火扰神证候

一、痰火扰神证候的四诊症状和体征

心烦，失眠，或神昏谵语，或狂躁妄动，打人毁物，不避亲疏，胡言乱语，苦笑无常，面赤发热，或伴胸闷，气粗，咳吐黄痰、喉间痰鸣，舌质红，苔黄腻，脉滑数

剔除非心属症状：口渴——脾开窍于口。

二、痰火扰神证候的四诊症状和体征与心和肺脏功能和络属的对应关系

见表2-29。

表 2-29　痰火扰神证候的四诊症状和体征与心和肺脏功能和络属的对应关系

心	功能		络属		
	主血脉	主神	其华在面	在窍为舌	汗
痰火扰神证候的症状	无	心烦，失眠，或神昏谵语 或狂躁妄动，打人毁物，不避亲疏 胡言乱语，苦笑无常	面赤发热	舌质红 苔黄腻	无
	舌象脉象：舌质红，苔黄腻，脉滑数				

伴随肺属症状：见表2-30。

表 2-30 伴随肺属症状

肺	功能				络属	五色
	主气、司呼吸	主宣发肃降	主通调水道	朝百脉，主治节	皮毛鼻	白色
痰火扰神证候的症状	胸闷，气粗	无	咳吐黄痰，喉间痰鸣	无	无	无
	舌象脉象：舌质红，苔黄腻，脉滑数					

三、痰火扰神证候的特征不变量分析

见表2-31。

表 2-31 痰火扰神证候的特征不变量分析

特征不变量	症状和体征	治法	方剂	药物
气血紊乱最早反映出的征象 Yy	舌质红，苔黄腻脉滑数	清热化痰安神	单方，单药	黄连，半夏
脏腑经络气血紊乱的表现 Yx	心烦，失眠	清热化痰除烦安神	黄连温胆汤 + 朱砂安神丸安宫牛黄丸	黄连，竹茹，枳实，半夏，陈皮，茯苓，甘草，朱砂，生地黄，当归
	神昏谵语	清热化痰开窍醒神		牛黄，郁金，犀角，黄连，朱砂，栀子，雄黄，黄芩，珍珠，冰片，麝香
	狂躁妄动，打人毁物不避亲疏，胡言乱语哭笑无常	清热豁痰祛躁安神	生铁落饮	生铁落，钩藤，胆南星，石菖蒲，茯神，贝母
形体、官窍、荣华等的紊乱症状 Xy	面赤发热	泻火化痰清心	导赤散 + 黄连温胆汤	生地黄，竹叶，木通，黄连，竹茹，枳实，半夏，陈皮，茯苓，甘草
形体、官窍、荣华等的变形症状 Xx	—	—	—	—

伴随肺属症状：见表2-32。

表 2-32 伴随肺属症状

特征不变量	症状和体征	治法	方剂	药物
气血紊乱最早反映出的征象 Yy	舌质红，苔黄腻，脉滑数	清热化痰	单方，单药	半夏，瓜蒌
脏腑经络气血紊乱的表现 Yx	胸闷，气粗	清热化痰，宽胸散结	小陷胸汤	黄连，半夏，瓜蒌

（续表）

特征不变量	症状和体征	治法	方剂	药物
形体、官窍、荣华等的紊乱症状 Xy	—	—	—	—
形体、官窍、荣华等的变形症状 Xx	咳吐黄痰、喉间痰鸣	清热化痰	清气化痰丸	黄芩，胆南星，半夏，瓜蒌，茯苓，陈皮

四、痰火扰神证候诊断标准

（一）痰火扰神证候的一级诊断标准

心烦，失眠，神昏谵语或狂躁妄动，打人毁物、不避亲疏，胡言乱语，苦笑无常，面赤发热舌质红，苔黄腻，脉滑数。

（二）痰火扰神证候的二级诊断标准

见表2-33。

表 2-33　痰火扰神证候的二级诊断标准

演化阶段	拓扑结构	表现形式	治法	方剂	药物
I	Yy	舌质红苔黄腻，脉滑数	清热化痰	单方，单药	黄连，半夏
II	Yy + Yx	舌质红苔黄腻，脉滑数	清热化痰	黄连温胆汤	黄连，竹茹，枳实，半夏，陈皮，茯苓，甘草，朱砂，生地黄，当归
		心烦，失眠	除烦安神	+朱砂安神丸	牛黄，水牛角，麝香，珍珠，朱砂，雄黄，黄连，黄芩，栀子，郁金，冰片
		或神昏谵语	开窍醒神	安宫牛黄丸	
		或狂躁妄动，打人毁物，不避亲疏，胡言乱语哭笑无常	清热豁痰祛躁安神	或生铁落饮	生铁落，钩藤，胆南星，石菖蒲，茯神，贝母
III 2	Yy + Yx	舌质红苔黄腻，脉滑数	清热化痰	黄连温胆汤	黄连，竹茹，枳实，半夏，陈皮，茯苓，甘草，朱砂，生地黄，当归
		心烦，失眠	除烦安神	+朱砂安神丸	牛黄，水牛角，麝香，珍珠，朱砂，雄黄，黄连，黄芩，栀子，郁金，冰片
		或神昏谵语	开窍醒神	安宫牛黄丸	
		或狂躁妄动，打人毁物，不避亲疏，胡言乱语，哭笑无常	清热豁痰祛躁安神	或生铁落饮	生铁落，钩藤，胆南星，石菖蒲，茯神，贝母
	+ Xy	面赤发热	清心泻火	导赤散+黄连温胆汤	生地黄，竹叶，木通，黄连，竹茹，枳实，半夏，陈皮，茯苓，甘草

伴随肺属症状：见表2-34。

表 2-34　伴随肺属症状

演化阶段	拓扑结构	表现形式	治法	方剂	药物
I	Yy	舌质红苔黄腻，脉滑数	清热化痰安神	单方，单药	黄连，半夏
II	Yy + Yx	舌质红苔黄腻，脉滑数 胸闷，气粗	清热化痰 宽胸散结	小陷胸汤	黄连，半夏，瓜蒌
V1	Yy + Yx + Xx	舌质红苔黄腻，脉滑数 胸闷，气粗 咳吐黄痰、喉间痰鸣	清热化痰 宽胸散结	小陷胸汤 +清气化痰丸	黄连，半夏，黄芩，胆南星，瓜蒌，茯苓，陈皮

（三）痰火扰神证候的三级诊断标准

痰火扰神证候的判定，分两种情况，一是心烦、失眠或神昏谵语、舌质红、苔黄腻、脉滑数；其中面赤发热，或伴胸闷，气粗，咳吐黄痰，喉间痰鸣为从属症状和体征。二是狂躁妄动，打人毁物，不避亲疏，胡言乱语，苦笑无常，面赤发热，舌质红，苔黄腻，脉滑数；其中面赤发热，或伴胸闷，气粗，咳吐黄痰，喉间痰鸣为从属症状和体征。见表2-35。

表 2-35　痰火扰神证候的三级诊断标准

痰火扰神第一种情况：

分级标准		
I	Yy	舌质红苔黄腻，脉滑数
II	Yy + Yx	舌质红苔黄腻，脉滑数 心烦，失眠，或神昏谵语
以上症状和体征的组合有 $2^3-1=7$ 种		
	1	心烦，舌质红苔黄腻，脉滑数
……		
	7	心烦，失眠，或神昏谵语，舌质红苔黄腻，脉滑数
在以上 7 种情况的基础上，如果出现面赤发热，或伴胸闷、气粗、咳吐黄痰、喉间痰鸣等兼症，也构成痰火扰神证候		

痰火扰神第二种情况：

分级标准		
I	Yy	舌质红苔黄腻，脉滑数
II	Yy + Yx	舌质红苔黄腻，脉滑数
		狂躁妄动，打人毁物，不避亲疏，胡言乱语，哭笑无常

本种情况只有一种形式，为狂躁妄动、打人毁物、不避亲疏、胡言乱语、哭笑无常、舌质红苔黄腻、脉滑数；如果出现面赤发热，或伴胸闷、气粗、咳吐黄痰、喉间痰鸣等兼症，也构成痰火扰神证候

第九节　痰蒙心神证候

一、痰蒙心神证候的四诊症状和体征

神情痴呆，意识模糊，甚则昏不知人，或神情抑郁、表情淡漠、喃喃独语、举止失常，或突然昏、不省人事、口吐涎沫，面色晦暗，舌苔白腻，脉滑。剔除非心属症状：胸闷——肺主宣发肃降，呕恶——胃主降浊。

二、痰蒙心神证候的四诊症状和体征与心脏功能和络属的对应关系

第一种情况：见表2-36（1）。

表2-36（1）　痰蒙心神证候的四诊症状和体征与心脏功能和络属的对应关系

心	功能		络属		
	主血脉	主神	其华在面	在窍为舌	汗
痰蒙心神证候的症状	无	神情痴呆，意识模糊，甚则昏不知人	面色晦暗	舌苔白腻	无
	舌象脉象：舌苔白腻，脉滑				

第二种情况：见表2-36（2）。

表2-36（2）　痰蒙心神证候的四诊症状和体征与心脏功能和络属的对应关系

心	功能		络属		
	主血脉	主神	其华在面	在窍为舌	汗
痰蒙心神证候的症状	无	神情抑郁，表情淡漠，喃喃独语，举止失常	面色晦暗	舌苔白腻	无
	舌象脉象：舌苔白腻，脉滑				

第三种情况：见表2-36（3）。

表 2-36（3） 痰蒙心神证候的四诊症状和体征与心脏功能和络属的对应关系

心	功能			络属		
	主血脉	主神		其华在面	在窍为舌	汗
痰蒙心神证候的症状	无	突然昏仆，不省人事，口吐涎沫		面色晦暗	舌苔白腻	无
	舌象脉象：舌苔白腻，脉滑					

三、痰蒙心神证候的特征不变量分析

第一种情况：见表2-37（1）。

表 2-37（1） 痰蒙心神证候的特征不变量分析

特征不变量	症状和体征	治法	方剂	药物
气血紊乱最早反映出的征象 Yy	舌苔白腻，脉滑	化痰养心安神	单方，单药	半夏，茯苓，菖蒲
脏腑经络气血紊乱的表现 Yx	神情痴呆，意识模糊，甚则昏不知人	化痰开窍醒神	苏合香丸	苏合香，安息香，冰片，水牛角，麝香，檀香，沉香，丁香，香附，木香，乳香，荜茇，白术，诃子，朱砂
形体、官窍、荣华等的紊乱症状 Xy	面色晦暗	化痰养荣	温胆汤	竹茹，枳实，半夏，陈皮，茯苓，干姜，甘草
形体、官窍、荣华等的变形症状 Xx	—	—	—	—

第二种情况：见表2-37（2）。

表 2-37（2） 痰蒙心神证候的特征不变量分析

特征不变量	症状和体征	治法	方剂	药物
气血紊乱最早反映出的征象 Yy	舌苔白腻，脉滑	化痰养心安神	单方，单药	半夏，茯苓，菖蒲
脏腑经络气血紊乱的表现 Yx	神情抑郁，表情淡漠，喃喃独语，举止失常	化痰开窍安神	顺气导痰汤	半夏，茯苓，陈皮，胆南星，橘红，木香，香附，枳实
形体、官窍、荣华等的紊乱症状 Xy	面色晦暗	化痰养荣	温胆汤	竹茹，枳实，半夏，陈皮，茯苓，干姜，甘草
形体、官窍、荣华等的变形症状 Xx	—	—	—	—

第三种情况：见表2-37（3）。

表 2-37（3）　痰蒙心神证候的特征不变量分析

特征不变量	症状和体征	治法	方剂	药物
气血紊乱最早反映出的征象 Yy	舌苔白腻，脉滑	化痰养心安神	单方，单药	半夏，茯苓，菖蒲
脏腑经络气血紊乱的表现 Yx	突然昏仆，不省人事	化痰开窍醒神	苏合香丸	苏合香，安息香，冰片，水牛角，麝香，檀香，沉香，丁香，香附，木香，乳香，荜茇，白术，诃子，朱砂
形体、官窍、荣华等的紊乱症状 Xy	面色晦暗	化痰养荣	温胆汤	竹茹，枳实，半夏，陈皮，茯苓，干姜，甘草
形体、官窍、荣华等的变形症状 Xx	口吐涎沫	化痰	二陈汤	半夏，陈皮，茯苓

四、痰蒙心神证候诊断标准

（一）痰蒙心神证候的一级诊断标准

神情痴呆，意识模糊，甚则昏不知人，或神情抑郁，表情淡漠，喃喃独语，举止失常，或突然昏仆，不省人事，口吐涎沫，面色晦暗，舌苔白腻，脉滑。

（二）痰蒙心神证候的二级诊断标准

痰蒙心神证候的判定，分三种情况，一是神情痴呆、意识模糊、甚则昏不知人、舌苔白腻、脉滑；二是神情抑郁、表情淡漠、喃喃独语、举止失常、舌苔白腻、脉滑；三是突然昏、不省人事、口吐涎沫、舌苔白腻、脉滑。面色晦暗为从属症状。

第一种情况：见表2-38（1）。

表 2-38（1）　痰蒙心神证候的二级诊断标准

演化阶段	拓扑结构	表现形式	治法	方剂	药物
I	Yy	舌苔白腻，脉滑	化痰养心安神	单方，单药	半夏，茯苓，菖蒲
II	Yy + Yx	舌苔白腻，脉滑 神情痴呆，意识模糊甚则昏不知人	化痰开窍醒神	苏合香丸	苏合香，安息香，冰片，水牛角，麝香，檀香，沉香，丁香，香附，木香，乳香，荜茇，白术，诃子，朱砂，半夏，茯苓，菖蒲
III 2	Yy + Yx + Xy	舌苔白腻，脉滑 神情痴呆，意识模糊甚则昏不知人 面色晦暗	化痰开窍醒神 养荣	苏合香丸 +温胆汤	苏合香，安息香，冰片，水牛角，麝香，檀香，沉香，丁香，香附，木香，乳香，荜茇，白术，诃子，朱砂，竹茹，枳实，陈皮，干姜，甘草，半夏，茯苓，菖蒲

第二种情况：见表2-38（2）。

表 2-38（2）　痰蒙心神证候的二级诊断标准

演化阶段	拓扑结构	表现形式	治法	方剂	药物
I	Yy	舌苔白腻，脉滑	化痰养心安神	单方，单药	半夏，茯苓，菖蒲
II	Yy + Yx	舌苔白腻，脉滑 神情抑郁、表情淡漠、喃喃独语、举止失常	化痰开窍安神	顺气导痰汤 + 菖蒲	半夏，茯苓，陈皮，胆南星，橘红，木香，香附，枳实，菖蒲
III 2	Yy + Yx + y	舌苔白腻，脉滑 神情抑郁、表情淡漠、喃喃独语、举止失常 面色晦暗	化痰开窍安神 养荣	顺气导痰汤 胆汤	半夏，茯苓，陈皮，胆南星，橘红，木香，香附，枳实，菖蒲，竹茹，枳实，陈皮，干姜，甘草

第三种情况：见表2-38（3）。

表 2-38（3）　痰蒙心神证候的二级诊断标准

演化阶段	拓扑结构	表现形式	治法	方剂	药物
I	Yy	舌苔白腻，脉滑	化痰养心安神	单方，单药	半夏，茯苓，菖蒲
II	Yy + Yx	舌苔白腻，脉滑 突然昏仆，不省人事	化痰开窍醒神	苏合香丸	苏合香，安息香，冰片，水牛角，麝香，檀香，沉香，丁香，香附，木香，乳香，荜茇，白术，诃子，朱砂
III 2	Yy + Yx + Xy	舌苔白腻，脉滑 突然昏仆，不省人事 面色晦暗	化痰开窍醒神 养荣	苏合香丸 + 温胆汤	苏合香，安息香，冰片，水牛角，麝香，檀香，沉香，丁香，香附，木香，乳香，荜茇，白术，诃子，朱砂，竹茹，枳实，半夏，陈皮，茯苓，干姜，甘草
IV	Yy + Xy + Xx	舌苔白腻，脉滑 面色晦暗 口吐涎沫	化痰养荣	温胆汤	竹茹，枳实，半夏，陈皮，茯苓，干姜，甘草
V 2	Yy + Yx + Xy + Xx	舌苔白腻，脉滑 突然昏仆，不省人事 面色晦暗 口吐涎沫	开窍醒神 养荣 化痰	苏合香丸 + 温胆汤	苏合香，安息香，冰片，水牛角，麝香，檀香，沉香，丁香，香附，木香，乳香，荜茇，白术，诃子，朱砂，竹茹，枳实，半夏，陈皮，茯苓，干姜，甘草

（三）痰蒙心神证候的三级诊断标准

第一种情况：见表2-39（1）。

表 2-39（1）　痰蒙心神证候的三级诊断标准

Ⅰ	Yy	舌苔白腻，脉滑
Ⅱ	Yy + Yx	舌苔白腻，脉滑 神情痴呆，意识模糊，甚则昏不知人
以上症状和体征的组合有（2^2-1）+（2^2-1）×（2^1-1）=6种，其中昏不知人症状出现之前，意识模糊的症状已经存在		
Ⅱ 1		神情痴呆，舌苔白腻，脉滑
……		
Ⅱ 6		神情痴呆，意识模糊，昏不知人，舌苔白腻，脉滑
Ⅲ 2	Yy + Yx + Xy	舌苔白腻，脉滑 神情痴呆，意识模糊，甚则昏不知人 面色晦暗
以上症状和体征的组合有［（2^2-1）+（2^2-1）×（2^1-1）］×1=6种，其中昏不知人症状出现之前，意识模糊的症状已经存在		
Ⅲ 2/1		神情痴呆，面色晦暗，舌苔白腻，脉滑
……		
Ⅲ 2/6		神情痴呆，意识模糊，甚则昏不知人，面色晦暗，舌苔白腻，脉滑

第二种情况：见表2-39（2）。

表 2-39（2）　痰蒙心神证候的三级诊断标准

分级标准		
Ⅰ	Yy	舌苔白腻，脉滑
Ⅱ	Yy + Yx	舌苔白腻，脉滑 神情抑郁、表情淡漠、喃喃独语、举止失常
本种情况只有一种形式，即神情抑郁、表情淡漠、喃喃独语、举止失常、舌苔白腻、脉滑。		
Ⅲ 2	Yy + Yx + Xy	舌苔白腻，脉滑 神情抑郁、表情淡漠、喃喃独语、举止失常 面色晦暗
本种情况只有一种形式，即神情抑郁、表情淡漠、喃喃独语、举止失常、面色晦暗、舌苔白腻、脉滑		

第三种情况：见表2-39（3）。

表 2-39（3）　痰蒙心神证候的三级诊断标准

分级标准		
Ⅰ	Yy	舌苔白腻，脉滑

Ⅱ	Yy + Yx	舌苔白腻，脉滑
		突然昏仆、不省人事
本种情况只有 1 种形式，即突然昏仆、不省人事，舌苔白腻、脉滑		
Ⅲ 2	Yy + Yx + Xy	舌苔白腻，脉滑
		突然昏仆、不省人事
		面色晦暗
本种情况只有 1 种形式，即突然昏仆、不省人事、面色晦暗、舌苔白腻、脉滑		
Ⅳ	Yy + Xy + Xx	舌苔白腻，脉滑
		面色晦暗
		口吐涎沫
本种情况只有 1 种形式，即口吐涎沫、面色晦暗、舌苔白腻、脉滑		
Ⅴ 2	Yy + Yx + Xy + Xx	舌苔白腻，脉滑
		突然昏仆、不省人事
		面色晦暗
		口吐涎沫
以上症状和体征的组合有（2^2–1）×1=3 种		
Ⅴ 2/1		口吐涎沫，舌苔白腻，脉滑
Ⅴ 2/2		突然昏仆、不省人事，口吐涎沫，舌苔白腻，脉滑
Ⅴ 2/3		突然昏仆、不省人事、面色晦暗、口吐涎沫、舌苔白腻、脉滑

第十节　心脉痹阻证候

一、心脉痹阻证候的四诊症状和体征

　　心悸或怔忡，心胸憋闷、疼痛，痛引肩背内臂，时作时止，刺痛为主，舌质晦暗或有青紫斑点，脉细、涩、结、代。

　　或心胸憋闷为主，舌苔白腻，脉沉滑或沉涩。

　　或遇寒剧痛为主，畏寒，舌淡苔白，脉沉迟或沉紧。

　　或胀痛为主，舌淡红，脉弦。

二、心脉痹阻证候的四诊症状和体征与心脏功能和络属的对应关系

　　心脉痹阻证候的判定，有瘀血、痰浊、寒凝、气滞四种情况。

（一）瘀血

见表2-40。

表 2-40　瘀血的四诊症状和体征与心脏功能和络属的对应关系

心	功能		主神	络属
	主血脉			脉、面、舌、喜、汗
心脉痹阻证候的症状	心悸或怔忡，心胸憋闷疼痛、痛引肩背内臂、时作时止、刺痛为主		无	无
	舌象脉象：舌质晦暗或有青紫斑点，脉细、涩、结、代			

（二）痰浊

见表2-41。

表 2-41　痰浊的四诊症状和体征与心脏功能和络属的对应关系

心	功能		主神	络属	
	主血脉			在窍为舌	脉、面、喜、汗
心脉痹阻证候的症状	心悸或怔忡，心胸憋闷疼痛、痛引肩背内臂、时作时止、心胸憋闷为主		无	舌苔白腻	无
	舌象脉象：舌苔白腻，脉沉滑或沉涩				

（三）寒凝

见表2-42。

表 2-42　寒凝的四诊症状和体征与心脏功能和络属的对应关系

心	功能		主神	络属	
	主血脉			在窍为舌	脉、面、喜、汗
心脉痹阻证候的症状	心悸或怔忡，心胸憋闷疼痛、痛引肩背内臂、时作时止、遇寒剧痛为主		无	舌淡苔白	无
	舌象脉象：舌淡苔白，脉沉迟或沉紧				
	阳虚：畏寒				

（四）气滞

见表2-43。

表 2-43　气滞的四诊症状和体征与心脏功能和络属的对应关系

心	功能		主神	络属	
	主血脉			在窍为舌	脉、面、喜、汗
心脉痹阻证候的症状	心悸或怔忡，心胸憋闷疼痛、痛引肩背内臂、时作时止、胀痛为主		无	舌淡红	无
	舌象脉象：舌淡红，脉弦				

三、心脉痹阻证候的特征不变量分析

（一）瘀血

见表2-44。

表 2-44　瘀血的特征不变量分析

特征不变量	症状和体征	治法	方剂	药物
气血紊乱最早反映出的征象Yy	舌质晦暗或有青紫斑点 脉细、涩、结、代	活血养心安神	单方，单药	丹参
脏腑经络气血紊乱的表现Yx	心悸或怔忡	活血养心安神	血府逐瘀汤 +龙骨汤	桃仁，红花，当归，赤芍，川芎，柴胡，枳壳，赤芍，川牛膝，桔梗，龙骨，牡蛎，熟地黄，党参，茯苓，肉桂，甘草
	心胸憋闷疼痛、痛引肩背内臂、时作时止、刺痛为主	活血养心通脉止痛	血府逐瘀汤 +丹参饮	桃仁，红花，当归，赤芍，川芎，柴胡，枳壳，赤芍，川牛膝，桔梗，丹参，檀香
形体、官窍、荣华等的紊乱症状Xy	—	—	—	—
形体、官窍、荣华等的变形症状Xx	—	—	—	—

（二）痰浊

见表2-45。

表 2-45　痰浊的特征不变量分析

特征不变量	症状和体征	治法	方剂	药物
气血紊乱最早反映出的征象Yy	舌苔白腻，脉沉滑或沉涩	化痰养心安神	单方，单药	半夏，茯苓
脏腑经络气血紊乱的表现Yx	心悸或怔忡	化痰养心安神	温胆汤 +龙骨汤	竹茹，枳实，半夏，陈皮，茯苓，干姜，甘草，龙骨，牡蛎，熟地黄，党参，茯苓，肉桂
	心胸憋闷疼痛、痛引肩背内臂、时作时止、心胸憋闷为主	化痰养心宣痹止痛	瓜蒌薤白半夏汤 +温胆汤	瓜蒌，薤白，竹茹，枳实，半夏，陈皮，茯苓，干姜，甘草
形体、官窍、荣华等的紊乱症状Xy	—	—	—	—
形体、官窍、荣华等的变形症状Xx	—	—	—	—

（三）寒凝

见表2-46。

表 2-46 寒凝的特征不变量分析

特征不变量	症状和体征	治法	方剂	药物
气血紊乱最早反映出的征象 Yy	舌淡苔白，脉沉迟或沉紧	温阳养心散寒安神	单方，单药	附子，肉桂
脏腑经络气血紊乱的表现 Yx	心悸或怔忡	温阳散寒散寒安神	附子汤+龙骨汤	人参，白术，茯苓，白芍，附子，龙骨，牡蛎，熟地黄，肉桂，甘草
	心胸憋闷疼痛、痛引肩背内臂、时作时止、遇寒剧痛为主，畏寒	温阳养心散寒止痛	附子汤+当归四逆汤	人参，白术，茯苓，白芍，附子，当归，桂枝，细辛，通草
形体、官窍、荣华等的紊乱症状 Xy	—	—	—	—
形体、官窍、荣华等的变形症状 Xx	—	—	—	—

（四）气滞

见表2-47。

表 2-47 气滞的特征不变量分析

特征不变量	症状和体征	治法	方剂	药物
气血紊乱最早反映出的征象 Yy	舌淡红，脉弦	理气养心安神	单方，单药	柴胡，香附
脏腑经络气血紊乱的表现 Yx	心悸或怔忡	理气养心安神	四逆散+龙骨汤	柴胡，枳壳，芍药，甘草，龙骨，牡蛎
	心胸憋闷疼痛、痛引肩背内臂、时作时止、胀痛为主	养心安神理气止痛	四逆散+瓜蒌薤白半夏汤	柴胡，枳壳，芍药，甘草，瓜蒌，薤白，半夏，白酒
形体、官窍、荣华等的紊乱症状 Xy	—	—	—	—
形体、官窍、荣华等的变形症状 Xx	—	—	—	—

四、心脉痹阻证候诊断标准

（一）心脉痹阻证候的一级诊断标准

心悸怔忡，心胸憋闷、疼痛，痛引肩背内臂，时作时止，刺痛为主，舌质晦暗或有青紫斑点，脉细、涩、结、代。或心胸憋闷为主，舌苔白腻，脉沉滑或沉涩。或遇寒剧痛为主，畏寒，舌淡苔白，脉沉迟或沉紧。或胀痛为主，舌淡红，脉弦。

（二）心脉痹阻证候的二级诊断标准

1. 瘀血

见表2-48。

表 2-48　瘀血的二级诊断标准

演化阶段	拓扑结构	表现形式	治法	方剂	药物
I	Yy	舌质晦暗或有青紫斑点 脉细、涩、结、代	活血养心安神	单方，单药	丹参
II	Yy + Yx	舌质晦暗或有青紫斑点 脉细、涩、结、代 心悸或怔忡 心胸憋闷疼痛、痛引肩背内臂 时作时止，刺痛为主	活血 养心安神 通脉止痛	丹参饮 +龙骨汤 +血府逐瘀汤	丹参，檀香，龙骨，牡蛎，桃仁，红花，当归，赤芍，川芎，柴胡，枳壳，赤芍，川牛膝，桔梗，熟地黄，党参，茯苓，肉桂，甘草

2. 痰浊

见表2-49。

表 2-49　痰浊的二级诊断标准

演化阶段	拓扑结构	表现形式	治法	方剂	药物
I	Yy	舌苔白腻，脉沉滑或沉涩	化痰养心安神	单方，单药	半夏，茯苓
II	Yy + Yx	舌苔白腻，脉沉滑或沉涩 心悸或怔忡 心胸憋闷疼痛、痛引肩背内臂 时作时止，心胸憋闷为主	化痰养心 养心安神 宣痹止痛	温胆汤 +龙骨汤 +温胆汤 +瓜蒌薤白半夏汤	竹茹，枳实，半夏，陈皮，茯苓，干姜，甘草，龙骨，牡蛎，熟地黄，党参，肉桂，瓜蒌，薤白

3. 寒凝

见表2-50。

表 2-50　寒凝的二级诊断标准

演化阶段	拓扑结构	表现形式	治法	方剂	药物
I	Yy	舌淡苔白，脉沉迟或沉紧	温阳散寒 养心安神	单方，单药	附子，肉桂
II	Yy + Yx	舌淡苔白，脉沉迟或沉紧 心悸或怔忡 心胸憋闷疼痛、痛引肩背内臂 时作时止，遇寒剧痛为主，畏寒	温阳养心 养心安神 散寒止痛	附子汤 +龙骨汤 +当归四逆汤	人参，白术，茯苓，白芍，附子，龙骨，牡蛎，熟地黄，肉桂，当归，桂枝，细辛，通草，甘草

4. 气滞

见表2-51。

表2-51　气滞的二级诊断标准

演化阶段	拓扑结构	表现形式	治法	方剂	药物
I	Yy	舌淡红，脉弦	理气养心安神	单方，单药	柴胡，香附
II	Yy + Yx	舌淡红，脉弦 心悸或怔忡 心胸憋闷疼痛、痛引肩背内臂、时作时止，胀痛为主	理气 养心安神 止痛	四逆散 +龙骨汤 +四逆散 +瓜蒌薤白半夏汤	柴胡，枳壳，芍药，甘草，龙骨，牡蛎，瓜蒌，薤白，半夏，白酒

（三）心脉痹阻证候的三级诊断标准

1. 瘀血

见表2-52。

表2-52　瘀血的三级诊断标准

I	Yy	舌质晦暗或有青紫斑点，脉细、涩、结、代
II	Yy + Yx	舌质晦暗或有青紫斑点，脉细、涩、结、代 心悸或怔忡，心胸憋闷疼痛、痛引肩背内臂、时作时止，刺痛为主
以上症状和体征的组合有 $2^2-1=3$ 种		
II 1		心悸或怔忡，心胸憋闷疼痛、痛引肩背内臂、时作时止，刺痛为主，舌质晦暗或有青紫斑点，脉细、涩、结、代
II 2		心胸憋闷疼痛、痛引肩背内臂、时作时止，刺痛为主，舌质晦暗或有青紫斑点，脉细、涩、结、代
II 3		心悸或怔忡，舌质晦暗或有青紫斑点，脉细、涩、结、代

2. 痰浊

见表2-53。

表2-53　痰浊的三级诊断标准

I	Yy	舌苔白腻，脉沉滑或沉涩
II	Yy + Yx	舌苔白腻，脉沉滑或沉涩 心悸或怔忡，心胸憋闷疼痛、痛引肩背内臂、时作时止，心胸憋闷为主
以上症状和体征的组合有 $2^2-1=3$ 种		
II 1		心悸或怔忡，心胸憋闷疼痛、痛引肩背内臂、时作时止，心胸憋闷为主，舌苔白腻，脉沉滑或沉涩
II 2		心胸憋闷疼痛、痛引肩背内臂、时作时止、心胸憋闷为主，舌苔白腻，脉沉滑或沉涩
II 3		心悸或怔忡，舌苔白腻，脉沉滑或沉涩

3. 寒凝

见表2-54。

表2-54　寒凝的三级诊断标准

I	Yy	舌淡苔白，脉沉迟或沉紧
II	Yy + Yx	舌淡苔白，脉沉迟或沉紧 心悸或怔忡，心胸憋闷疼痛、痛引肩背内臂、时作时止，遇寒剧痛为主，畏寒
以上症状和体征的组合中，畏寒不能单独成立，因而有（2^2-1）+（2^2-1）（2^1-1）=6 种		
II 1		心悸或怔忡，心胸憋闷疼痛、痛引肩背内臂、时作时止，遇寒剧痛为主，畏寒，舌淡苔白，脉沉迟或沉紧
II 2		心悸或怔忡，舌淡苔白，脉沉迟或沉紧
II 3		心胸憋闷疼痛、痛引肩背内臂、时作时止，遇寒剧痛为主，舌淡苔白，脉沉迟或沉紧
II 4		心悸或怔忡，心胸憋闷疼痛、痛引肩背内臂、时作时止，遇寒剧痛为主，舌淡苔白，脉沉迟或沉紧
II 5		心悸或怔忡，畏寒，舌淡苔白，脉沉迟或沉紧
II 6		心胸憋闷疼痛、痛引肩背内臂、时作时止，遇寒剧痛为主，畏寒，舌淡苔白，脉沉迟或沉紧

4. 气滞

见表2-55。

表2-55　气滞的三级诊断标准

I	Yy	舌淡红，脉弦
II	Yy + Yx	舌淡红，脉弦 心悸或怔忡，心胸憋闷疼痛、痛引肩背内臂、时作时止，胀痛为主
以上症状和体征的组合有 2^2-1=3 种		
II 1		心悸或怔忡，心胸憋闷疼痛、痛引肩背内臂、时作时止，胀痛为主，舌淡红，脉弦
II 2		心悸或怔忡，舌淡红，脉弦
II 3		心胸憋闷疼痛、痛引肩背内臂、时作时止，胀痛为主，舌淡红，脉弦

第十一节　小肠实热证候

一、小肠实热证候的四诊症状和体征

小便短赤热涩痛，尿血，脐腹胀痛，心烦，舌生疮，舌红，苔黄，脉数。剔除非心属症状：口渴、口疮——胃属症状。

二、小肠实热证候的四诊症状和体征与心脏、小肠功能和络属的对应关系

见表2-56。

表 2-56（1）　心火旺盛证候的四诊症状和体征与心脏功能和络属的对应关系

心	功能		络属		
	主血脉	主神	其华在面	在窍为舌	在液为汗
心火旺盛证候的症状	心烦	无	无	舌生疮，舌红	无
	舌象脉象：舌红，苔黄，脉数				

表 2-56（2）　小肠实热证候的四诊症状和体征与小肠功能的对应关系

小肠	功能		
	主受盛化物	主泌别清浊	主液
小肠实热证候的症状	脐腹胀痛	无	小便短赤热涩痛，尿血
	舌象脉象：舌红，苔黄，脉数		

三、小肠实热证候的特征不变量分析

见表2-57。

表 2-57　小肠实热证候的特征不变量分析

特征不变量	症状和体征	治法	方剂	药物
气血紊乱最早反映出的征象 Yy	舌红，苔黄，脉数	清热	单方，单药	竹叶，石膏
脏腑经络气血紊乱的表现 Yx	小便短赤热涩痛，尿血脐腹胀痛，心烦	清心利尿	导赤散	竹叶,生地黄,木通,甘草
形体、官窍、荣华等的紊乱症状 Xy	—	—	—	—
形体、官窍、荣华等的变形症状 Xx	舌生疮	泻火解毒	黄连解毒汤	黄连，黄芩，黄柏，栀子

四、小肠实热证候诊断标准

（一）小肠实热证候的一级诊断标准

小便短赤热涩痛，尿血，脐腹胀痛，心烦，舌生疮，舌红，苔黄，脉数。

（二）小肠实热证候的二级诊断标准

见表2-58。

表 2-58   小肠实热证候的二级诊断标准

演化阶段	拓扑结构	表现形式	治法	方剂	药物
I	Yy	舌质淡，脉虚	清心	单方，单药	竹叶，石膏
II	Yy + Yx	舌质淡，脉虚 / 小便短赤热涩痛，尿血，脐腹胀痛，心烦	清心利尿	导赤散	竹叶,生地黄,木通,甘草
V	Yy + Yx + Xx	舌质淡，脉虚 / 小便短赤热涩痛，尿血，脐腹胀痛，心烦 / 舌生疮	清心利尿 泻火解毒	导赤散 +黄连解毒汤	黄连，黄芩，黄柏，栀子，竹叶，生地黄，木通，甘草

（三）小肠实热证候的三级诊断标准

对于小肠实热证候的判定，小便短赤、热涩痛是前提条件，心烦、舌生疮是必要的从属条件，尿血、脐腹胀痛是以上两者的充分条件。见表2-59。

表 2-59   小肠实热证候的三级诊断标准

V	Yy + Yx + Xx	舌质淡，脉虚 / 小便短赤热涩痛，尿血，脐腹胀痛，心烦 / 舌生疮
以上症状和体征的组合有（2^2-1）×1+（2^2-1）×1+（2^2-1）×（2^2-1）×1=15种		
V 1		小便短赤热涩痛，心烦，舌质淡，脉虚
……		
V 15		小便短赤热涩痛，心烦，舌生疮，尿血，脐腹胀痛，舌质淡，脉虚

第三章 肺大肠证候结构数学推演及表征

第一节 肺气虚证候

一、肺气虚证候的四诊症状和体征

咳无力，喘而气少不足以息、动则易甚，痰多清稀，自汗，乏力，畏风，易于感冒，面色㿠白，舌淡苔白，脉虚弱。剔除非肺属症状：懒言、声音低怯——心主舌，神疲体倦——心主神。

二、肺气虚证候的四诊症状和体征与肺脏功能和络属的对应关系

见表3-1。

表 3-1 肺气虚证候的四诊症状和体征与肺脏功能和络属的对应关系

肺	功能				络属	五色
	主气，司呼吸	主宣发肃降	主通调水道	朝百脉，主治节	皮、毛、鼻、忧、涕	白色
肺气虚证候的症状	咳无力，喘而气少不足以息，动则易甚	—	痰多清稀	无	无	面色㿠白
	舌象脉象：舌淡苔白，脉虚弱 气虚：自汗，乏力，畏风，易于感冒					

三、肺气虚证候的特征不变量分析

见表3-2。

表 3-2　　肺气虚证候的特征不变量分析

特征不变量	症状和体征	治法	方剂	药物
气血紊乱最早反映出的征象 Yy	舌淡苔白,脉虚弱	益气补肺	单方,单药	党参,黄芪
脏腑经络气血紊乱的表现 Yx	咳无力	益气补肺	补肺汤	党参,黄芪,五味子,紫菀
	喘而气少不足以息、动则益甚	益气补肺补肾纳气平喘	补肺汤+苏子降气汤	党参,黄芪,五味子,苏子,当归,半夏,前胡,厚朴,肉桂,甘草
	畏风,乏力	益气补肺	补肺汤	党参,黄芪,五味子
	易于感冒	益气补肺固表	玉屏风散	黄芪,白术,防风
形体、官窍、荣华等的紊乱症状 Xy	面色㿠白	补益肺气	补肺汤	党参,黄芪,熟地黄
形体、官窍、荣华等的变形症状 Xx	痰多清稀或自汗	燥湿化痰固表止汗	二陈汤牡蛎散	半夏,陈皮,茯苓,乌梅黄芪,牡蛎,浮小麦

四、肺气虚证候诊断标准

（一）肺气虚证候的一级诊断标准

咳无力,少气,喘而气少不足以息、动则易甚,痰多清稀,自汗,乏力,畏风,易于感冒,面色㿠白,舌淡苔白,脉虚弱。

（二）肺气虚证候的二级诊断标准

见表3-3。

表 3-3　　肺气虚证候的二级诊断标准

演化阶段	拓扑结构	表现形式	治法	方剂	药物
I	Yy	舌淡苔白,脉虚弱	益气补肺	单方,单药	党参,黄芪
II	Yy+Yx	舌淡苔白,脉虚弱 咳无力,喘而气少不足以息动则益甚,畏风,乏力易于感冒	益气补肾纳气平喘补肺固表	补肺汤+苏子降气汤+玉屏风散	党参,黄芪,五味子,紫菀,苏子,当归半夏,前胡,厚朴肉桂,白术,防风甘草
III 1	Yy+Xy	舌淡苔白,脉虚弱 面色㿠白	补益肺气	补肺汤	党参,黄芪,熟地黄

（续表）

演化阶段	拓扑结构	表现形式	治法	方剂	药物
Ⅲ2	Yy + Yx + Xy	舌淡苔白，脉虚弱 咳无力，喘而气少不足以息 动则益甚，畏风，乏力 易于感冒 面色㿠白	益气补肾 纳气平喘 补肺固表	补肺汤 +苏子降气汤 +玉屏风散	党参，黄芪，熟地黄，五味子，紫菀，苏子，当归，半夏，前胡，厚朴，肉桂，白术，防风，甘草
Ⅳ	Yy + Xy + Xx	舌淡苔白，脉虚弱 面色㿠白 痰多清稀 或自汗	补益肺气 燥湿化痰 固表止汗	补肺汤 +二陈汤 +牡蛎散	党参，黄芪，熟地黄，半夏，陈皮，茯苓，乌梅，牡蛎，浮小麦
Ⅴ1	Yy + Yx + Xx	舌淡苔白，脉虚弱 咳无力，喘而气少不足以息 动则益甚，畏风，乏力 易于感冒 痰多清稀 或自汗	益气补肾 纳气平喘 补肺固表 燥湿化痰 固表止汗	补肺汤 +苏子降气汤 +玉屏风散 +二陈汤 +牡蛎散	党参，黄芪，五味子，紫菀，苏子，当归，半夏，前胡，厚朴，肉桂，白术，防风，甘草，陈皮，茯苓，乌梅，牡蛎，浮小麦
Ⅴ2	Yy + Yx + Xy + Xx	舌淡苔白，脉虚弱 咳无力，喘而气少不足以息 动则益甚，畏风，乏力 易于感冒 面色㿠白 痰多清稀 或自汗	益气补肾 纳气平喘 补肺固表 燥湿化痰 固表止汗	补肺汤 +苏子降气汤 +玉屏风散 +二陈汤 +牡蛎散	党参，黄芪，熟地黄，五味子，紫菀，苏子，当归，半夏，前胡，厚朴，肉桂，白术，防风，甘草，陈皮，茯苓，乌梅，牡蛎，浮小麦

（三）肺气虚证候的三级诊断标准

见表3-4。

表3-4　肺气虚证候的三级诊断标准

Ⅰ	Yy	舌淡苔白，脉虚弱
Ⅱ	Yy + Yx	舌淡苔白，脉虚弱 咳无力，喘而气少不足以息、动则益甚，畏风，乏力，易于感冒
以上症状和体征的组合有 $2^5-1=31$ 种		
Ⅱ1		咳无力，舌淡苔白，脉虚弱

……		
Ⅱ 31		畏风，乏力，易于感冒，舌淡苔白，脉虚弱
Ⅲ 1	Yy + Xy	舌淡苔白，脉虚弱 面色㿠白
Ⅲ 2	Yy + Yx + Xy	舌淡苔白，脉虚弱 咳无力，喘而气少不足以息、动则益甚，懒言，声音低怯，畏风，乏力，易于感冒， 面色㿠白
以上症状和体征的组合有（2^5-1）×（2^1-1）=31 种		
Ⅲ 2/1		咳无力，面色㿠白，舌淡苔白，脉虚弱
……		
Ⅲ 2/31		畏风，乏力，易于感冒，面色㿠白，舌淡苔白，脉虚弱
Ⅳ	Yy + Xy + Xx	舌淡苔白，脉虚弱 面色㿠白 痰多清稀，或自汗
以上症状和体征的组合有（2^2-1）×（2^1-1）=3 种		
Ⅳ 1		面色㿠白，痰多清稀，舌淡苔白，脉虚弱
Ⅳ 2		面色㿠白，痰多清稀，自汗，舌淡苔白，脉虚弱
Ⅳ 3		面色㿠白，自汗，舌淡苔白，脉虚弱
Ⅴ 1	Yy + Yx + Xx	舌淡苔白，脉虚弱 咳无力，喘而气少不足以息、动则益甚，畏风，乏力，易于感冒 痰多清稀，或自汗
以上症状和体征的组合有（2^5-1）×（2^2-1）=31×3=93 种，为Ⅱ 1~Ⅱ 31 与 Xx 症状之间相互排列组合		
Ⅴ 1/1		咳无力，痰多清稀，舌淡苔白，脉虚弱
……		
Ⅴ 1/93		痰多清稀，自汗，畏风，乏力，易于感冒，舌淡苔白，脉虚弱
Ⅴ 2	Yy + Yx + Xy + Xx	舌淡苔白，脉虚弱 咳无力，喘而气少不足以息、动则益甚，懒言，声音低怯，畏风，乏力，易于感冒 面色㿠白 痰多清稀，或自汗
以上症状和体征的组合有（2^5-1）×（2^2-1）×（2^1-1）=31×3×1=93 种，为Ⅲ 2/1~Ⅲ 2/31 与 Xx 症状之间相互的排列组合		
Ⅴ 2/1		咳无力，痰多清稀，面色㿠白，舌淡苔白，脉虚弱
……		
Ⅴ 2/93		痰多清稀，自汗，畏风，乏力，易于感冒，面色㿠白，舌淡苔白，脉虚弱

第二节 肺阴虚证候

一、肺阴虚证候的四诊症状和体征

干咳，声音嘶哑，无痰或痰少而黏，甚则痰中带血，咽干，午后潮热、汗出，或盗汗，五心烦热，颧红，舌红少津，脉细数。剔除非肺属症状：口燥——脾开窍于口、实为胃阴虚有热，形体消瘦——脾主肌肉。

二、肺阴虚证候的四诊症状和体征与肺脏功能和络属的对应关系

见表3-5。

表3-5 肺阴虚证候的四诊症状和体征与肺脏功能和络属的对应关系

肺	功能				络属	
	主气，司呼吸	主宣发肃降	主通调水道	朝百脉，主治节	皮、毛、忧、涕、鼻	主咽
肺阴虚证候的症状	无	干咳	无痰或痰少而黏 甚则痰中带血	无	无	声音嘶哑 咽干
	舌象脉象：舌红少津，脉细数 阴虚：午后潮热、汗出，或盗汗，五心烦热，颧红					

三、肺阴虚证候的特征不变量分析

见表3-6。

表3-6 肺阴虚证候的特征不变量分析

特征不变量	症状和体征	治法	方剂	药物
气血紊乱最早反映出的征象 Yy	舌红少津，脉细数	养阴润肺	单方，单药	沙参，麦冬，百合
脏腑经络气血紊乱的表现 Yx	干咳无痰 午后潮热，五心烦热	养阴润肺止咳 养阴润肺，清退虚热	沙参麦冬汤 百合固金汤 +地骨皮、知母	沙参，麦冬，桑叶，天花粉 生地黄，玄参，麦冬，百合，白芍，贝母，地骨皮，知母

（续表）

特征不变量	症状和体征	治法	方剂	药物
形体、官窍、荣华等的紊乱症状 Xy	颧红	养阴润肺清退虚热	百合固金汤 + 地骨皮、知母	生地黄，玄参，麦冬，百合，白芍，贝母，地骨皮，知母
	咽干，声音嘶哑	养阴润肺生津	沙参麦冬汤	沙参，麦冬，玉竹，天花粉
形体、官窍、荣华等的变形症状 Xx	（潮热）汗出，或盗汗	滋阴清热敛汗	百合固金汤 + 牡蛎散 + 地骨皮、知母	生地黄，玄参，麦冬，百合，白芍，贝母，地骨皮，知母，牡蛎，浮小麦
	或痰少而粘，甚则痰中带血	润肺化痰	百合固金汤	生地黄，玄参，麦冬，百合，白芍，贝母，桔梗

四、肺阴虚证候诊断标准

（一）肺阴虚证候的一级诊断标准

干咳，声音嘶哑，无痰或痰少而黏，甚则痰中带血，咽干，午后潮热、汗出，或盗汗，五心烦热，颧红，舌红少津，脉细数。

（二）肺阴虚证候的二级诊断标准

对于肺阴虚证候的判定，存在两的必要条件，一是肺虚的症状和体征是必需的，二是阴虚的症状和体征也是必需的。肺虚的症状和体征有干咳无痰，声音嘶哑，或痰少而黏，甚则痰中带血，咽干等；阴虚的症状和体征有午后潮热、汗出，或盗汗，五心烦热或手足心发热，颧红，舌红少津，脉细数。因此，对肺阴虚证候的判定，必须是以上肺虚与阴虚的症状和体征都同时具备。见表3-7。

表3-7　肺阴虚证候的二级诊断标准

演化阶段	拓扑结构	表现形式	阴虚	治法	方剂	药物
I	Yy	舌红少津，脉细数		养阴润肺	单方，单药	沙参，麦冬，百合
II	Yy + Yx	舌红少津，脉细数 干咳无痰		养阴润肺止咳	沙参麦冬汤	沙参，麦冬，桑叶，天花粉
III 2	Yy + Yx + Xy	舌红少津，脉细数 干咳无痰 咽干，声音嘶哑	五心烦热，或手足心发热，午后潮热，汗出，或盗汗，颧红	养阴润肺生津止咳	沙参麦冬汤	沙参，麦冬，玉竹，桑叶，天花粉
IV	Yy + Xy + Xx	舌红少津，脉细数 咽干，声音嘶哑 或痰少而黏，甚则痰中带血		养阴润肺生津 润肺化痰	沙参麦冬汤 百合固金汤	沙参，玉竹，天花粉，生地黄，玄参，麦冬，百合，贝母

（三）肺阴虚证候的三级诊断标准

见表3-8。

表 3-8　肺阴虚证候的三级诊断标准

阴虚症状		五心烦热或手足心发热，午后潮热、汗出，或盗汗，颧红
以上症状和体征的组合有 $2^4-1=15$ 种		
1		五心烦热或手足心发热
……		
15		五心烦热或手足心发热，午后潮热、汗出，盗汗，颧红
I	Yy	舌红少津，脉细数
II	Yy + Yx	舌红少津，脉细数 干咳无痰
以上的排列组合只有 1 种形式，为 II 1= 干咳无痰、舌红少津、脉细数		
以上 II 1 的情况与阴虚的 1~15 进行组合，都可以构成肺阴虚证候，为 II 2~ II 16		
II 2		干咳无痰，五心烦热或手足心发热，舌红少津，脉细数
……		
II 16		干咳无痰，五心烦热或手足心发热，午后潮热、汗出，盗汗，颧红，舌红少津，脉细数
III 2	Yy + Yx + Xy	舌红少津，脉细数 干咳无痰 咽干，声音嘶哑
以上的排列组合有（2^2-1）×（2^1-1）=3 种		
III 2/1		干咳无痰，咽干，舌红少津，脉细数
III 2/2		干咳无痰，声音嘶哑，舌红少津，脉细数
III 2/3		干咳无痰，咽干，声音嘶哑，舌红少津，脉细数
以上 II 的情况与阴虚的 1~15 进行组合，都可以构成肺阴虚证候，为 III 2/4~ III 2/48		
III 2/4		干咳无痰，咽干，五心烦热或手足心发热，舌红少津，脉细数
……		
III 2/48		干咳无痰，咽干，声音嘶哑，五心烦热或手足心发热，午后潮热、汗出，盗汗，颧红，舌红少津，脉细数
IV	Yy + Xy + Xx	舌红少津，脉细数 咽干，声音嘶哑 或痰少而黏，甚则痰中带血
以上的排列组合有（2^2-1）×（2^2-2）=3×2=6 种		

Ⅳ 1	痰少而黏，咽干，舌红少津，脉细数
……	
Ⅳ 6	痰少而黏，甚则痰中带血，咽干，声音嘶哑，舌红少津，脉细数
以上Ⅳ的情况与阴虚的 1~15 进行组合，都可以构成肺阴虚证候，为Ⅳ 7~Ⅳ 96	
Ⅳ 7	痰少而黏，咽干，五心烦热或手足心发热，舌红少津，脉细数
……	
Ⅳ 96	痰少而黏，甚则痰中带血，咽干，声音嘶哑，五心烦热或手足心发热，午后潮热、汗出，盗汗，颧红，舌红少津，脉细数

第三节　风寒犯肺证候

一、风寒犯肺证候的四诊症状和体征

咳嗽，气喘，痰稀薄色白，流清涕，恶寒发热、无汗，头身疼痛，鼻塞，喉痒，苔白，脉浮紧。

二、风寒犯肺证候的四诊症状和体征与肺脏功能和络属的对应关系

见表3-9。

表 3-9　风寒犯肺证候的四诊症状和体征与肺脏功能和络属的对应关系

肺	功能				络属				
	主气，司呼吸	主宣发肃降	主通调水道	朝百脉，主治节	在体合皮	主喉	在窍为鼻	毛、忧	在液为涕
风寒犯肺证候的症状	气喘	咳嗽	痰稀薄色白	无	恶寒，发热，无汗，头身疼痛	喉痒	鼻塞	无	流清涕
舌象脉象：苔白，脉浮紧									

三、风寒犯肺证候的特征不变量分析

见表3-10。

表 3-10 风寒犯肺证候的特征不变量分析

特征不变量	症状和体征	治法	方剂	药物
气血紊乱最早反映出的征象 Yy	苔白，脉浮紧	宣肺解表	单方，单药	麻黄，桂枝
脏腑经络气血紊乱的表现 Yx	咳嗽，气喘	宣肺解表 止咳平喘	三拗汤	麻黄，杏仁，甘草
形体、官窍、荣华等的紊乱症状 Xy	喉痒，鼻塞，发热恶寒，无汗，头身疼痛	发汗解表	麻黄汤	麻黄，桂枝，甘草
形体、官窍、荣华等的变形症状 Xx	痰稀薄色白，流清涕	宣肺化痰	麻黄汤＋二陈汤	麻黄，桂枝，杏仁，半夏，陈皮，茯苓，乌梅，甘草

四、风寒犯肺证候诊断标准

（一）风寒犯肺证候的一级诊断标准

咳嗽，气喘，痰稀薄色白，流清涕，恶寒发热、无汗，头身疼痛，鼻塞，喉痒，苔白，脉浮紧。

（二）风寒犯肺证候的二级诊断标准

见表3-11。

表 3-11 风寒犯肺证候的二级诊断标准

演化阶段	拓扑结构	表现形式		治法	方剂	药物
I	Yy	苔白，脉浮紧		宣肺解表	单方，单药	麻黄，桂枝
II	Yy ＋ Yx	苔白，脉浮紧 咳嗽，气喘		宣肺解表 止咳平喘	三拗汤	麻黄，杏仁，甘草
III 1	Yy ＋ Xy	苔白，脉浮紧 喉痒，鼻塞，发热恶寒，无汗，头身疼痛		发汗解表	麻黄汤	麻黄，桂枝，甘草
III 2	Yy ＋ Yx ＋ Xy	苔白，脉浮紧 咳嗽，气喘 喉痒，鼻塞，发热恶寒，无汗，头身疼痛		发汗解表 宣肺平喘	三拗汤 ＋麻黄汤	麻黄，桂枝，杏仁，甘草
IV	Yy ＋ Xy ＋ Xx	苔白，脉浮紧 喉痒，鼻塞，发热恶寒，无汗，头身疼痛 痰稀薄色白，流清涕		发汗解表 宣肺化痰	麻黄汤 ＋二陈汤	麻黄，桂枝，杏仁，半夏，陈皮，茯苓，乌梅，甘草

（续表）

演化阶段	拓扑结构	表现形式	治法	方剂	药物
V 1	Yy + Yx + Xx	苔白，脉浮紧 咳嗽，气喘 痰稀薄色白，流清涕	宣肺解表 止咳平喘 化痰	三拗汤 +二陈汤	麻黄，桂枝，杏仁，半夏，陈皮，茯苓，乌梅，甘草
V 2	Yy + Yx + Xy + Xx	苔白，脉浮紧 咳嗽，气喘 喉痒，鼻塞，发热恶寒，无汗，头身疼痛 痰稀薄色白，流清涕	宣肺解表 止咳平喘 化痰	三拗汤 +麻黄汤 +二陈汤	麻黄，桂枝，杏仁，半夏，陈皮，茯苓，乌梅，甘草

（三）风寒犯肺证候的三级诊断标准

风寒犯肺证候的判定，有两种情况，一是以咳嗽、气喘、痰稀薄色白、鼻塞、流清涕、喉痒、苔白、脉浮紧等症状和体征为主出现，二是风寒的症状和体征恶寒发热、无汗、头身疼痛、苔白、脉浮紧等作为从属条件出现。见表3-12。

表 3-12　风寒犯肺证候的三级诊断标准

风寒症状	恶寒发热、无汗，头身疼痛，苔白，脉浮紧
以上症状和体征的组合有 $2^2-1=3$ 种	
1	恶寒发热、无汗，苔白、脉浮紧
2	头身疼痛，苔白、脉浮紧
3	恶寒发热，无汗，头身疼痛，苔白，脉浮紧

I	Yy	苔白，脉浮紧
II	Yy + Yx	苔白，脉浮紧 咳嗽，气喘
以上症状和体征的组合有 $2^2-1=3$ 种		
II 1		咳嗽，苔白，脉浮紧
II 2		气喘，苔白，脉浮紧
II 3		咳嗽，气喘，苔白，脉浮紧
以上 II 的情况与风寒的 1~3 进行组合，都可以构成风寒犯肺证候，为 II 4~ II 12		
II 4		咳嗽，恶寒发热、无汗，苔白，脉浮紧
……		
II 12		咳嗽，气喘，恶寒发热、无汗，头身疼痛，苔白，脉浮紧

Ⅲ 1	Yy + Xy	苔白，脉浮紧 喉痒，鼻塞
以上症状和体征的组合有 $2^2-1=3$ 种		
Ⅲ 1/1		喉痒，苔白，脉浮紧
Ⅲ 1/2		鼻塞，苔白，脉浮紧
Ⅲ 1/3		喉痒，鼻塞，苔白，脉浮紧
以上Ⅱ的情况与风寒的1~3进行组合，都可以构成风寒犯肺证候，为Ⅲ 1/4~Ⅲ 1/12		
Ⅲ 1/4		喉痒，恶寒发热、无汗，苔白，脉浮紧
……		
Ⅲ 1/12		喉痒，鼻塞，恶寒发热、无汗，头身疼痛，苔白，脉浮紧
Ⅲ 2	Yy + Yx + Xy	苔白，脉浮紧 咳嗽，气喘 喉痒，鼻塞
以上症状和体征的组合有（2^2-1）×（2^2-1）=3×3=9 种		
Ⅲ 2/1		咳嗽，喉痒，苔白，脉浮紧
……		
Ⅲ 2/9		咳嗽，气喘，喉痒，鼻塞，苔白，脉浮紧
以上Ⅲ 2 的情况与风寒的1~3进行组合，都可以构成风寒犯肺证候，为Ⅲ 2/10~Ⅲ 2/36		
Ⅲ 2/10		咳嗽，喉痒，恶寒发热，无汗，苔白，脉浮紧
……		
Ⅲ 2/36		咳嗽，气喘，喉痒，鼻塞，恶寒发热，无汗，头身疼痛，苔白，脉浮紧
Ⅳ	Yy + Xy + Xx	苔白，脉浮紧 喉痒，鼻塞 痰稀薄色白，流清涕
以上症状和体征的组合有（2^2-1）×（2^2-1）=3×3=9 种		
Ⅳ 1		喉痒，痰稀薄色白，苔白，脉浮紧
……		
Ⅳ 9		喉痒，鼻塞，痰稀薄色白，流清涕，苔白，脉浮紧
以上Ⅳ的情况与风寒的1~3进行组合，都可以构成风寒犯肺证候，为Ⅳ 10~Ⅳ 36		
Ⅳ 10		喉痒，痰稀薄色白，恶寒发热，无汗，苔白，脉浮紧
……		

（续表）

Ⅳ 36		喉痒，鼻塞，痰稀薄色白，流清涕，恶寒发热、无汗，头身疼痛，苔白，脉浮紧
Ⅴ 1	Yy + Yx + Xx	苔白，脉浮紧
		咳嗽，气喘
		痰稀薄色白，流清涕

以上症状和体征的组合有（2^2-1）×（2^2-1）=3×3=9 种

Ⅴ 1/1	咳嗽，痰稀薄色白，苔白，脉浮紧
……	
Ⅴ 1/9	咳嗽，气喘，痰稀薄色白，流清涕，苔白，脉浮紧

以上Ⅴ 1 的情况与风寒的 1~3 进行组合，都可以构成风寒犯肺证候，为Ⅴ 1/10～Ⅴ 1/36

Ⅴ 1/10	咳嗽，痰稀薄色白，恶寒发热，无汗，苔白，脉浮紧
……	
Ⅴ 1/36	咳嗽，气喘，痰稀薄色白，流清涕，恶寒发热，无汗，头身疼痛，苔白，脉浮紧

Ⅴ 2	Yy + Yx + Xy + Xx	苔白，脉浮紧
		咳嗽，气喘
		喉痒，鼻塞
		痰稀薄色白，流清涕

以上症状和体征的组合有（2^2-1）×（2^2-1）×（2^2-1）=3×3×3=27 种

Ⅴ 2/1	咳嗽，喉痒，痰稀薄色白，苔白，脉浮紧
……	
Ⅴ 2/27	咳嗽，气喘，喉痒，鼻塞，痰稀薄色白，流清涕，苔白，脉浮紧

以上Ⅴ 2 的情况与风寒的 1~3 进行组合，都可以构成风寒犯肺证候，为Ⅴ 2/28～Ⅴ 2/108

Ⅴ 2/28	咳嗽，喉痒，痰稀薄色白，恶寒发热，无汗，苔白，脉浮紧
……	
Ⅴ 2/108	咳嗽，气喘，喉痒，鼻塞，痰稀薄色白，流清涕，恶寒发热，无汗，头身疼痛，苔白，脉浮紧

第四节　风热犯肺证候

一、风热犯肺证候的四诊症状和体征

咳嗽，气喘，痰稠色黄，发热微恶风寒或有汗出，鼻塞、流黄浊涕，咽喉肿痛，舌尖红苔薄黄，脉浮数。剔除非肺属症状：口微渴——脾开窍于口、实为胃热。

二、风热犯肺证候的四诊症状和体征与肺脏功能和络属的对应关系

见表3-13。

表 3-13　风热犯肺证候的四诊症状和体征与肺脏功能和络属的对应关系

肺	功能				络属				
	主气，司呼吸	主宣发肃降	主通调水道	朝百脉主治节	在体合皮	在窍为鼻	主咽	毛、忧	在液为涕
风热犯肺证候的症状	气喘	咳嗽	痰稠色黄	无	发热微恶风寒，汗出	鼻塞	咽喉肿痛	无	流黄浊涕
	舌象脉象：舌尖红苔薄黄，脉浮数								

三、风热犯肺证候的特征不变量分析

见表3-14。

表 3-14　风热犯肺证候的特征不变量分析

特征不变量	症状和体征	治法	方剂	药物
气血紊乱最早反映出的征象 Yy	舌尖红苔薄黄，脉浮数	辛凉解表	单方，单药	银花，连翘
脏腑经络气血紊乱的表现 Yx	咳嗽	疏风清热，宣肺止咳	桑菊饮	桑叶，杏仁，桔梗，连翘，薄荷
	气喘	疏风清热，宣肺平喘	桑菊饮 +苏子、厚朴	桑叶，杏仁，桔梗，连翘，薄荷，苏子，厚朴
形体、官窍、荣华等的紊乱症状 Xy	鼻塞	宣肺通窍	苍耳子散	苍耳子，辛夷，白芷，薄荷
	发热微恶风寒	辛凉解表	银翘散	银花，连翘，荆芥穗
形体、官窍、荣华等的变形症状 Xx	痰稠色黄，流黄浊涕	疏风清热，宣肺化痰	桑菊饮 +黄芩、贝母	桑叶，菊花，桔梗，杏仁，连翘，芦根，薄荷，黄芩，贝母
	咽喉肿痛，或有汗出	疏风清热，解毒止痛	银翘散	银花，连翘，牛蒡子，桔梗

四、风热犯肺证候诊断标准

（一）风热犯肺证候的一级诊断标准

咳嗽，气喘，痰稠色黄，发热微恶风寒或有汗出，鼻塞、流黄浊涕，咽喉肿痛，舌尖红苔薄黄，脉浮数。

（二）风热犯肺证候的二级诊断标准

见表3-15。

表 3-15　风热犯肺证候的二级诊断标准

演化阶段	拓扑结构	表现形式	治法	方剂	药物
I	Yy	舌尖红苔薄黄，脉浮数	辛凉解表	单方，单药	银花，连翘
II	Yy + Yx	舌尖红苔薄黄，脉浮数 / 咳嗽，气喘	疏风清热 / 宣肺止咳平喘	桑菊饮 / +苏子，厚朴	桑叶，杏仁，桔梗，连翘，薄荷，苏子，厚朴
III 1	Yy + Xy	舌尖红苔薄黄，脉浮数 / 鼻塞 发热微恶风寒（或有汗出）	宣肺通窍 辛凉解表	苍耳子散 +银翘散	苍耳子，辛夷，白芷，薄荷，金银花，连翘，荆芥穗
III 2	Yy + Yx + Xy	舌尖红苔薄黄，脉浮数 / 咳嗽，气喘 / 鼻塞 发热微恶风寒（或有汗出）	宣肺止咳 平喘 宣肺通窍 辛凉解表	桑菊饮 +苏子、厚朴 +苍耳子散 +银翘散	桑叶，杏仁，桔梗，连翘，薄荷，苏子，厚朴，苍耳子，辛夷，白芷，金银花，荆芥穗
IV	Yy + Xy + Xx	舌尖红苔薄黄，脉浮数 / 鼻塞 发热微恶风寒（或有汗出） 痰稠色黄，流黄浊涕 咽喉肿痛	宣肺通窍 疏风清热 化痰解毒 止痛	苍耳子散 +桑菊饮 +银翘散 +黄芩、贝母	金银花，连翘，荆芥穗，桑叶，菊花，桔梗，杏仁，连翘，芦根，黄芩，贝母，牛蒡子，苍耳子，辛夷，白芷，薄荷
V 1	Yy + Yx + Xx	舌尖红苔薄黄，脉浮数 / 咳嗽，气喘 / 痰稠色黄，流黄浊涕 咽喉肿痛	疏风清热 止咳平喘 宣肺化痰 解毒止痛	桑菊饮 +苏子、厚朴 +银翘散 +黄芩、贝母	桑叶，杏仁，桔梗，连翘，薄荷，苏子，厚朴，菊花，芦根，黄芩，贝母，金银花，牛蒡子
V 2	Yy + Yx + Xy + Xx	舌尖红苔薄黄，脉浮数 / 咳嗽，气喘 / 鼻塞 发热微恶风寒（或有汗出） 痰稠色黄，流黄浊涕 咽喉肿痛	止咳平喘 宣肺通窍 疏风清热 化痰解毒 止痛	桑菊饮 +苏子、厚朴 +苍耳子散 +银翘散 +黄芩、贝母	桑叶，杏仁，桔梗，连翘，薄荷，苏子，厚朴，菊花，芦根，黄芩，贝母，金银花，牛蒡子苍耳子，辛夷，白芷，荆芥穗

（三）风热犯肺证候的三级诊断标准

风热犯肺证候的判定，有三种情况：一是以咳嗽、气喘、痰稠色黄、鼻塞、流黄浊涕、咽喉肿痛、舌尖红苔薄黄、脉浮数等症状和体征为主出现；二是风热的症状和体征发热微恶风寒或有汗出、舌尖红苔薄黄、脉浮数等为从属；三是咳嗽、气喘、痰稠色黄、鼻塞、流黄浊涕、咽喉肿痛、舌尖红苔薄黄、脉浮数等症状和体征单独存在。见表3-16。

表3-16 风热犯肺证候的三级诊断标准

风热症状	发热微恶风寒或有汗出，舌尖红苔薄黄，脉浮数
以上症状和体征的组合有 $2^2-1=3$ 种	
1	发热微恶风寒，舌尖红苔薄黄，脉浮数
2	汗出，舌尖红苔薄黄、脉浮数
3	发热微恶风寒，汗出，舌尖红苔薄黄，脉浮数

I	Yy	舌尖红苔薄黄，脉浮数
II	Yy + Yx	舌尖红苔薄黄，脉浮数 / 咳嗽，气喘
以上症状和体征的组合有 $2^2-1=3$ 种		
II 1		咳嗽，舌尖红苔薄黄，脉浮数
II 2		气喘，舌尖红苔薄黄，脉浮数
II 3		咳嗽，气喘，舌尖红苔薄黄，脉浮数
以上 II 的情况与风热的 1~3 进行组合，都可以构成风热犯肺证候，为 II 4~ II 12		
II 4		咳嗽，发热微恶风寒，舌尖红苔薄黄，脉浮数
......		
II 12		咳嗽，气喘，发热微恶风寒，汗出，舌尖红苔薄黄，脉浮数
III 1	Yy + Xy	舌尖红苔薄黄，脉浮数 / 鼻塞
以上症状和体征的组合只有 1 种形式，为 III 1/1= 鼻塞、舌尖红苔薄黄、脉浮数		
以上 III 1/1 的情况与风热的 1~3 进行组合，都可以构成风热犯肺证候，为 III 1/2~ III 1/4		
III 1/2		鼻塞，发热微恶风寒，舌尖红苔薄黄，脉浮数
III 1/3		鼻塞，汗出，舌尖红苔薄黄，脉浮数
III 1/4		鼻塞，发热微恶风寒，汗出，舌尖红苔薄黄，脉浮数
III 2	Yy + Yx + Xy	舌尖红苔薄黄，脉浮数 / 咳嗽，气喘 / 鼻塞
以上症状和体征的组合有（2^2-1）×（2^1-1）=3 种		
III 2/1		咳嗽，鼻塞，舌尖红苔薄黄，脉浮数
III 2/2		气喘，鼻塞，舌尖红苔薄黄，脉浮数

Ⅲ 2/3		咳嗽，气喘，鼻塞，舌尖红苔薄黄，脉浮数
以上Ⅲ 2 的情况与风热的 1~3 进行组合，都可以构成风热犯肺证候，为Ⅲ 2/4~ Ⅲ 2/12		
Ⅲ 2/4		咳嗽，鼻塞，发热微恶风寒，舌尖红苔薄黄，脉浮数
......		
Ⅲ 2/12		咳嗽，气喘，鼻塞，发热微恶风寒，汗出，舌尖红苔薄黄，脉浮数
Ⅳ	Yy + Xy + Xx	舌尖红苔薄黄，脉浮数 鼻塞 痰稠色黄，流黄浊涕，咽喉肿痛
以上症状和体征的组合有（2^1-1）×（2^3-1）=1×7=7 种		
Ⅳ 1		鼻塞，痰稠色黄，舌尖红苔薄黄，脉浮数
......		
Ⅳ 7		鼻塞，痰稠色黄，流黄浊涕，咽喉肿痛，舌尖红苔薄黄，脉浮数
以上Ⅳ的情况与风热的 1~3 进行组合，都可以构成风热犯肺证候，为Ⅳ 8~ Ⅳ 28		
Ⅳ 8		鼻塞，痰稠色黄，发热微恶风寒，舌尖红苔薄黄，脉浮数
......		
Ⅳ 28		鼻塞，痰稠色黄，流黄浊涕，咽喉肿痛，发热微恶风寒，汗出，舌尖红苔薄黄，脉浮数
Ⅴ 1	Yy + Yx + Xx	舌尖红苔薄黄，脉浮数 咳嗽，气喘 痰稠色黄，流黄浊涕，咽喉肿痛
以上症状和体征的组合有（2^2-1）×（2^3-1）=3×7=21 种		
Ⅴ 1/1		咳嗽，痰稠色黄，舌尖红苔薄黄，脉浮数
......		
Ⅴ 1/21		咳嗽，气喘，痰稠色黄，流黄浊涕，咽喉肿痛，舌尖红苔薄黄，脉浮数
以上Ⅴ 1 的情况与风热的 1~3 进行组合，都可以构成风热犯肺证候，为Ⅴ 1/22~ Ⅴ 1/84		
Ⅴ 1/22		咳嗽，痰稠色黄，发热微恶风寒，舌尖红苔薄黄，脉浮数
......		
Ⅴ 1/84		咳嗽，气喘，痰稠色黄，流黄浊涕，咽喉肿痛，发热微恶风寒，汗出，舌尖红苔薄黄，脉浮数
Ⅴ 2	Yy + Yx + Xy + Xx	舌尖红苔薄黄，脉浮数 咳嗽，气喘 鼻塞 痰稠色黄，流黄浊涕，咽喉肿痛

（续表）

以上症状和体征的组合有（2^2-1）×（2^1-1）×（2^3-1）=3×1×7=21 种	
V 2/1	咳嗽，鼻塞，痰稠色黄，舌尖红苔薄黄，脉浮数
……	
V 2/21	咳嗽，气喘，鼻塞，痰稠色黄，流黄浊涕，咽喉肿痛，舌尖红苔薄黄，脉浮数
以上 V 2 的情况与风热的 1~3 进行组合，都可以构成风热犯肺证候，为 V 2/22~ V 2/84	
V 2/22	咳嗽，鼻塞，痰稠色黄，发热微恶风寒，舌尖红苔薄黄，脉浮数
……	
V 2/84	咳嗽，气喘，鼻塞，痰稠色黄，流黄浊涕，咽喉肿痛，发热微恶风寒，无汗，舌尖红苔薄黄，脉浮数

第五节　燥邪犯肺证候

一、燥邪犯肺证候的四诊症状和体征

干咳，无痰或痰少而黏、不易咳出，或痰中带血，或咯血，甚则胸痛，皮肤、鼻、咽干燥，或鼻衄，舌苔薄而干燥少津。或微有发热恶风寒，无汗或少汗，脉浮数或浮紧。剔除非肺属症状：口、唇干燥——脾开窍于口、其华在唇，尿少——膀胱有热，大便干结——大肠津亏。

二、燥邪犯肺证候的四诊症状和体征与肺脏功能和络属的对应关系

见表3-17。

表 3-17　燥邪犯肺证候的四诊症状和体征与肺脏功能和络属的对应关系

肺	功能				络属			
	主气，司呼吸	主宣发肃降	主通调水道	朝百脉，主治节	其华在毛	在窍为鼻	主咽	皮、忧、涕
燥邪犯肺证候的症状	无	干咳胸痛	无痰或痰少而黏，不易咳出	痰中带血，或咯血	皮肤干燥，或微有发热恶风寒，无汗或少汗	鼻衄、鼻干燥	咽干燥	无
舌象脉象：舌苔薄而干燥少津，脉浮数或浮紧								

三、燥邪犯肺证候的特征不变量分析

见表3-18。

表 3-18　燥邪犯肺证候的特征不变量分析

特征不变量	症状和体征	治法	方剂	药物
气血紊乱最早反映出的征象 Yy	舌苔薄而干燥少津	养阴润燥	单方单药	沙参，麦冬，玉竹
脏腑经络气血紊乱的表现 Yx	干咳无痰，甚则胸痛	清燥润肺	清燥救肺汤	桑叶，石膏，杏仁，麦冬，枇杷叶
形体、官窍、荣华等的紊乱症状 Xy	鼻、咽、皮肤干燥	润肺生津	桑杏汤＋沙参麦冬汤	桑叶，杏仁，沙参，麦冬，玉竹，天花粉
	或微有发热恶风寒无汗或少汗	润燥解表	杏苏散	杏仁，苏叶，半夏，陈皮，茯苓，桔梗，枳壳，前胡
形体、官窍、荣华等的变形症状 Xx	或痰少而黏不易咯出痰中带血	润肺化痰止咳润燥止血	桑杏汤	桑叶，杏仁，沙参，栀子，淡豆豉，贝母，梨皮
	或咯血，或鼻衄	止血	十灰散	大蓟，小蓟，荷叶，侧柏叶，茅根，茜草，栀子，大黄，丹皮，棕榈皮

四、燥邪犯肺证候诊断标准

（一）燥邪犯肺证候的一级诊断标准

干咳，无痰或痰少而黏、不易咳出，或痰中带血，或咯血，甚则胸痛，皮肤、鼻、咽干燥，或鼻衄，舌苔薄而干燥少津。或微有发热恶风寒，无汗或少汗，脉浮数或浮紧。

（二）燥邪犯肺证候的二级诊断标准

燥邪犯肺证候的判定有两种情况，一是以干咳、无痰或痰少而黏、不易咳出，或痰中带血，或咯血，甚则胸痛，皮肤、鼻、咽干燥，或鼻衄，舌苔薄而干燥少津等症状和体征为主出现；二是微有发热恶风寒、无汗或少汗、脉浮数或浮紧为从属症状出现。

1. 第一种情况

见表3-19（1）。

表 3-19（1）　燥邪犯肺证候的二级诊断标准

演化阶段	拓扑结构	表现形式	治法	方剂	药物
I	Yy	舌苔薄而干燥少津	清燥润肺	清燥救肺汤	沙参，麦冬，玉竹
II	Yy＋Yx	舌苔薄而干燥少津　干咳无痰，甚则胸痛	清燥润肺	清燥救肺汤	桑叶，石膏，杏仁，麦冬，枇杷叶
III 1	Yy＋Xy	舌苔薄而干燥少津　鼻、咽、皮肤干燥	润肺生津	桑杏汤＋沙参麦冬汤	桑叶，杏仁，沙参，麦冬，玉竹，天花粉

（续表）

演化阶段	拓扑结构	表现形式	治法	方剂	药物
Ⅲ 2	Yy + Yx + Xy	舌苔薄而干燥少津 干咳无痰，甚则胸痛 鼻、咽、皮肤干燥	清燥润肺 生津	清燥救肺汤 + 桑杏汤 + 沙参麦冬汤	桑叶，石膏，杏仁，沙参，麦冬，玉竹，天花粉，枇杷叶
Ⅳ	Yy + Xy + Xx	舌苔薄而干燥少津 鼻、咽、皮肤干燥 或痰多而黏、不易咯出 痰中带血，或咯血， 或鼻衄	润肺生津 化痰止咳 止血	沙参麦冬汤 + 桑杏汤 + 十灰散	桑叶，杏仁，沙参，麦冬，玉竹，天花粉，栀子，淡豆豉，贝母，梨皮，大蓟，小蓟，荷叶，侧柏叶，茅根，茜草，大黄，丹皮，棕榈皮
Ⅴ 1	Yy + Yx + Xx	舌苔薄而干燥少津 干咳无痰，甚则胸痛 或痰少而黏不易咯出 痰中带血，或咯血， 或鼻衄	清燥润肺 化痰止咳 止血	清燥救肺汤 + 桑杏汤 + 十灰散	桑叶，石膏，杏仁，麦冬，枇杷叶，沙参，栀子，淡豆豉，贝母，梨皮，大蓟，小蓟，荷叶，侧柏叶，茅根，茜草，大黄，丹皮，棕榈皮
Ⅴ 2	Yy + Yx + Xy + Xx	舌苔薄而干燥少津 干咳无痰，甚则胸痛 鼻、咽、皮肤干燥 或痰少而黏不易咯出 痰中带血，或咯血， 或鼻衄	清燥润肺 生津 化痰止咳 止血	清燥救肺汤 + 沙参麦冬汤 + 桑杏汤 + 十灰散	玉竹，天花粉，桑叶，石膏，杏仁，麦冬，枇杷叶，沙参，栀子，淡豆豉，贝母，梨皮，大蓟，小蓟，荷叶，侧柏叶，茅根，茜草，大黄，丹皮，棕榈皮

2. 第二种情况

是在第一种情况的基础上，把微有发热恶风寒、无汗或少汗、脉浮数或浮紧作为从属症状和体征。见表3-19（2）。

表 3-19（2）　　燥邪犯肺证候的二级诊断标准

演化阶段	拓扑结构	表现形式	治法	方剂	药物
Ⅰ	Yy	舌苔薄而干燥少津	养阴润燥	单方单药	沙参，麦冬，玉竹
Ⅱ	Yy + Yx	舌苔薄而干燥少津 干咳无痰，甚则胸痛	清燥润肺	清燥救肺汤	桑叶，石膏，杏仁，麦冬，枇杷叶
Ⅲ 1	Yy + Xy	舌苔薄而干燥少津 鼻、咽、皮肤干燥 或微有发热恶风寒，无汗	润肺生津 润燥解表	桑杏汤 + 沙参麦冬汤 + 杏苏散	桑叶，杏仁，沙参，麦冬，玉竹，天花粉，苏叶，半夏，陈皮，茯苓，桔梗，枳壳，前胡

（续表）

演化阶段	拓扑结构	表现形式	治法	方剂	药物
Ⅲ 2	Yy + Yx + Xy	舌苔薄而干燥少津 干咳无痰，甚则胸痛 鼻、咽、皮肤干燥 或微有发热恶风寒，无汗 或少汗	清燥生津 润肺解表	清燥救肺汤 +桑杏汤 +沙参麦冬汤 +杏苏散	桑叶，石膏，杏仁，沙参，麦冬，玉竹，天花粉，枇杷叶，苏叶，半夏，陈皮，茯苓，桔梗，枳壳，前胡
Ⅳ	Yy + Xy + Xx	舌苔薄而干燥少津 鼻、咽、皮肤干燥 或微有发热恶风寒， 无汗或少汗 或痰少而黏、不易咯出， 痰中带血或咯血，或鼻衄	润肺解表 化痰生津 止咳止血	桑杏汤 +沙参麦冬汤 +杏苏散 +十灰散	桑叶，杏仁，沙参，麦冬，玉竹，天花粉，栀子，淡豆豉，贝母，梨皮，苏叶，半夏，陈皮，茯苓，桔梗，枳壳，前胡，大蓟，小蓟，荷叶，侧柏叶，茅根，茜草，大黄，丹皮，棕榈皮
Ⅴ 1	Yy + Yx + Xx	舌苔薄而干燥少津 干咳无痰，甚则胸痛 或痰少而黏、不易咯出， 痰中带血或咯血，或鼻衄	清燥润肺 化痰止咳 止血	清燥救肺汤 +桑杏汤 +十灰散	桑叶，石膏，杏仁，麦冬，枇杷叶，沙参，栀子，淡豆豉，贝母，梨皮，大蓟，小蓟，荷叶，侧柏叶，茅根，茜草，大黄，丹皮，棕榈皮
Ⅴ 2	Yy + Yx + Xy + Xx	舌苔薄而干燥少津 干咳无痰，甚则胸痛 鼻、咽、皮肤干燥 或微有发热恶风寒，无汗 或少汗 或痰少而黏、不易咯出， 痰中带血或咯血，或鼻衄	清燥润肺 生津 化痰止咳 止血	清燥救肺汤 +桑杏汤 +杏苏散 +十灰散 +沙参麦冬汤	玉竹，天花粉，桑叶，石膏，杏仁，麦冬，枇杷叶，沙参，栀子，淡豆豉，贝母，梨皮，苏叶，半夏，陈皮，茯苓，桔梗，枳壳，前胡，大蓟，小蓟，荷叶，侧柏叶，茅根，茜草，大黄，丹皮，棕榈皮

（三）燥邪犯肺证候的三级诊断标准

1. 第一种情况

见表3-20（1）。

表 3-20（1）　燥邪犯肺证候的三级诊断标准

Ⅰ	Yy	舌苔薄而干燥少津
Ⅱ	Yy + Yx	舌苔薄而干燥少津 干咳无痰，甚则胸痛
以上症状和体征的组合有 $2^2-2=2$ 种		

（续表）

Ⅱ 1		干咳无痰，舌苔薄而干燥少津
Ⅱ 2		干咳无痰，甚则胸痛，舌苔薄而干燥少津
Ⅲ 1	Yy + Xy	舌苔薄而干燥少津 鼻、咽、皮肤干燥
以上症状和体征的组合只有 1 种，为Ⅲ 1/1＝鼻、咽、皮肤干燥、舌苔薄而干燥少津		
Ⅲ 2	Yy + Yx + Xy	舌苔薄而干燥少津 干咳无痰，甚则胸痛 鼻、咽、皮肤干燥
以上症状和体征的组合有（2^2-2）×（2^1-1）＝2×1＝2 种		
Ⅲ 2/1		鼻、咽、皮肤干燥，干咳无痰，舌苔薄而干燥少津
Ⅲ 2/2		鼻、咽、皮肤干燥，干咳无痰，甚则胸痛，舌苔薄而干燥少津
Ⅳ	Yy + Xy + Xx	舌苔薄而干燥少津 鼻、咽、皮肤干燥 痰少而黏、不易咳出，痰中带血，或咯血，或鼻衄
以上症状和体征的组合有（2^2+1）×（2^1-1）＝5 种		
Ⅳ 1		痰少而黏、不易咳出，痰中带血，鼻、咽、皮肤干燥，舌苔薄而干燥少津
Ⅳ 2		咯血，鼻、咽、皮肤干燥，舌苔薄而干燥少津
Ⅳ 3		鼻衄，鼻、咽、皮肤干燥，舌苔薄而干燥少津
Ⅳ 4		痰少而黏、不易咳出，痰中带血，咯血，鼻、咽、皮肤干燥，舌苔薄而干燥少津
Ⅳ 5		痰少而黏、不易咳出，痰中带血，鼻衄，鼻、咽、皮肤干燥，舌苔薄而干燥少津
Ⅴ 1	Yy + Yx + Xx	舌苔薄而干燥少津 干咳无痰，甚则胸痛 或痰少而黏、不易咳出，痰中带血，或咯血，或鼻衄
以上症状和体征的组合有（2^2-2）×（2^2+1）＝2×5＝10 种		
Ⅴ 1/1		干咳无痰，痰少而黏、不易咳出，痰中带血，舌苔薄而干燥少津
……		
Ⅴ 1/10		干咳无痰，甚则胸痛，痰少而黏、不易咳出，痰中带血，鼻衄，舌苔薄而干燥少津
Ⅴ 2	Yy + Yx + Xy + Xx	舌苔薄而干燥少津 干咳无痰，甚则胸痛 鼻、咽、皮肤干燥 或痰少而黏、不易咳出，痰中带血，或咯血，或鼻衄
以上症状和体征的组合有（2^2-2）×（2^2+1）×（2^1-1）＝2×5×1＝10 种		

（续表）

V 2/1	干咳无痰，痰少而黏、不易咳出，痰中带血，鼻、咽、皮肤干燥，舌苔薄而干燥少津
……	
V 2/10	干咳无痰，甚则胸痛，痰少而黏、不易咳出，痰中带血，鼻衄，鼻、咽、皮肤干燥，舌苔薄而干燥少津

2. 第二种情况

见表3-20（2）。

表 3-20（2）　燥邪犯肺证候的三级诊断标准

燥邪症状	微有发热恶风寒、无汗或少汗，脉浮数或浮紧
以上症状和体征的组合有 $2^1 \times 1 = 2$ 种	
1	微有发热恶风寒、无汗，脉浮数或浮紧
2	微有发热恶风寒、少汗，脉浮数或浮紧

Ⅰ	Yy	舌苔薄而干燥少津
Ⅱ	Yy + Yx	舌苔薄而干燥少津 干咳无痰，甚则胸痛
以上症状和体征的组合有 $2^2 - 2 = 2$ 种		
Ⅱ 1		干咳无痰，舌苔薄而干燥少津
Ⅱ 2		干咳无痰，甚则胸痛，舌苔薄而干燥少津
以上Ⅱ的情况与燥邪的 1~2 进行组合，都可以构成燥邪犯肺证候，为Ⅱ 3~Ⅱ 6		
Ⅱ 3		干咳无痰，微有发热恶风寒、无汗，舌苔薄而干燥少津，脉浮数或浮紧
……		
Ⅱ 6		干咳无痰，甚则胸痛，微有发热恶风寒、少汗，舌苔薄而干燥少津，脉浮数或浮紧
Ⅲ 1	Yy + Xy	舌苔薄而干燥少津 鼻、咽、皮肤干燥
以上症状和体征的组合只有 1 种，为Ⅲ 1/1= 鼻、咽、皮肤干燥、舌苔薄而干燥少津		
以上Ⅲ 1/1 的情况与燥邪的 1~2 进行组合，都可以构成燥邪犯肺证候，为Ⅲ 1/2~Ⅲ 1/3		
Ⅲ 1/2		鼻、咽、皮肤干燥，微有发热恶风寒、无汗，舌苔薄而干燥少津，脉浮数或浮紧
Ⅲ 1/3		鼻、咽、皮肤干燥，微有发热恶风寒、少汗，舌苔薄而干燥少津，脉浮数或浮紧
Ⅲ 2	Yy + Yx + Xy	舌苔薄而干燥少津 干咳无痰，甚则胸痛 鼻、咽、皮肤干燥

（续表）

以上症状和体征的组合有（2^2-2）×（2^1-1）=2×1=2 种		
Ⅲ 2/1		鼻、咽、皮肤干燥，干咳无痰，舌苔薄而干燥少津
Ⅲ 2/2		鼻、咽、皮肤干燥，干咳无痰，甚则胸痛，舌苔薄而干燥少津
以上Ⅲ 2 的情况与燥邪的 1~2 进行组合，都可以构成燥邪犯肺证候，为 Ⅲ 2/3~ Ⅲ 2/6		
Ⅲ 2/3		鼻、咽、皮肤干燥，干咳无痰，微有发热恶风寒、无汗，舌苔薄而干燥少津，脉浮数或浮紧
……		
Ⅲ 2/6		鼻、咽、皮肤干燥，干咳无痰，甚则胸痛，微有发热恶风寒、少汗，舌苔薄而干燥少津，脉浮数或浮紧
Ⅳ	Yy + Xy + Xx	舌苔薄而干燥少津
		鼻、咽、皮肤干燥
		痰少而黏、不易咳出，痰中带血，或咯血，或鼻衄
以上症状和体征的组合有（2^2+1）×（2^1-1）=5 种		
Ⅳ 1		痰少而黏、不易咳出，痰中带血，鼻、咽、皮肤干燥，舌苔薄而干燥少津
Ⅳ 2		咯血，鼻、咽、皮肤干燥，舌苔薄而干燥少津
Ⅳ 3		鼻衄，鼻、咽、皮肤干燥，舌苔薄而干燥少津
Ⅳ 4		痰少而黏、不易咳出，痰中带血，咯血，鼻、咽、皮肤干燥，舌苔薄而干燥少津
Ⅳ 5		痰少而黏、不易咳出，痰中带血，鼻衄，鼻、咽、皮肤干燥，舌苔薄而干燥少津
以上Ⅳ的情况与燥邪 的 1~2 进行组合，都可以构成风寒犯肺证候，为Ⅳ 6~ Ⅳ 15		
Ⅳ 6		痰少而黏、不易咳出，痰中带血，鼻、咽、皮肤干燥，微有发热恶风寒、无汗，舌苔薄而干燥少津，脉浮数或浮紧
……		
Ⅳ 15		痰少而黏、不易咳出，痰中带血，鼻衄，鼻、咽、皮肤干燥，微有发热恶风寒、少汗，舌苔薄而干燥少津，脉浮数或浮紧
Ⅴ 1	Yy + Yx + Xx	舌苔薄而干燥少津
		干咳无痰，甚则胸痛
		或痰少而黏、不易咳出，痰中带血，或咯血，或鼻衄
以上症状和体征的组合有（2^2-2）×（2^2+1）=2×5=10 种		
Ⅴ 1/1		干咳无痰，痰少而黏、不易咳出，痰中带血，舌苔薄而干燥少津
……		
Ⅴ 1/10		干咳无痰，甚则胸痛，痰少而黏、不易咳出，痰中带血，鼻衄，舌苔薄而干燥少津
以上Ⅴ 1 的情况与燥邪 的 1~2 进行组合，都可以构成风寒犯肺证候，为 Ⅴ 1/11~ Ⅴ 1/30		

（续表）

V 1/11	干咳无痰，痰少而黏、不易咳出，痰中带血，微有发热恶风寒、无汗，舌苔薄而干燥少津，脉浮数或浮紧
……	
V 1/30	干咳无痰，甚则胸痛，痰少而黏、不易咳出，痰中带血，鼻衄，微有发热恶风寒、少汗，舌苔薄而干燥少津，脉浮数或浮紧

V 2	Yy + Yx + Xy + Xx	舌苔薄而干燥少津
		干咳无痰，甚则胸痛
		鼻、咽、皮肤干燥
		或痰少而黏、不易咳出，痰中带血，或咯血，或鼻衄

以上症状和体征的组合有（2^2-2）×（2^2+1）×（2^1-1）=2×5×1=10 种

V 2/1	干咳无痰，痰少而黏、不易咳出，痰中带血，鼻、咽、皮肤干燥，舌苔薄而干燥少津
……	
V 2/10	干咳无痰，甚则胸痛，痰少而黏、不易咳出，痰中带血，鼻衄，鼻、咽、皮肤干燥，舌苔薄而干燥少津

以上 V 2 的情况与燥邪 的 1~2 进行组合，都可以构成风寒犯肺证候，为 V 2/11~ V 2/30

V 2/11	干咳无痰，痰少而黏、不易咳出，痰中带血，鼻、咽、皮肤干燥，微有发热恶风寒，无汗，舌苔薄而干燥少津，脉浮数或浮紧
……	
V 2/30	干咳无痰，甚则胸痛，痰少而黏、不易咳出，痰中带血，鼻衄，鼻、咽、皮肤干燥，微有发热恶风寒，少汗，舌苔薄而干燥少津，脉浮数或浮紧

第六节　肺热炽盛证候

一、肺热炽盛证候的四诊症状和体征

咳嗽，气粗而喘，甚则鼻翼扇动，鼻息灼热，或有咽喉红肿疼痛，胸痛，发热，舌红苔黄，脉洪数。剔除非肺属症状：口渴——脾开窍于口、实为胃热，小便黄——膀胱有热，大便秘结——大肠有热津亏。

二、肺热炽盛证候的四诊症状和体征与肺脏功能和络属的对应关系

见表3-21。

表 3-21　肺热炽盛证候的四诊症状和体征与肺脏功能和络属的对应关系

肺	功能				络属			
	主气，司呼吸	主宣发肃降	主通调水道	朝百脉，主治节	在体合皮	在窍为鼻	主咽喉	毛、忧、涕
肺热炽盛证候的症状	气粗而喘	咳嗽，胸痛	无	无	发热	鼻翼扇动，鼻息灼热	或有咽喉红肿疼痛	无
	舌象脉象：舌红苔黄，脉洪数							

三、肺热炽盛证候的特征不变量分析

见表3-22。

表 3-22　肺热炽盛证候的特征不变量分析

特征不变量	症状和体征	治法	方剂	药物
气血紊乱最早反映出的征象 Yy	舌红苔黄，脉洪数	清泻肺热	单方，单药	石膏，知母
脏腑经络气血紊乱的表现 Yx	咳嗽	清泻肺热止咳	泻白散	桑白皮，地骨皮
	胸痛	清泻肺热止痛	泻白散＋瓜蒌、黄芩	桑白皮，地骨皮，黄芩，瓜蒌
	气粗而喘	清泻肺热平喘	泻白散＋苏子、厚朴	桑白皮，地骨皮，苏子，厚朴
	发热	清泻肺热	白虎汤	石膏，知母
形体、官窍、荣华等的紊乱症状 Xy	鼻翼煽动鼻息灼热	清泻肺热	泻白散＋白虎汤	桑白皮，地骨皮，石膏，知母
形体、官窍、荣华等的变形症状 Xx	或有咽喉红肿疼痛	清泻肺热解毒止痛	泻白散＋白虎汤＋黄芩、薄荷、牛蒡子	桑白皮，地骨皮，石膏，知母，黄芩，薄荷，牛蒡子

四、肺热炽盛证候诊断标准

（一）肺热炽盛证候的一级诊断标准肺热炽盛

咳嗽，气粗而喘，甚则鼻翼扇动，鼻息灼热，或有咽喉红肿疼痛，胸痛，发热，舌红苔黄，脉洪数。

（二）肺热炽盛证候的二级诊断标准

见表3-23。

表 3-23　肺热炽盛证候的二级诊断标准

演化阶段	拓扑结构	表现形式	治法	方剂	药物
I	Yy	舌红苔黄，脉洪数	清泻肺热	单方，单药	石膏，知母
II	Yy + Yx	舌红苔黄，脉洪数 咳嗽，气粗而喘 胸痛 发热	止咳平喘 止痛 清泻肺热	泻白散＋苏子、厚朴 ＋瓜蒌、黄芩 ＋白虎汤	桑白皮，地骨皮，黄芩，瓜蒌，苏子，厚朴，石膏，知母
III 1	Yy + Xy	舌红苔黄，脉洪数 鼻翼扇动，鼻息灼热	清泻肺热	泻白散＋白虎汤	桑白皮，地骨皮，石膏，知母
III 2	Yy + Yx + Xy	舌红苔黄，脉洪数 咳嗽，气粗而喘 胸痛 发热 鼻翼煽动，鼻息灼热	止咳平喘 止痛 清泻肺热	泻白散＋苏子、厚朴 ＋瓜蒌、黄芩 ＋白虎汤	桑白皮，地骨皮，黄芩，瓜蒌，苏子，厚朴，石膏，知母
IV	Yy + Xy + Xx	舌红苔黄，脉洪数 鼻翼煽动，鼻息灼热 或有咽喉红肿疼痛	清泻肺热 解毒止痛	泻白散＋白虎汤 ＋黄芩、薄荷、牛蒡子	桑白皮，地骨皮，石膏，知母，黄芩，薄荷，牛蒡子
V 1	Yy + Yx + Xx	舌红苔黄，脉洪数 咳嗽，气粗而喘 胸痛 发热 或有咽喉红肿疼痛	止咳平喘 止痛 清泻肺热 解毒	泻白散＋苏子、厚朴 ＋瓜蒌、黄芩 ＋白虎汤 ＋薄荷、牛蒡子	桑白皮，地骨皮，黄芩，瓜蒌，苏子，厚朴，石膏，知母，薄荷，牛蒡子
V 2	Yy + Yx + Xy + Xx	舌红苔黄，脉洪数 咳嗽，气粗而喘 胸痛 发热 鼻翼煽动，鼻息灼热 或有咽喉红肿疼痛	止咳平喘 止痛 清泻肺热 解毒	泻白散＋苏子、厚朴 ＋瓜蒌、黄芩 ＋白虎汤 ＋薄荷、牛蒡子	桑白皮，地骨皮，黄芩，瓜蒌，苏子，厚朴，石膏，知母，薄荷，牛蒡子

（三）肺热炽盛证候的三级诊断标准

肺热炽盛证候的判定，是以咳嗽、气粗而喘，甚则鼻翼扇动，鼻息灼热，或有咽喉红肿疼痛，胸痛等症状和体征为必要条件，其中"发热"只能作为从属症状出现。见表3-24。

表 3-24　肺热炽盛证候的三级诊断标准

I	Yy	舌红苔黄，脉洪数
II	Yy + Yx	舌红苔黄，脉洪数 咳嗽，胸痛，气粗而喘

（续表）

以上症状和体征的组合有 $2^3-1=7$ 种		
Ⅱ 1		咳嗽，舌红苔黄，脉洪数
……		
Ⅱ 7		咳嗽，胸痛，气粗而喘，舌红苔黄，脉洪数
以上Ⅱ的情况与"发热"进行组合，都可以构成肺热炽盛证候，为Ⅱ 8~Ⅱ 14		
Ⅱ 8		胸痛，发热，舌红苔黄，脉洪数
……		
Ⅱ 14		咳嗽，胸痛，气粗而喘，发热，舌红苔黄，脉洪数
Ⅲ 1	Yy + Xy	舌红苔黄，脉洪数 鼻翼扇动，鼻息灼热
以上症状和体征的组合有 $2^2-1=3$ 种		
Ⅲ 1/1		鼻翼扇动，舌红苔黄，脉洪数
Ⅲ 1/2		鼻息灼热，舌红苔黄，脉洪数
Ⅲ 1/3		鼻翼扇动，鼻息灼热，舌红苔黄，脉洪数
以上Ⅲ 1的情况与"发热"进行组合，都可以构成肺热炽盛证候，为Ⅲ 1/4~Ⅲ 1/6		
Ⅲ 1/4		鼻翼扇动，发热，舌红苔黄，脉洪数
Ⅲ 1/5		鼻息灼热，发热，舌红苔黄，脉洪数
Ⅲ 1/6		鼻翼扇动，鼻息灼热，发热，舌红苔黄，脉洪数
Ⅲ 2	Yy + Yx + Xy	舌红苔黄，脉洪数 咳嗽，胸痛，气粗而喘 鼻翼扇动，鼻息灼热
以上症状和体征的组合有（2^3-1）×（2^2-1）=7×3=21 种		
Ⅲ 2/1		鼻翼扇动，咳嗽，舌红苔黄，脉洪数
……		
Ⅲ 2/21		鼻翼扇动，鼻息灼热，咳嗽，胸痛，气粗而喘，舌红苔黄，脉洪数
以上Ⅲ 2的情况与"发热"进行组合，都可以构成肺热炽盛证候，为Ⅲ 2/22~Ⅲ 2/42		
Ⅲ 2/22		鼻翼扇动，咳嗽，发热，舌红苔黄，脉洪数
……		
Ⅲ 2/42		鼻翼扇动，鼻息灼热，咳嗽，胸痛，气粗而喘，发热，舌红苔黄，脉洪数
Ⅳ	Yy + Xy + Xx	舌红苔黄，脉洪数 鼻翼扇动，鼻息灼热 咽喉红肿疼痛

（续表）

以上症状和体征的组合有（2^2-1）×（2^1-1）=3×1=3 种		
Ⅳ 1		鼻翼扇动，咽喉红肿疼痛，舌红苔黄，脉洪数
Ⅳ 2		鼻息灼热，咽喉红肿疼痛，舌红苔黄，脉洪数
Ⅳ 3		鼻翼扇动，鼻息灼热，咽喉红肿疼痛，舌红苔黄，脉洪数
以上Ⅳ的情况与"发热"进行组合，都可以构成肺热炽盛证候，为Ⅳ 4~ Ⅳ 6		
Ⅳ 4		鼻翼扇动，咽喉红肿疼痛，发热，舌红苔黄，脉洪数
Ⅳ 5		鼻息灼热，咽喉红肿疼痛，发热，舌红苔黄，脉洪数
Ⅳ 6		鼻翼扇动，鼻息灼热，咽喉红肿疼痛，发热，舌红苔黄，脉洪数
Ⅴ 1	Yy + Yx + Xx	舌红苔黄，脉洪数 咳嗽，胸痛，气粗而喘 咽喉红肿疼痛
以上症状和体征的组合有（2^3-1）×（2^1-1）=7×1=7 种		
Ⅴ 1/1		咽喉红肿疼痛，咳嗽，舌红苔黄，脉洪数
……		
Ⅴ 1/7		咽喉红肿疼痛，咳嗽，胸痛，气粗而喘，舌红苔黄，脉洪数
以上Ⅴ 1 的情况与"发热"进行组合，都可以构成肺热炽盛证候，为Ⅴ 1/8~ Ⅴ 1/14		
Ⅴ 1/8		咽喉红肿疼痛，咳嗽，发热，舌红苔黄，脉洪数
……		
Ⅴ 1/14		咽喉红肿疼痛，咳嗽，胸痛，气粗而喘，发热，舌红苔黄，脉洪数
Ⅴ 2	Yy + Yx + Xy + Xx	舌红苔黄，脉洪数 咳嗽，胸痛，气粗而喘 甚则鼻翼扇动，鼻息灼热 或有咽喉红肿疼痛
以上症状和体征的组合有（2^3-1）×（2^2-1）×（2^1-1）=7×3×1=21 种		
Ⅴ 2/1		咽喉红肿疼痛，鼻翼扇动，咳嗽，舌红苔黄，脉洪数
……		
Ⅴ 2/21		咽喉红肿疼痛，鼻翼扇动，鼻息灼热，咳嗽，胸痛，气粗而喘，舌红苔黄，脉洪数
以上Ⅴ 2 的情况与"发热"进行组合，都可以构成肺热炽盛证候，为Ⅴ 2/22~ Ⅴ 2/42		
Ⅴ 2/22		咽喉红肿疼痛，鼻翼扇动，咳嗽，发热，舌红苔黄，脉洪数
……		
Ⅴ 2/42		咽喉红肿疼痛，鼻翼扇动，鼻息灼热，咳嗽，胸痛，气粗而喘，发热，舌红苔黄，脉洪数

第七节 寒痰阻肺证候

一、寒痰阻肺证候的四诊症状和体征

咳嗽，气喘，痰多质稠或清稀、色白、易咳，或喉间有哮鸣声，胸闷，畏寒，舌质淡，苔白腻或白滑，脉弦或滑。剔除非肺属症状：肢冷——脾主四肢。

二、寒痰阻肺证候的四诊症状和体征与肺脏功能和络属的对应关系

见表3-25。

表 3-25　寒痰阻肺证候的四诊症状和体征与肺脏功能和络属的对应关系

肺	功能				络属	
	主气，司呼吸	主宣发肃降	主通调水道	朝百脉，主治节	在体合皮	毛、鼻、忧、涕
寒痰阻肺证候的症状	气喘	咳嗽，胸闷	痰多色白质稠，或清稀易咳	无	无	
	舌象脉象：舌质淡，苔白腻或白滑，脉弦或滑 虚寒象：畏寒					

三、寒痰阻肺证候的特征不变量分析

见表3-26。

表 3-26　寒痰阻肺证候的特征不变量分析

特征不变量	症状和体征	治法	方剂	药物
气血紊乱最早反映出的征象 Yy	舌质淡，苔白腻或白滑，脉弦或滑	温肺化痰	单方，单药	干姜，半夏
脏腑经络气血紊乱的表现 Yx	咳嗽	温肺止咳	止嗽散	紫菀，百部，白前，桔梗，杏仁，桔梗，枳壳
	胸闷	温肺宽胸理气	瓜蒌，薤白	瓜蒌，薤白
	气喘	温肺降气平喘	苏子降气汤	苏子，前胡，厚朴，肉桂，当归，细辛，干姜
	畏寒	温阳散寒	苓甘五味姜辛汤	茯苓，甘草，细辛，干姜

（续表）

特征不变量	症状和体征	治法	方剂	药物
形体、官窍、荣华等的紊乱症状 Xy	—	—	—	—
形体、官窍、荣华等的变形症状 Xx	痰多色白质稠或清稀易咯或喉间有哮鸣声	温肺化痰	苓甘五味姜辛汤+二陈汤	细辛，干姜，茯苓，甘草半夏，陈皮，乌梅

四、寒痰阻肺证候诊断标准

（一）寒痰阻肺证候的一级诊断标准

咳嗽，气喘，痰多质稠或清稀、色白、易咳，或喉间有哮鸣声，胸闷，畏寒，舌质淡，苔白腻或白滑，脉弦或滑。

（二）寒痰阻肺证候的二级诊断标准

见表3-27。

表 3-27　寒痰阻肺证候的二级诊断标准

演化阶段	拓扑结构	表现形式	治法	方剂	药物
I	Yy	舌质淡，苔白腻或白滑，脉弦或滑	温肺化痰	单方，单药	干姜，半夏
II	Yy + Yx	舌质淡，苔白腻或白滑脉弦或滑 咳嗽 气喘 胸闷 畏寒	温肺止咳 温肺平喘 宽胸理气 温阳散寒	止嗽散 +苏子降气汤 +瓜蒌、薤白 +苓甘五味姜辛汤	紫菀，百部，白前，桔梗，枳壳，杏仁，半夏，陈皮，茯苓，乌梅，苏子，前胡，厚朴，肉桂，当归，细辛，干姜
V 1	Yy + Yx + Xx	舌质淡，苔白腻或白滑脉弦或滑 咳嗽 气喘 胸闷 畏寒 痰多色白质稠或清稀易咯或喉间有哮鸣声	温肺止咳 温肺平喘 宽胸理气 温阳散寒 温肺化痰	止嗽散 +苏子降气汤 +瓜蒌、薤白 +苓甘五味姜辛汤 +二陈汤	紫菀，百部，白前，桔梗，枳壳，杏仁，半夏，陈皮，茯苓，乌梅，苏子，前胡，厚朴，肉桂，当归，细辛，干姜

（三）寒痰阻肺证候的三级诊断标准

寒痰阻肺证候的判定，是以咳嗽、气喘，痰多质稠或清稀、色白、易咳，或喉间有哮鸣声，胸闷等症状和体征为主出现，其中"畏寒"只能作为从属症状出现。见表3–28。

表 3–28 寒痰阻肺证候的三级诊断标准

I	Yy	舌质淡，苔白腻或白滑，脉弦或滑
II	Yy + Yx	舌质淡，苔白腻或白滑，脉弦或滑 咳嗽，胸闷，气喘
以上症状和体征的组合有 $2^3-1=7$ 种		
II 1		咳嗽，舌质淡，苔白腻或白滑，脉弦或滑
……		
II 7		咳嗽，胸闷，气喘，舌质淡，苔白腻或白滑，脉弦或滑
以上 II 的情况与"畏寒"进行组合，都可以构成肺热炽盛证候，为 II 8~ II 14		
II 8		咳嗽，畏寒，舌质淡，苔白腻或白滑，脉弦或滑
……		
II 14		咳嗽，胸闷，气喘，畏寒，舌质淡，苔白腻或白滑，脉弦或滑
V 1	Yy + Yx + Xx	舌质淡，苔白腻或白滑，脉弦或滑 咳嗽，胸闷，气喘 痰多、色白、质稠，或清稀、易咳，或喉间有哮鸣声
以上症状和体征的组合有（2^3-1）×（2^2+1）$=7 \times 5=35$ 种		
V 1/1		咳嗽，痰多、色白、质稠，舌质淡，苔白腻或白滑，脉弦或滑
……		
V 1/35		咳嗽，胸闷，气喘，痰多、色白、清稀、易咳，喉间有哮鸣声，舌质淡，苔白腻或白滑，脉弦或滑
以上 V 1 的情况与"畏寒"进行组合，都可以构成肺热炽盛证候，为 V 1/36~ V 1/70		
V 1/36		咳嗽，畏寒，痰多、色白、质稠，舌质淡，苔白腻或白滑，脉弦或滑
……		
V 1/70		咳嗽，胸闷，气喘，畏寒，痰多、色白、清稀、易咳，喉间有哮鸣声，舌质淡，苔白腻或白滑，脉弦或滑

第八节 痰热壅肺证候

一、痰热壅肺证候的四诊症状和体征

咳嗽，气喘息粗，甚则鼻翼扇动，喉中痰鸣，咳痰黄稠而量多，或咳吐脓血腥臭痰，胸闷或胸痛，发热，舌红苔黄腻，脉滑数。剔除非肺属症状：口渴——脾开窍于口、实为胃热；小便短黄——膀胱有热，大便秘结——大肠津亏，烦躁不安——心主神。

二、痰热壅肺证候的四诊症状和体征与肺脏功能和络属的对应关系

见表3-29。

表 3-29 痰热壅肺证候的四诊症状和体征与肺脏功能和络属的对应关系

肺	功能				络属			
	主气，司呼吸	主宣发肃降	主通调水道	朝百脉，主治节	在体合皮	在窍为鼻	主喉	毛、忧、涕
痰热壅肺证候的症状	气喘息粗	咳嗽，胸闷，或胸痛	咳痰黄稠而量多，或咳吐脓血腥臭痰	无	发热	鼻翼扇动	喉中痰鸣	无
	舌象脉象：舌红苔黄腻，脉滑数							

三、痰热壅肺证候的特征不变量分析

见表3-30。

表 3-30 痰热壅肺证候的特征不变量分析

特征不变量	症状和体征	治法	方剂	药物
气血紊乱最早反映出的征象 Yy	舌红苔黄腻，脉滑数	清热化痰	单方，单药	黄芩，瓜蒌
脏腑经络气血紊乱的表现 Yx	咳嗽	清热化痰止咳	清金化痰汤	黄芩，桑白皮，瓜蒌，贝母，桔梗，甘草
	胸闷或胸痛	清热化痰理气止痛	清金化痰汤	黄芩，桑白皮，瓜蒌，贝母，桔梗，甘草
	气喘息粗	清肺化痰平喘	清金化痰汤+苏子、厚朴	黄芩，桑白皮，瓜蒌，桔梗，枳壳，苏子，厚朴
	发热	清泻肺热	泻白散	桑白皮，地骨皮，甘草

（续表）

特征不变量	症状和体征	治法	方剂	药物
形体、官窍、荣华等的紊乱症状 Xy	鼻翼煽动	清泻肺热	清金化痰汤	黄芩，桑白皮
形体、官窍、荣华等的变形症状 Xx	咯痰黄稠而量多，喉中痰鸣	清泻肺热宣肺化痰	清金化痰汤	黄芩，栀子，知母，桑白皮，瓜蒌，贝母，麦冬，橘红，茯苓，桔梗，甘草
	或咳吐脓血腥臭痰	清泻肺热化瘀消痈	千金苇茎汤	苇茎，桃仁，薏苡仁，冬瓜子

四、痰热壅肺证候诊断标准

（一）痰热壅肺证候的一级诊断标准

咳嗽，气喘息粗，甚则鼻翼扇动，喉中痰鸣，咳痰黄稠而量多，或咳吐脓血腥臭痰，胸闷或胸痛，发热，舌红苔黄腻，脉滑数。

（二）痰热壅肺证候的二级诊断标准

见表3-31。

表 3-31 痰热壅肺证候的二级诊断标准

演化阶段	拓扑结构	表现形式	治法	方剂	药物
I	Yy	舌红苔黄腻，脉滑数	清热化痰	单方，单药	黄芩，瓜蒌
II	Yy + Yx	舌红苔黄腻，脉滑数 咳嗽，气喘息粗 胸闷或胸痛 发热	止咳平喘 理气止痛 清泻肺热	苏子、厚朴 清金化痰汤 + 泻白散	黄芩，栀子，知母，桑白皮，瓜蒌，贝母，麦冬，橘红，茯苓，桔梗，甘草，苏子，厚朴
III 1	Yy + Xy	舌红苔黄腻，脉滑数 鼻翼煽动	清泻肺热	清金化痰汤	黄芩，桑白皮
III 2	Yy + Yx + Xy	舌红苔黄腻，脉滑数 咳嗽，气喘息粗 胸闷或胸痛 发热 鼻翼煽动	止咳平喘 理气止痛 清泻肺热	苏子、厚朴 清金化痰汤 + 泻白散	黄芩，栀子，知母，桑白皮，瓜蒌，贝母，麦冬，橘红，茯苓，桔梗，甘草，苏子，厚朴
IV	Yy + Xy + Xx	舌红苔黄腻，脉滑数 鼻翼煽动 咯痰黄稠而量多，喉中痰鸣 或咳吐脓血腥臭痰	清泻肺热 宣肺化痰 化瘀消痈	泻白散 + 清金化痰汤 + 千金苇茎汤	黄芩，栀子，知母，桑白皮，瓜蒌，贝母，麦冬，橘红，茯苓，桔梗，甘草，苇茎，桃仁，薏苡仁，冬瓜子

（续表）

演化阶段	拓扑结构	表现形式	治法	方剂	药物
V 1	Yy + Yx + Xx	舌红苔黄腻，脉滑数 咳嗽，气喘息粗 胸闷或胸痛 发热 咯痰黄稠而量多，喉中痰鸣 或咳吐脓血腥臭痰	止咳平喘 理气止痛 清泻肺热 清肺化痰 化瘀消痈	苏子、厚朴 清金化痰汤 + 泻白散 清金化痰汤 + 千金苇茎汤	黄芩，栀子，知母，桑白皮，瓜蒌，贝母，麦冬，橘红，茯苓，桔梗，甘草，苏子，厚朴，苇茎，桃仁，薏苡仁，冬瓜子
V 2	Yy + Yx + Xy + Xx	舌红苔黄腻，脉滑数 咳嗽，气喘息粗 胸闷或胸痛 发热 鼻翼煽动 咯痰黄稠而量多，喉中痰鸣 或咳吐脓血腥臭痰	止咳平喘 理气止痛 清泻肺热 清肺化痰 化瘀消痈	苏子、厚朴 清金化痰汤 + 泻白散 清金化痰汤 + 千金苇茎汤	黄芩，栀子，知母，桑白皮，瓜蒌，贝母，麦冬，橘红，茯苓，桔梗，甘草，苏子，厚朴，苇茎，桃仁，薏苡仁，冬瓜子

（三）痰热壅肺证候的三级诊断标准

痰热壅肺证候的判定，是以咳嗽、气喘息粗，甚则鼻翼扇动、喉中痰鸣、咳痰黄稠而量多，或咳吐脓血腥臭痰、胸闷或胸痛、舌红苔黄腻、脉滑数等症状和体征为必要条件，其中"发热"只能作为从属症状。见表3-32。

表3-32　痰热壅肺证候的三级诊断标准

I	Yy	舌红苔黄腻，脉滑数
II	Yy + Yx	舌红苔黄腻，脉滑数 咳嗽，胸闷或胸痛，气喘息粗
以上症状和体征的组合有（2^3-1）+（2^3-1）-（2^2-1）=7+7-3=11 种		
II 1		咳嗽，舌红苔黄腻，脉滑数
……		
II 11		咳嗽，胸痛，气喘息粗，舌红苔黄腻，脉滑数
以上 II 的情况与"发热"进行组合，都可以构成痰热壅肺证候，为 II 12~ II 22		
II 12		咳嗽，发热，舌红苔黄腻，脉滑数
……		
II 22		咳嗽，胸痛，气喘息粗，发热，舌红苔黄腻，脉滑数

（续表）

Ⅲ 1	Yy + Xy	舌红苔黄腻，脉滑数 鼻翼扇动

以上症状和体征的组合只有 1 种，为Ⅲ 1/1=鼻翼扇动、舌红苔黄腻、脉滑数

以上Ⅲ 1/1 的情况与"发热"进行组合，可以构成痰热壅肺证候，为Ⅲ 1/2=鼻翼扇动、发热、舌红苔黄腻、脉滑数

Ⅲ 2	Yy + Yx + Xy	舌红苔黄腻，脉滑数 咳嗽，胸闷或胸痛，气喘息粗 鼻翼扇动

以上症状和体征的组合有 [（2^3–1）+（2^3–1）–（2^2–1）]×（2^1–1）=（7+7–3）×1=11 种

Ⅲ 2/1	咳嗽，鼻翼扇动，舌红苔黄腻，脉滑数
……	
Ⅲ 2/11	咳嗽，胸痛，气喘息粗，鼻翼扇动，舌红苔黄腻，脉滑数

以上Ⅲ 2 的情况与"发热"进行组合，都可以构成痰热壅肺证候，为Ⅲ 2/12~Ⅲ 2/22

Ⅲ 2/12	咳嗽，鼻翼扇动，发热，舌红苔黄腻，脉滑数
……	
Ⅲ 2/22	咳嗽，胸痛，气喘息粗，鼻翼扇动，发热，舌红苔黄腻，脉滑数

Ⅳ	Yy + Xy + Xx	舌红苔黄腻，脉滑数 鼻翼扇动 咳痰黄稠而量多，喉中痰鸣，或咳吐脓血腥臭痰

以上症状和体征的组合有（2^2+1）×（2^1–1）=5 种

Ⅳ 1	鼻翼扇动，咳痰黄稠而量多，舌红苔黄腻，脉滑数
Ⅳ 2	鼻翼扇动，喉中痰鸣，舌红苔黄腻，脉滑数
Ⅳ 3	鼻翼扇动，咳吐脓血腥臭痰，舌红苔黄腻，脉滑数
Ⅳ 4	鼻翼扇动，咳痰黄稠而量多，喉中痰鸣，舌红苔黄腻，脉滑数
Ⅳ 5	鼻翼扇动，咳吐脓血腥臭痰，喉中痰鸣，舌红苔黄腻，脉滑数

以上Ⅳ的情况与"发热"进行组合，都可以构成痰热壅肺证候，为Ⅳ 6~Ⅳ 10

Ⅳ 6	鼻翼扇动，咳痰黄稠而量多，发热，舌红苔黄腻，脉滑数
……	
Ⅳ 10	鼻翼扇动，咳吐脓血腥臭痰，喉中痰鸣，发热，舌红苔黄腻，脉滑数

Ⅴ 1	Yy + Yx + Xx	舌红苔黄腻，脉滑数 咳嗽，胸闷或胸痛，气喘息粗 咳痰黄稠而量多，喉中痰鸣，或咳吐脓血腥臭痰

以上症状和体征的组合有 [（2^3–1）+（2^3–1）–（2^2–1）]×（2^2+1）=11×5=55 种

V 1/1	咳痰黄稠而量多，咳嗽，舌红苔黄腻，脉滑数
……	
V 1/55	咳吐脓血腥臭痰，喉中痰鸣，咳嗽，胸痛，气喘息粗，舌红苔黄腻，脉滑数
以上 V 1 的情况与"发热"进行组合，都可以构成痰热壅肺证候，为 V 1/56~ V 1/110	
V 1/56	咳痰黄稠而量多，咳嗽，发热，舌红苔黄腻，脉滑数
……	
V 1/110	咳吐脓血腥臭痰，喉中痰鸣，咳嗽，胸痛，气喘息粗，发热，舌红苔黄腻，脉滑数

V 2	Yy	舌红苔黄腻，脉滑数
	+ Yx	咳嗽，胸闷或胸痛，气喘息粗
	+ Xy	鼻翼扇动
	+ Xx	咳痰黄稠而量多，喉中痰鸣，或咳吐脓血腥臭痰

以上症状和体征的组合有 $[(2^3-1)+(2^3-1)-(2^2-1)] \times (2^1-1) \times (2^2+1) =11 \times 1 \times 5=55$ 种	
V 2/1	咳嗽，鼻翼扇动，咳痰黄稠而量多，舌红苔黄腻，脉滑数
……	
V 2/55	咳嗽，胸痛，气喘息粗，鼻翼扇动，咳吐脓血腥臭痰，喉中痰鸣，舌红苔黄腻，脉滑数
以上 V 2 的情况与"发热"进行组合，都可以构成痰热壅肺证候，为 V 2/56~ V 2/110	
V 2/56	咳嗽，鼻翼扇动，咳痰黄稠而量多，发热，舌红苔黄腻，脉滑数
……	
V 2/110	咳嗽，胸痛，气喘息粗，鼻翼扇动，咳吐脓血腥臭痰，喉中痰鸣，发热，舌红苔黄腻，脉滑数

第九节　饮停胸胁证候

一、饮停胸胁证候的四诊症状和体征

咳嗽，气喘，呼吸、咳嗽或身体转侧时牵引胁痛，胸廓饱满，胸胁部胀闷或痛，舌苔白滑，脉沉弦。剔除非肺属症状：或有头目晕眩——肝藏血。

二、饮停胸胁证候的四诊症状和体征与肺脏功能和络属的对应关系

见表3-33。

表 3-33　饮停胸胁证候的四诊症状和体征与肺脏功能和络属的对应关系

肺	功能				络属
	主气，司呼吸	主宣发肃降	主通调水道	朝百脉，主治节	鼻、忧、涕
饮停胸胁证候的症状	气喘	呼吸、咳嗽或身体转侧时牵引胁痛	胸廓饱满，或胸胁部胀闷或痛	无	无
	舌象脉象：舌苔白滑，脉沉弦				

三、饮停胸胁证候的特征不变量分析

见表3-34。

表 3-34　饮停胸胁证候的特征不变量分析

特征不变量	症状和体征	治法	方剂	药物
气血紊乱最早反映出的征象 Yy	舌苔白滑，脉沉弦	攻逐水饮	单方，单药	葶苈子，大枣
脏腑经络气血紊乱的表现 Yx	呼吸、咳嗽或身体转侧时牵引胁痛，胸胁部胀闷或痛	攻逐水饮	十枣汤	甘遂，芫花，大戟，大枣
	咳嗽，气喘	泻肺止咳平喘	葶苈大枣泻肺汤	葶苈子，大枣
形体、官窍、荣华等的紊乱症状 Xy	—	—	—	—
形体、官窍、荣华等的变形症状 Xx	胸廓饱满	攻逐水饮	十枣汤＋葶苈大枣泻肺汤	甘遂，芫花，大戟，大枣，葶苈子，大枣

四、饮停胸胁证候诊断标准

（一）饮停胸胁证候的一级诊断标准

咳嗽，气喘，呼吸、咳嗽或身体转侧时牵引胁痛，胸廓饱满，胸胁部胀闷或痛，舌苔白滑，脉沉弦。

（二）饮停胸胁证候的二级诊断标准

见表3-35。

表 3-35　饮停胸胁证候的二级诊断标准

演化阶段	拓扑结构	表现形式	治法	方剂	药物
I	Yy	舌苔白滑，脉沉弦	攻逐水饮	单方，单药	葶苈子，大枣
II	Yy + Yx	舌苔白滑，脉沉弦 呼吸、咳嗽或身体转侧时牵引胁痛，或胸胁部胀闷或痛，咳嗽，气喘	攻逐水饮 泻肺止咳平喘	十枣汤 +葶苈大枣泻肺汤	甘遂，芫花，大戟葶苈子，大枣
V 1	Yy + Yx + Xx	舌苔白滑，脉沉弦 呼吸、咳嗽或身体转侧时牵引胁痛 或胸胁部胀闷或痛，咳嗽，气喘 胸廓饱满	攻逐水饮 泻肺止咳平喘	十枣汤 +葶苈大枣泻肺汤	甘遂，芫花，大戟葶苈子，大枣

（三）饮停胸胁证候的三级诊断标准

见表3-36。

表 3-36　饮停胸胁证候的三级诊断标准

I	Yy	舌苔白滑，脉沉弦
II	Yy + Yx	舌苔白滑，脉沉弦 呼吸、咳嗽或身体转侧时牵引胁痛，胸胁部胀闷或痛，咳嗽，气喘
以上症状和体征的组合有（2^2-1）×2+2=3×2+2=8 种		
II 1		呼吸、咳嗽或身体转侧时牵引胁痛，舌苔白滑，脉沉弦
II 2		胸胁部胀闷或痛，舌苔白滑，脉沉弦
II 3		呼吸、咳嗽或身体转侧时牵引胁痛，咳嗽，舌苔白滑，脉沉弦
II 4		呼吸、咳嗽或身体转侧时牵引胁痛，气喘，舌苔白滑，脉沉弦
II 5		呼吸、咳嗽或身体转侧时牵引胁痛，咳嗽，气喘，舌苔白滑，脉沉弦
II 6		胸胁部胀闷或痛，咳嗽，舌苔白滑，脉沉弦
II 7		胸胁部胀闷或痛，气喘，舌苔白滑，脉沉弦
II 8		胸胁部胀闷或痛，咳嗽，气喘，舌苔白滑，脉沉弦
IV	Yy + Xy + Xx	舌苔白滑，脉沉弦 胸胁部胀闷或痛 胸廓饱满
以上症状和体征的组合只有 1 种，为 IV 1=胸廓饱满、舌苔白滑、脉沉弦		
V 1	Yy + Yx + Xx	舌苔白滑，脉沉弦 呼吸、咳嗽或身体转侧时牵引胁痛，胸胁部胀闷或痛，咳嗽，气喘 胸廓饱满
以上症状和体征的组合有 [（2^2-1）×2+2]×1=8 种		
V 1		呼吸、咳嗽或身体转侧时牵引胁痛，胸廓饱满，舌苔白滑，脉沉弦
……		
V 8		胸胁部胀闷或痛，胸廓饱满，咳嗽，气喘，舌苔白滑，脉沉弦

第十节 风水相搏证候

一、风水相搏证候的四诊症状和体征

眼睑头面先肿、继而遍及全身、上半身肿甚、皮肤薄而发亮，舌苔薄白，脉浮紧。或恶寒重发热轻、无汗，舌苔薄白，脉浮紧。或发热重恶寒轻，咽喉肿痛，舌苔薄黄，脉浮数。

二、风水相搏证候的四诊症状和体征与肺脏功能和络属的对应关系

1. 第一种情况

见表3-37（1）。

表3-37（1）　风水相搏证候的四诊症状和体征与肺脏功能和络属的对应关系

肺	功能				络属		
	主气，司呼吸	主宣发肃降	主通调水道	朝百脉，主治节	在体合皮	在窍为鼻	毛、忧、涕
风水相搏证候的症状	无	无	眼睑头面先肿继而遍及全身上半身肿甚	无	皮肤薄而发亮	无	无
	舌象脉象：舌苔薄白，脉浮紧						

2. 第二种情况

见表3-37（2）。

表3-37（2）　风水相搏证候的四诊症状和体征与肺脏功能和络属的对应关系

肺	功能				络属		
	主气，司呼吸	主宣发肃降	主通调水道	朝百脉，主治节	在体合皮	在窍为鼻	毛、忧、涕
风水相搏证候的症状	无	无	眼睑头面先肿，继而遍及全身上半身肿甚	无	皮肤薄而发亮，恶寒重发热轻无汗	无	无
	舌象脉象：舌苔薄白，脉浮紧						

3. 第三种情况

见表3-37（3）。

见表 3-37（3）　风水相搏证候的四诊症状和体征与肺脏功能和络属的对应关系

肺	功能				络属		
	主气，司呼吸	主宣发肃降	主通调水道	朝百脉，主治节	在体合皮	主咽喉	毛、忧、涕
风水相搏证候的症状	无	无	眼睑头面先肿，继而遍及全身上半身肿甚	无	皮肤薄而发亮，发热重恶寒轻	咽喉肿痛	无
	舌象脉象：舌苔薄黄，脉浮数						

三、风水相搏证候的特征不变量分析

1. 第一种情况

见表3-38（1）。

表 3-38（1）　风水相搏证候的特征不变量分析

特征不变量	症状和体征	治法	方剂	药物
气血紊乱最早反映出的征象 Yy	舌苔薄白，脉浮紧	宣肺利水消肿	单方，单药	麻黄，桂枝
脏腑经络气血紊乱的表现 Yx	—	—	—	—
形体、官窍、荣华等的紊乱症状 Xy	—	—	—	—
形体、官窍、荣华等的变形症状 Xx	眼睑头面先肿继而遍及全身上半身肿甚，皮肤薄而发亮	宣肺利水消肿	越婢汤＋苍术	麻黄，苍术，甘草

2. 第二种情况

见表3-38（2）。

表 3-38（2）　风水相搏证候的特征不变量分析

特征不变量	症状和体征	治法	方剂	药物
气血紊乱最早反映出的征象 Yy	舌苔薄白，脉浮紧	辛温解表	单方，单药	麻黄，桂枝
脏腑经络气血紊乱的表现 Yx	恶寒重发热轻，无汗	辛温解表	麻黄汤	麻黄，桂枝
形体、官窍、荣华等的紊乱症状 Xy	—	—	—	—
形体、官窍、荣华等的变形症状 Xx	眼睑头面先肿，继而遍及全身，上半身肿甚，皮肤薄而发亮	宣肺利水消肿	越婢汤＋苍术	麻黄，苍术，甘草

3. 第三种情况

见表3-38（3）。

表 3-38（3）　风水相搏证候的特征不变量分析

特征不变量	症状和体征	治法	方剂	药物
气血紊乱最早反映出的征象 Yy	舌苔薄黄，脉浮数	辛温解表清热	单方，单药	麻黄，石膏
脏腑经络气血紊乱的表现 Yx	发热重恶寒轻	辛温解表清热	越婢汤	麻黄，石膏，甘草
形体、官窍、荣华等的紊乱症状 Xy	—	—	—	—
形体、官窍、荣华等的变形症状 Xx	眼睑头面先肿，继而遍及全身，上半身肿甚，皮肤薄而发亮	宣肺清热利水消肿	越婢汤＋苍术	麻黄，石膏，苍术，甘草
	咽喉肿痛	清热解毒消肿止痛	黄芩、桔梗牛蒡子	黄芩，牛蒡子，桔梗

四、风水相搏证候诊断标准

（一）风水相搏证候的一级诊断标准

眼睑头面先肿、继而遍及全身、上半身肿甚，皮肤薄而发亮，舌苔薄白，脉浮紧。

或恶寒重发热轻、无汗，舌苔薄白，脉浮紧。

或发热重恶寒轻，咽喉肿痛，舌苔薄黄，脉浮数。

（二）风水相搏证候的二级诊断标准

风水相搏证候的判定，是以眼睑头面先肿、继而遍及全身、上半身肿甚，皮肤薄而发亮等症状和体征为必要条件，其中恶寒重发热轻、无汗、舌苔薄白脉浮紧等症状为风寒的从属条件，发热重恶寒轻、咽喉肿痛、舌苔薄黄脉浮数等症状为风热的从属条件。

1. 第一种情况

见表3-39（1）。

表 3-39（1）　风水相搏证候的二级诊断标准

表现形式	治法	方剂	药物
眼睑头面先肿、继而遍及全身，上半身肿甚，皮肤薄而发亮，舌苔薄白，脉浮紧	宣肺利水消肿	越婢汤＋苍术	麻黄，苍术甘草

2. 第二种情况

见表3-39（2）。

表 3-39（2）　　风水相搏证候的二级诊断标准

演化阶段	拓扑结构	表现形式	治法	方剂	药物
I	Yy	舌苔薄白，脉浮紧	辛温解表	单方，单药	麻黄，桂枝
V 1	Yy + Yx + Xx	舌苔薄白，脉浮紧 恶寒重发热轻、无汗 眼睑头面先肿，继而遍及全身 上半身肿甚皮肤薄而发亮	辛温解表 宣肺利水消肿	麻黄汤 +越婢汤 +苍术	麻黄，桂枝，苍术，甘草

3. 第三种情况

见表3-39（3）。

表 3-39（3）　　风水相搏证候的二级诊断标准

演化阶段	拓扑结构	表现形式	治法	方剂	药物
I	Yy	舌苔薄黄，脉浮数	辛温解表清热	单方，单药	麻黄，石膏
V 1	Yy + Yx + Xx	舌苔薄黄，脉浮数 发热重恶寒轻 眼睑头面先肿，继而遍及全身上半身肿甚皮肤薄而发亮 咽喉肿痛	辛温解表清热 宣肺利水消肿 解毒消肿止痛	麻杏石甘汤 越婢汤＋苍术 黄芩、牛蒡子、桔梗	麻黄，石膏，苍术，甘草，黄芩，牛蒡子，桔梗

（三）风水相搏证候的三级诊断标准

1. 第一种情况

见表3-40（1）。

表 3-40（1）　　风水相搏证候的三级诊断标准

I	Yy	舌苔薄黄，脉浮数
眼睑头面先肿，继而遍及全身，上半身肿甚，皮肤薄而发亮，舌苔薄黄，脉浮数		

2. 第二种情况

见表3-40（2）。

表 3-40（2）　风水相搏证候的三级诊断标准

I	Yy	舌苔薄白，脉浮紧
V 1	Yy + Yx + Xx	舌苔薄白，脉浮紧 恶寒重发热轻、无汗 眼睑头面先肿，继而遍及全身，上半身肿甚，皮肤薄而发亮

以上症状和体征的组合只有 1 种，为 V 1= 眼睑头面先肿、继而遍及全身、上半身肿甚、皮肤薄而发亮、恶寒重发热轻、无汗、舌苔薄黄、脉浮数

3. 第三种情况

见表3-40（3）。

表 3-40（3）　风水相搏证候的三级诊断标准

风热症状	发热重恶寒轻，咽喉肿痛，舌苔薄黄脉浮数
以上症状和体征的组合有 $2^2-1=3$ 种	
1	发热重恶寒轻，舌苔薄黄脉浮数
2	咽喉肿痛，舌苔薄黄脉浮数
3	发热重恶寒轻，咽喉肿痛，舌苔薄黄脉浮数

V 1	Yy + Yx + Xx	舌苔薄黄，脉浮数 发热重恶寒轻 眼睑头面先肿，继而遍及全身，上半身肿甚，皮肤薄而发亮，咽喉肿痛
V		眼睑头面先肿，继而遍及全身，上半身肿甚，皮肤薄而发亮，舌苔薄黄，脉浮数

以上 V 的情况与风热的 1~3 进行组合，都可以构成饮停胸胁证候，为 V 1/1~ V 1/3

V 1/1	眼睑头面先肿，继而遍及全身，上半身肿甚，皮肤薄而发亮，发热重恶寒轻，舌苔薄黄，脉浮数
V 1/2	眼睑头面先肿，继而遍及全身，上半身肿甚，皮肤薄而发亮，咽喉肿痛，舌苔薄黄，脉浮数
V 1/3	眼睑头面先肿，继而遍及全身，上半身肿甚，皮肤薄而发亮，咽喉肿痛，发热重恶寒轻，舌苔薄黄，脉浮数

第十一节　肠热腑实证候

一、肠热腑实证候的四诊症状和体征

腹部胀满（或硬满）疼痛、拒按，大便秘结，或热结旁流，大便恶臭，高热，或日晡潮热、汗出，舌质红，苔黄厚而燥，或焦黑起刺，脉沉数（或迟）有力。剔除非

大肠属症状：口渴——脾开窍于口、实为胃热，小便短黄——膀胱有热，甚则神昏谵语、狂乱——心主神。

二、肠热腑实证候的四诊症状和体征与大肠功能的对应关系

见表3-41。

表 3-41　肠热腑实证候的四诊症状和体征与大肠功能的对应关系

大肠	功能	
	主传化糟粕	主津
肠热腑实证候的症状	腹部胀满（或硬满）疼痛、拒按、大便恶臭	大便秘结，或热结旁流
	舌象脉象：舌质红，苔黄厚而燥，或焦黑起刺，脉沉数（或迟）有力 热盛：高热，或日晡潮热、汗出	

三、肠热腑实证候的特征不变量分析

见表3-42。

表 3-42　肠热腑实证候的特征不变量分析

特征不变量	症状和体征	治法	方剂	药物
气血紊乱最早反映出的征象 Yy	舌质红，苔黄厚而燥，或焦黑起刺，脉沉数（或迟）有力	清热通腑	单方，单药	大黄，芒硝
脏腑经络气血紊乱的表现 Yx	腹部胀满（或硬满）疼痛拒按，大便秘结，或热结旁流，大便恶臭，高热或日晡潮热（汗出）	清热通腑	大承气汤	大黄,芒硝,厚朴,枳实
形体、官窍、荣华等的紊乱症状 Xy	—	—	—	—
形体、官窍、荣华等的变形症状 Xx	—	—	—	—

四、肠热腑实证候诊断标准

（一）肠热腑实证候的一级诊断标准

腹部胀满（或硬满）疼痛、拒按，大便秘结，或热结旁流，大便恶臭，高热，或日晡潮热、汗出，舌质红，苔黄厚而燥，或焦黑起刺，脉沉数（或迟）有力。

（二）肠热腑实证候的二级诊断标准

见表3-43。

表 3-43　肠热腑实证候的二级诊断标准

演化阶段	拓扑结构	表现形式	治法	方剂	药物
I	Yy	舌质红，苔黄厚而燥，或焦黑起刺，脉沉数（或迟）有力	清热通腑	单方，单药	大黄，芒硝
II	Yy + Yx	舌质红，苔黄厚而燥，或焦黑起刺，脉沉数（或迟）有力 腹部胀满（或硬满）疼痛、拒按、大便秘结，或热结旁流，大便恶臭，高热，或日晡潮热（汗出）	清热通腑	大承气汤	大黄，芒硝。厚朴，枳实

（三）肠热腑实证候的三级诊断标准

肠热腑实证候的判定，是以腹部胀满（或硬满）疼痛、拒按，大便秘结，或热结旁流，大便恶臭，舌质红，苔黄厚而燥或焦黑起刺，脉沉数（或迟）有力等症状和体征为主出现，其中高热，或日晡潮热、汗出只能作为从属症状出现。见表3-44。

表 3-44　肠热腑实证候的三级诊断标准

从属症状	高热或日晡潮热，汗出	
以上症状和体征的组合有（2^1-1）+（2^1-1）=2 种		
1	高热，汗出	
2	日晡潮热，汗出	
I	Yy	舌质红，苔黄厚而燥，或焦黑起刺，脉沉数（或迟）有力
II	Yy + Yx	舌质红，苔黄厚而燥，或焦黑起刺，脉沉数（或迟）有力 腹部胀满（或硬满）疼痛、拒按，大便秘结，大便恶臭 腹部胀满（或硬满）疼痛、拒按，大便恶臭，热结旁流
以上症状和体征的组合有（2^3-1）+（2^2-1）× 1+1=11 种，其中大便秘结和热结旁流不能同时存在，因为热结旁流包括了大便秘结		
II 1	腹部胀满（或硬满）疼痛、拒按，舌质红，苔黄厚而燥，或焦黑起刺，脉沉数（或迟）有力	
……		
II 11	腹部胀满（或硬满）疼痛拒按，热结旁流，大便恶臭，舌质红，苔黄厚而燥，或焦黑起刺，脉沉数（或迟）有力	
以上 II 的情况与从属症状的 1~2 进行组合，都可以构成肠热腑实证候，为 II 12~ II 33		
II 12	腹部胀满（或硬满）疼痛、拒按，高热，汗出，舌质红，苔黄厚而燥，或焦黑起刺，脉沉数（或迟）有力	
……		
II 33	腹部胀满（或硬满）疼痛、拒按，热结旁流，大便恶臭，日晡潮热，汗出，舌质红，苔黄厚而燥，或焦黑起刺脉沉数（或迟）有力	

第十二节　肠燥津亏证候

一、肠燥津亏证候的四诊症状和体征

大便干燥如羊屎、艰涩难下，或可于左少腹触及包块，腹胀作痛，舌红少津，苔黄燥，脉细涩。剔除非肺属症状：口干或口臭——脾开窍于口，或头晕——肝主藏血。

二、肠燥津亏证候的四诊症状和体征与大肠功能的对应关系

见表3-45。

表 3-45　肠燥津亏证候的四诊症状和体征与大肠功能的对应关系

大肠	功能	
	主传化糟粕	主津
肠燥津亏证候的症状	或左少腹触及包块，腹胀作痛	大便干燥如羊屎，艰涩难下
	舌象脉象：舌红少津，苔黄燥，脉细涩	

三、肠燥津亏证候的特征不变量分析

见表3-46。

表 3-46　肠燥津亏证候的特征不变量分析

特征不变量	症状和体征	治法	方剂	药物
气血紊乱最早反映出的征象 Yy	舌红少津，苔黄燥，脉细涩	养阴润燥	单方，单药	生地黄，玄参
脏腑经络气血紊乱的表现 Yx	大便干燥如羊屎、艰涩难下，或左少腹触及包块，腹胀作痛	润燥通便行气导滞	增液承气汤＋厚朴、枳实	生地黄，玄参，麦冬，大黄,芒硝，厚朴，枳实
形体、官窍、荣华等的紊乱症状 Xy	—	—	—	—
形体、官窍、荣华等的变形症状 Xx	—	—	—	—

四、肠燥津亏证候诊断标准

（一）肠燥津亏证候的一级诊断标准

大便干燥如羊屎、艰涩难下，或可于左少腹触及包块，腹胀作痛，舌红少津，苔黄燥，脉细涩。

（二）肠燥津亏证候的二级诊断标准

见表3–47。

表 3–47 肠燥津亏证候的二级诊断标准

演化阶段	拓扑结构	表现形式	治法	方剂	药物
I	Yy	舌红少津，苔黄燥，脉细涩	养阴润燥	单方，单药	生地黄，玄参
II	Yy + Yx	舌红少津，苔黄燥，脉细涩 大便干燥如羊屎、艰涩难下，或左少腹触及包块，腹胀作痛	润燥通便行气导滞	增液承气汤 + 厚朴、枳实	生地黄，玄参，麦冬，大黄，芒硝，厚朴，枳实

（三）肠燥津亏证候的三级诊断标准

见表3–48。

表 3–48 肠燥津亏证候的三级诊断标准

I	Yy	舌红少津，苔黄燥，脉细涩
II	Yy + Yx	舌红少津，苔黄燥，脉细涩 大便干燥如羊屎、艰涩难下，或左少腹触及包块，腹胀作痛
以上症状和体征的组合有 $2^3-1=7$ 种		
II 1		大便干燥如羊屎、艰涩难下，舌红少津，苔黄燥，脉细涩
……		
II 7		大便干燥如羊屎、艰涩难下，左少腹触及包块，腹胀作痛，舌红少津，苔黄燥，脉细涩

第十三节 肠道湿热证候

一、大肠湿热证候的四诊症状和体征

腹痛，腹胀，腹泻，肛门灼热，或下痢脓血，里急后重，或暴泻如水，粪质黄稠秽臭。或伴恶寒发热，或但热不寒。舌质红，苔黄腻，脉滑数。剔除非肺属症状：口渴——脾开窍于口，小便短黄——膀胱有热。

二、大肠湿热证候的四诊症状和体征与大肠功能的对应关系

见表3-49。

表 3-49　大肠湿热证候的四诊症状和体征与大肠功能的对应关系

大肠	功能
	主传化糟粕
大肠湿热证候的症状	腹痛，腹胀，腹泻，肛门灼热，或下痢脓血，里急后重，或暴泻如水，粪质黄稠秽臭，或伴恶寒发热，或但热不寒
	舌象脉象：舌质红，苔黄腻，脉滑数

三、大肠湿热证候的特征不变量分析

见表3-50。

表 3-50　大肠湿热证候的特征不变量分析

特征不变量	症状和体征	治法	方剂	药物
气血紊乱最早反映出的征象 Yy	舌质红，苔黄腻，脉滑数	清泻湿热	单方，单药	黄芩，黄连
脏腑经络气血紊乱的表现 Yx	腹痛	清泻湿热止痛	芍药汤	白芍，黄芩，黄连，木香
	腹胀	清泻湿热理气	芍药汤	黄芩，黄连，木香，槟榔
	腹泻	清泻湿热止泻	芍药汤	白芍，黄芩，黄连，大黄，木香，肉桂
	肛门灼热	清泻湿热	芍药汤	黄芩，黄连，大黄
	或下痢脓血，里急后重，或暴泻如水，粪质黄稠秽臭	清泻湿热止痢	芍药汤	白芍，黄芩，黄连，大黄，木香，肉桂
	或伴恶寒发热，或但热不寒	解表清泻湿热	葛根芩连汤	葛根，黄芩，黄连
形体、官窍、荣华等的紊乱症状 Xy	—	—	—	—
形体、官窍、荣华等的变形症状 Xx	—	—	—	—

四、大肠湿热证候诊断标准

（一）大肠湿热证候的一级诊断标准

腹痛腹胀，下痢脓血，里急后重，或暴泻如水，或粪质黄稠秽臭，肛门灼热，舌

质红，苔黄腻，脉滑数。

（二）大肠湿热证候的二级诊断标准

见表3-51。

表 3-51　大肠湿热证候的二级诊断标准

演化阶段	拓扑结构	表现形式	治法	方剂	药物
I	Yy	舌质红苔黄腻，脉滑数	清泻湿热	单方，单药	黄芩，黄连
II	Yy + Yx	舌质红苔黄腻，脉滑数 腹痛，腹胀，腹泻，肛门灼热 或下痢脓血，里急后重 或暴泻如水，粪质黄稠秽臭 或伴恶寒发热，或但热不寒	清泻湿热 止泻止痢 理气止痛 解表清泻湿热	芍药汤 +葛根芩连汤	黄芩，黄连， 芍药，木香， 槟榔，大黄， 肉桂，葛根

（三）大肠湿热证候的三级诊断标准

大肠湿热证候的判定有三种情况，一是腹痛、腹胀、腹泻、肛门灼热，舌质红苔黄腻，脉滑数；二是下痢脓血、里急后重，舌质红苔黄腻、脉滑数；三是暴泻如水、粪质黄稠秽臭舌质红苔黄腻、脉滑数。其中或伴恶寒发热，或但热不寒为从属症状。见表3-52。

表 3-52　大肠湿热证候的三级诊断标准

从属症状		恶寒发热，或但热不寒
1		恶寒发热
2		但热不寒
I	Yy	舌质红苔黄腻，脉滑数
II	Yy + Yx	舌质红苔黄腻，脉滑数 腹痛，腹胀，肛门灼热，腹泻，或下痢脓血、里急后重，或暴泻如水、粪质黄稠秽臭
以上腹痛、腹胀、肛门灼热的组合有 $2^3-1=7$ 种		
II 1		腹痛，舌质红苔黄腻，脉滑数
……		
II 7		腹痛，腹胀，肛门灼热，舌质红苔黄腻，脉滑数
以上 II 1~ II 7 与腹泻，下痢脓血、里急后重，暴泻如水、粪质黄稠秽臭进行组合，都可以构成大肠湿热证候，有 $7 \times 3 = 21$ 种具体形式		
II 8		腹痛，腹泻，舌质红苔黄腻，脉滑数
……		
II 28		腹痛，腹胀，肛门灼热，暴泻如水，粪质黄稠秽臭，舌质红苔黄腻，脉滑数

（续表）

以上Ⅱ1~Ⅱ28的情况与从属症状恶寒发热，或但热不寒进行组合，都可以构成大肠湿热证候，为Ⅱ29~Ⅱ84	
Ⅱ29	腹痛，恶寒发热，舌质红苔黄腻，脉滑数
……	
Ⅱ84	腹痛，腹胀，肛门灼热，暴泻如水，粪质黄稠秽臭，但热不寒，舌质红苔黄腻，脉滑数

第十四节　虫积肠道证候

一、虫积胃肠证候的四诊症状和体征

胃脘嘈杂，时作腹痛，或嗜食异物，大便排虫，或突发腹痛、按之有条索状物，甚至剧痛、呕吐蛔虫，睡中啮齿，或面部出现白色斑，唇内有粟粒样白点，白睛见蓝斑。剔除非胃属大肠属症状：面黄——脾主黄色，体瘦——脾主肌肉，鼻痒——肺开窍于鼻。

二、虫积胃肠证候的四诊症状和体征与大肠功能的对应关系

见表3-53。

表3-53　虫积胃肠证候的四诊症状和体征与大肠功能的对应关系

胃肠	功能			
	胃		大肠	
	主受纳水谷	主腐熟水谷	主传化糟粕	主津
虫积肠道证候的症状	或嗜食异物	胃脘嘈杂 呕吐蛔虫 睡中啮齿	时作腹痛，大便排虫，或突发腹痛、按之有条索状物，甚至剧痛，或面部出现白色斑唇内有粟粒样白点，白睛见蓝斑	无
	舌象脉象：无			

三、虫积胃肠证候的特征不变量分析

见表3-54（1）、3-54（2）。

表 3-54（1）　虫积胃腑证候的特征不变量分析

特征不变量	症状和体征	治法	方剂	药物
气血紊乱最早反映出的征象 Yy	—	—	—	—
脏腑经络气血紊乱的表现 Yx	胃脘嘈杂，或嗜食异物	温脏安蛔	乌梅丸	乌梅，细辛，干姜，黄连，当归附子，蜀椒，桂枝，人参，黄柏
形体、官窍、荣华等的紊乱症状 Xy	睡中啮齿	温脏安蛔	乌梅丸	乌梅，细辛，干姜，黄连，当归附子，蜀椒，桂枝，人参，黄柏
形体、官窍、荣华等的变形症状 Xx	呕吐蛔虫	温脏安蛔	乌梅丸	乌梅，细辛，干姜，黄连，当归附子，蜀椒，桂枝，人参，黄柏

表 3-54（2）　虫积肠腑证候的特征不变量分析

特征不变量	症状和体征	治法	方剂	药物
气血紊乱最早反映出的征象 Yy	—	—	—	—
脏腑经络气血紊乱的表现 Yx	时作腹痛，或突发腹痛、按之有条索状物，甚至剧痛	温脏安蛔	乌梅丸	乌梅，细辛，干姜，黄连，当归，附子，蜀椒，桂枝，人参，黄柏
形体、官窍、荣华等的紊乱症状 Xy	面部出现白色斑，唇内有粟粒样白点，白睛见蓝斑	温脏安蛔	乌梅丸	乌梅，细辛，干姜，黄连，当归，附子，蜀椒，桂枝，人参，黄柏
形体、官窍、荣华等的变形症状 Xx	大便排虫	温脏安蛔	乌梅丸	乌梅，细辛，干姜，黄连，当归，附子，蜀椒，桂枝，人参，黄柏

四、虫积胃肠证候诊断标准

（一）虫积胃肠证候的一级诊断标准

胃脘嘈杂，时作腹痛，或嗜食异物，大便排虫，或突发腹痛，按之有条索状物，甚至剧痛，呕吐蛔虫。

（二）虫积胃肠证候的二级诊断标准

见表3-55（1）、3-55（2）。

表 3-55（1）　虫积胃腑证候的二级诊断标准

演化阶段	拓扑结构	表现形式	治法	方剂	药物
I	Yy	—	—	—	—
II	Yx	胃脘嘈杂，或嗜食异物	温脏安蛔	乌梅丸	乌梅，细辛，干姜，黄连，当归附子，蜀椒，桂枝，人参，黄柏
III 1	Xy	睡中啮齿	温脏安蛔	乌梅丸	乌梅，细辛，干姜，黄连，当归附子，蜀椒，桂枝，人参，黄柏
III 2	Yx + Xy	胃脘嘈杂，嗜食异物 睡中啮齿	温脏安蛔	乌梅丸	乌梅，细辛，干姜，黄连，当归附子，蜀椒，桂枝，人参，黄柏
IV	Xy + Xx	睡中啮齿 呕吐蛔虫	温脏安蛔	乌梅丸	乌梅，细辛，干姜，黄连，当归附子，蜀椒，桂枝，人参，黄柏
V 1	Yx + Xx	胃脘嘈杂，或嗜食异物 呕吐蛔虫	温脏安蛔	乌梅丸	乌梅，细辛，干姜，黄连，当归附子，蜀椒，桂枝，人参，黄柏
V 2	Yx + Xy + Xx	胃脘嘈杂，或嗜食异物 睡中啮齿 呕吐蛔虫	温脏安蛔	乌梅丸	乌梅，细辛，干姜，黄连，当归附子，蜀椒，桂枝，人参，黄柏

表 3-55（2）　虫积肠腑证候的二级诊断标准

演化阶段	拓扑结构	表现形式	治法	方剂	药物
I	Yy	—	—	—	—
II	Yx	时作腹痛，或突发腹痛、按之有条索状物，甚至剧痛	温脏安蛔	乌梅丸	乌梅，细辛，干姜，黄连，当归，附子，蜀椒，桂枝，人参，黄柏
III 1	Xy	或面部出现白色斑，唇内有粟粒样白点，白睛见蓝斑	温脏安蛔	乌梅丸	乌梅，细辛，干姜，黄连，当归，附子，蜀椒，桂枝，人参，黄柏
III 2	Yx + Xy	时作腹痛，或突发腹痛、按之有条索状物，甚至剧痛 或面部出现白色斑，唇内有粟粒样白点，白睛见蓝斑	温脏安蛔	乌梅丸	乌梅，细辛，干姜，黄连，当归，附子，蜀椒，桂枝，人参，黄柏
IV	Xy + Xx	或面部出现白色斑，唇内有粟粒样白点，白睛见蓝斑 大便排虫	温脏安蛔	乌梅丸	乌梅，细辛，干姜，黄连，当归，附子，蜀椒，桂枝，人参，黄柏

（续表）

V 1	Yx + Xx	时作腹痛，或突发腹痛、按之有 条索状物，甚至剧痛 大便排虫	温脏安蛔	乌梅丸	乌梅，细辛，干姜，黄连， 当归，附子，蜀椒，桂枝， 人参，黄柏
V 2	Yx + Xy + Xx	时作腹痛，或突发腹痛、按之有 条索状物，甚至剧痛 或面部出现白色斑，唇内有粟粒 样白点，白睛见蓝斑 大便排虫	温脏安蛔	乌梅丸	乌梅，细辛，干姜，黄连， 当归，附子，蜀椒，桂枝， 人参，黄柏

（三）虫积胃肠证候的三级诊断标准

见表3–56。

表 3–56　虫积胃肠证候的三级诊断标准

Ⅱ	Yx	胃脘嘈杂，或嗜食异物			
Ⅱ 1		胃脘嘈杂			
Ⅱ 2		或嗜食异物			
Ⅱ 3		胃脘嘈杂，或嗜食异物			
Ⅱ	Yx	时作腹痛，或突发腹痛、按之有条索状物，甚至腹剧痛			
Ⅱ 4		时作腹痛、按之有条索状物			
Ⅱ 5		突发腹痛、按之有条索状物			
Ⅱ 6		腹剧痛、按之有条索状物			
Ⅱ	Yx	胃脘嘈杂，或嗜食异物			
Ⅱ	Yx	时作腹痛，或突发腹痛、按之有条索状物，甚至腹剧痛			
Ⅱ 7		胃脘嘈杂，时作腹痛			
……					
Ⅱ 15		胃脘嘈杂，嗜食异物，剧痛			
Ⅳ	Xy + Xx	睡中啮齿 呕吐蛔虫	Xy + Xx	或面部出现白色斑，唇内有粟粒样白点，白睛见蓝斑 大便排虫	
Ⅳ 1		呕吐蛔虫			
Ⅳ 2		呕吐蛔虫，睡中啮齿			
Ⅳ 3		大便排虫			
Ⅳ 4		大便排虫，或面部出现白色斑，唇内有粟粒样白点，白睛见蓝斑			

（续表）

V	Yx + Xy + Xx	胃脘嘈杂 或嗜食异物 睡中啮齿 呕吐蛔虫	Yx + Xy + Xx	时作腹痛，或突发腹痛、按之有条索状物，甚至腹剧痛 或面部出现白色斑，唇内有粟粒样白点，白睛见蓝斑 大便排虫
V 1		胃脘嘈杂，或嗜食异物，呕吐蛔虫		
……				
V 30		胃脘嘈杂，或嗜食异物，呕吐蛔虫，腹剧痛，大便排虫		

以上V 1至V 30，与睡中啮齿，或面部出现白色斑、唇内有粟粒样白点、白睛见蓝斑的3种组合，可以组成V 31至V 120。

第十五节　大肠气滞证候

一、大肠气滞证候的四诊症状和体征

腹部胀满疼痛、走窜不定，得嗳气、矢气后痛胀可缓解，或欲泻，泻而不爽，肠鸣，矢气，或大便秘结，苔厚，脉弦。

二、大肠气滞证候的四诊症状和体征与大肠功能的对应关系

见表3-57。

表 3-57　大肠气滞证候的四诊症状和体征与大肠功能的对应关系

大肠	功能
	主传化糟粕
大肠气滞证候的症状	腹部胀满疼痛、走窜不定，得嗳气、矢气后痛胀可缓解 或欲泻，泻而不爽，肠鸣，矢气，或大便秘结
	舌象脉象：苔厚，脉弦

三、大肠气滞证候的特征不变量分析

见表3-58。

表 3-58　大肠气滞证候的特征不变量分析

特征不变量	症状和体征	治法	方剂	药物
气血紊乱最早反映出的征象 Yy	苔厚，脉弦	行气导滞	单方，单药	厚朴，枳实
脏腑经络气血紊乱的表现 Yx	腹部胀满疼痛、走窜不定，得嗳气、矢气后痛胀可缓解，或欲泻，泻而不爽，肠鸣，矢气，或大便秘结	行气导滞	木香槟榔丸	木香，槟榔，青皮，陈皮，白术，黄连，枳壳，黄柏，大黄，香附，牵牛子
形体、官窍、荣华等的紊乱症状 Xy	—	—	—	—
形体、官窍、荣华等的变形症状 Xx				

四、大肠气滞证候诊断标准

（一）大肠气滞证候的一级诊断标准

腹部胀满疼痛、走窜不定，得嗳气、矢气后痛胀可缓解，或欲泻，泻而不爽，肠鸣，矢气，或大便秘结，苔厚，脉弦。

（二）大肠气滞证候的二级诊断标准

见表3-59。

表 3-59　大肠气滞证候的二级诊断标准

演化阶段	拓扑结构	表现形式	治法	方剂	药物
I	Yy	苔厚，脉弦	行气导滞	单方，单药	厚朴，枳实
II	Yy + Yx	苔厚，脉弦 腹部胀满疼痛、走窜不定，得嗳气、矢气后痛胀可缓解，或欲泻，泻而不爽，肠鸣，矢气，或大便秘结	行气导滞	木香槟榔丸	木香，槟榔，青皮，陈皮白术，黄连，枳壳，黄柏大黄，香附，牵牛子

（三）大肠气滞证候的三级诊断标准

见表3-60。

表 3-60　大肠气滞证候的三级诊断标准

Ⅰ	Yy	苔厚，脉弦
Ⅱ	Yy + Yx	苔厚，脉弦 腹部胀满疼痛、走窜不定，得嗳气、矢气后痛胀可缓解，或欲泻，泻而不爽，肠鸣，矢气，或大便秘结
以上肠鸣、矢气，或大便秘结的组合有 $2^3-1=7$ 种		
Ⅱ1		肠鸣，苔厚，脉弦
……		
Ⅱ7		肠鸣，矢气，或大便秘结，苔厚，脉弦
Ⅱ1~Ⅱ7 与腹部胀满疼痛走窜不定、得嗳气矢气后痛胀可缓解、欲泻泻而不爽进行组合，都可以构成大肠气滞证候，具体有 $7 \times 2+2=16$ 种		
Ⅱ8		腹部胀满疼痛、走窜不定，得嗳气、矢气后痛胀可缓解，苔厚，脉弦
Ⅱ9		欲泻，泻而不爽，苔厚，脉弦
Ⅱ10		腹部胀满疼痛、走窜不定，得嗳气、矢气后痛胀可缓解，肠鸣，苔厚，脉弦
……		
Ⅱ23		肠鸣，矢气，或大便秘结，欲泻，泻而不爽，苔厚，脉弦

第十六节　寒滞大肠证候

一、寒滞大肠证候的四诊症状和体征

腹部冷痛、痛势暴急、遇寒加剧、得温则减，腹泻清稀，或腹胀便秘，舌苔白润，脉弦紧或沉紧。

二、寒滞大肠证候的四诊症状和体征与大肠功能的对应关系

见表3-61。

表 3-61　寒滞大肠证候的四诊症状和体征与大肠功能的对应关系

大肠	功能
	主传化糟粕
寒滞大肠证候的症状	腹部冷痛、痛势暴急、遇寒加剧、得温则减，腹泻清稀，或腹胀便秘
	舌象脉象：舌苔白润，脉弦紧或沉紧

三、寒滞大肠证候的特征不变量分析

见表3-62。

表 3-62 寒滞大肠证候的特征不变量分析

特征不变量	症状和体征	治法	方剂	药物
气血紊乱最早反映出的征象 Yy	舌苔白润，脉弦紧或沉紧	温里散寒	单方，单药	高良姜，香附
脏腑经络气血紊乱的表现 Yx	腹部冷痛、痛势暴急遇寒加剧、得温则减腹泻清稀或腹胀便秘	温里散寒止痛	良附丸	高良姜，香附
		温里散寒止泻	良附丸	高良姜，香附
		温里散寒理气通腑	良附丸+三物备急丸	高良姜，香附，大黄，干姜，巴豆霜
形体、官窍、荣华等的紊乱症状 Xy				
形体、官窍、荣华等的变形症状 Xx				

四、寒滞大肠证候诊断标准

（一）寒滞大肠证候的一级诊断标准

腹部冷痛、痛势暴急、遇寒加剧、得温则减，腹泻清稀，或腹胀便秘，舌苔白润，脉弦紧或沉紧。

（二）寒滞大肠证候的二级诊断标准

见表3-63。

表 3-63 寒滞大肠证候的二级诊断标准

演化阶段	拓扑结构	表现形式	治法	方剂	药物
I	Yy	舌苔白润，脉弦紧或沉紧	温里散寒	单方，单药	高良姜，香附
II	Yy+Yx	舌苔白润，脉弦紧或沉紧；腹部冷痛、痛势暴急、遇寒加剧、得温则减，腹泻清稀，或腹胀便秘	温里散寒止泻理气止痛	良附丸+三物备急丸	高良姜，香附，大黄，干姜，巴豆霜

（三）寒滞大肠证候的三级诊断标准

见表3-64。

表 3-64　寒滞大肠证候的三级诊断标准

从属症状		腹泻清稀，或腹胀便秘
以上症状和体征的组合有 2 种		
1		腹泻清稀，舌苔白润，脉弦紧或沉紧
2		腹胀便秘，舌苔白润，脉弦紧或沉紧
Ⅰ	Yy	舌苔白润，脉弦紧或沉紧
Ⅱ	Yy + Yx	舌苔白润，脉弦紧或沉紧 腹部冷痛、痛势暴急、遇寒加剧、得温则减
以上症状和体征的组合有只有 1 种，为Ⅱ1=腹部冷痛、痛势暴急、遇寒加剧、得温则减，舌苔白润，脉弦紧或沉紧		
以上Ⅱ的情况与从属症状的 1~2 进行组合，都可以构成寒滞大肠证候，为Ⅱ2~Ⅱ3		
Ⅱ2		腹部冷痛、痛势暴急、遇寒加剧、得温则减，腹泻清稀，舌苔白润，脉弦紧或沉紧
Ⅱ3		腹部冷痛、痛势暴急、遇寒加剧、得温则减，腹胀便秘，舌苔白润，脉弦紧或沉紧

第十七节　食滞大肠证候

一、食滞大肠证候的四诊症状和体征

腹部胀满或疼痛、拒按，肠鸣，矢气臭如败卵，泻下不爽，大便酸腐臭秽，舌苔厚腻，脉滑或沉实。

二、食滞大肠证候的四诊症状和体征与大肠功能的对应关系

见表3-65。

表 3-65　食滞大肠证候的四诊症状和体征与大肠功能的对应关系

大肠	功能
	主传化糟粕
食滞大肠 证候的症状	腹部胀满或疼痛、拒按，肠鸣，矢气臭如败卵，泻下不爽，大便酸腐臭秽
	舌象脉象：舌苔厚腻，脉滑或沉实

三、食滞大肠证候的特征不变量分析

见表3-66。

表 3-66　食滞大肠证候的特征不变量分析

特征不变量	症状和体征	治法	方剂	药物
气血紊乱最早反映出的征象 Yy	舌苔厚腻，脉滑或沉实	消食化积	单方，单药	山楂，神曲，莱菔子
脏腑经络气血紊乱的表现 Yx	腹部胀满或疼痛、拒按，肠鸣，矢气臭如败卵，泻下不爽，大便酸腐臭秽	消食导滞	枳实导滞散	枳实，大黄，黄连，神曲，茯苓，黄芩，泽泻，甘草
形体、官窍、荣华等的紊乱症状 Xy	—	—	—	—
形体、官窍、荣华等的变形症状 Xx	—	—	—	—

四、食滞大肠证候诊断标准

（一）食滞大肠证候的一级诊断标准

腹部胀满或疼痛、拒按，肠鸣，矢气臭如败卵，泻下不爽，大便酸腐臭秽，舌苔厚腻，脉滑或沉实。

（二）食滞大肠证候的二级诊断标准

见表3-67。

表 3-67　食滞大肠证候的二级诊断标准

演化阶段	拓扑结构	表现形式	治法	方剂	药物
I	Yy	舌苔厚腻，脉滑或沉实	消食化积	单方，单药	山楂，神曲，莱菔子
II	Yy + Yx	舌苔厚腻，脉滑或沉实 腹部胀满或疼痛、拒按，肠鸣，矢气臭如败卵，泻下不爽，大便酸腐臭秽	消食导滞	枳实导滞散	枳实，大黄，黄连，神曲，茯苓，黄芩，泽泻，甘草

（三）食滞大肠证候的三级诊断标准

见表3-68。

表 3-68　食滞大肠证候的三级诊断标准

I	Yy	舌苔厚腻，脉滑或沉实
II	Yy + Yx	舌苔厚腻，脉滑或沉实 腹部胀满或疼痛、拒按，肠鸣，矢气臭如败卵，泻下不爽，大便酸腐臭秽

以上症状和体征的组合有 $2^5-1=31$ 种

II 1	腹部胀满或疼痛、拒按，舌苔厚腻，脉滑或沉实
……	
II 31	腹部胀满或疼痛、拒按，肠鸣，矢气臭如败卵，泻下不爽，大便酸腐臭秽，舌苔厚腻，脉滑或沉实

第四章　脾胃证候结构数学推演及表征

第一节　脾气虚证候

一、脾气虚证候的四诊症状和体征

纳呆，腹胀，或腹部痞闷或痞硬，腹隐痛，腹鸣，腹泻，肢体倦怠，消瘦，或肥胖，双手肿胀，或浮肿，面色淡黄或萎黄，手足淡黄或萎黄，或手足淡白，口唇淡白，口淡无味，口淡不渴，乏力，舌淡苔白，脉缓或弱。增加脾属症状：或腹部痞闷或痞硬、腹鸣、腹隐痛，手足淡黄或萎黄，或手足淡白，口唇淡白，口淡无味。剔除非脾属症状：少气——肺属症状，懒言——心属症状。

二、脾气虚证候的四诊症状和体征与脾脏功能和络属的对应关系

见表4-1。

表 4-1　脾气虚证候的四诊症状和体征与脾脏功能和络属的对应关系

脾	功能		络属		五色
	主运化	主统血	在体合肉，主四肢	口唇思涎	黄色
脾气虚证候的症状	纳呆，腹胀，或腹部痞闷或痞硬，腹隐痛，腹鸣，腹泻	无	肢体倦怠，消瘦，或肥胖，双手肿胀，或浮肿或手足淡白	口唇淡白 口淡无味 口淡不渴	面色淡黄或萎黄 手足淡黄或萎黄
	舌象脉象：舌淡苔白，脉缓或弱 气虚：乏力				

三、脾气虚证候的特征不变量分析

见表4-2。

表 4-2　脾气虚证候的特征不变量分析

特征不变量	症状和体征	治法	方剂	药物
气血紊乱最早反映出的征象 Yy	舌淡苔白 脉缓或弱	健脾益气	单方，单药	党参，白术
脏腑经络气血紊乱的表现 Yx	纳呆	健脾消食	健脾丸	党参，白术，陈皮，麦芽，山楂，枳实
	腹胀	健脾理气	四君子汤+木香,厚朴	党参，白术，茯苓，甘草，木香，厚朴
	或腹部痞闷	健脾理气祛痞	枳术丸	枳实，白术
	腹隐痛	健脾止痛	小建中汤	桂枝，芍药，饴糖，生姜，大枣，甘草
	腹鸣	健脾化湿	苓桂术甘汤	茯苓，桂枝，白术，甘草
	腹泻	健脾益气 渗湿止泻	参苓白术散	党参，白术，茯苓，莲子仁，薏苡仁，白扁豆，山药，砂仁，桔梗
	乏力	健脾益气	四君子汤	党参，白术，茯苓，甘草
形体、官窍、荣华等的紊乱症状 Xy	肢体倦怠	健脾益气	四君子汤	党参，白术，茯苓，甘草
	面色淡黄或萎黄，手足淡黄或萎黄或手足淡白，口唇淡白	健脾生血养荣	小建中汤	白芍，桂枝，甘草，饴糖
		健脾益气	四君子汤	党参，白术，茯苓，甘草
	口淡无味，口淡不渴	益气醒脾	健脾丸	党参，白术，陈皮，砂仁，木香
形体、官窍、荣华等的变形症状 Xx	消瘦	健脾益气	党参、白术、山药	党参、白术、山药
	或肥胖	健脾化湿	二陈汤	半夏，陈皮，茯苓，乌梅，甘草
	或腹部痞硬	健脾理气祛痞	枳术丸	枳实，白术
	双手肿胀（或浮肿）	健脾利水消肿	五苓散	白术，茯苓，桂枝，泽泻，猪苓

四、脾气虚证候诊断标准

（一）脾气虚证候的一级诊断标准

　　纳呆，腹胀，或腹部痞闷或痞硬，腹隐痛，腹鸣，腹泻，肢体倦怠，消瘦，或肥胖，双手肿胀，或浮肿，面色淡黄或萎黄，手足淡黄或萎黄，或手足淡白，口唇淡白，口淡无味，口淡不渴，乏力，舌淡苔白，脉缓或弱。

（二）脾气虚证候的二级诊断标准

　　见表4-3。

表 4-3 脾气虚证候的二级诊断标准

演化阶段	拓扑结构	表现形式	治法	方剂	药物
I	Yy	舌淡苔白，脉缓或弱	健脾益气	单方，单药	党参，白术
II	Yy + Yx	舌淡苔白，脉缓或弱		健脾丸	党参，黄芪，白术，茯苓，陈皮，麦芽，山楂，枳实，甘草，木香，厚朴，桂枝，芍药，莲子仁，薏苡仁，白扁豆，山药，砂仁，桔梗
		纳呆	健脾消食		
		腹胀，或腹部痞闷	理气祛痞	＋木香、厚朴＋枳术丸	
		腹隐痛	止痛	＋小建中汤	
		腹鸣	化湿	＋苓桂术甘汤	
		腹泻	渗湿止泻	＋参苓白术散	
		乏力	益气	＋四君子汤	
III 1	Yy + Xy	舌淡苔白，脉缓或弱			党参，白术，茯苓，甘草，白芍，桂枝，陈皮，砂仁，木香
		肢体倦怠	益气	四君子汤	
		面色淡黄或萎黄，手足淡黄或萎黄	生血养荣	＋小建中汤	
		或手足淡白，口唇淡白	健脾益气	＋健脾丸	
		口淡无味，口淡不渴	醒脾		
III 2	Yy + Yx	舌淡苔白，脉缓或弱		健脾丸	党参，黄芪，白术，茯苓，陈皮，麦芽，山楂，枳实，甘草，木香，厚朴，桂枝，芍药，莲子仁，薏苡仁，白扁豆，山药，砂仁，桔梗
		纳呆	健脾消食		
		腹胀，或腹部痞闷	理气祛痞	＋木香、厚朴＋枳术丸	
		腹隐痛	止痛	＋小建中汤	
		腹鸣	化湿	＋苓桂术甘汤	
		腹泻	渗湿止泻	＋参苓白术散	
		乏力	益气	＋四君子汤	
	+ Xy	肢体倦怠	益气	＋四君子汤	
		面色淡黄或萎黄，手足淡黄或萎黄	生血养荣	＋小建中汤	
		或手足淡白，口唇淡白	健脾益气	＋健脾丸	
		口淡无味，口淡不渴	醒脾		
IV	Yy + Xy	舌淡苔白，脉缓或弱			党参，黄芪，白术，茯苓，陈皮，麦芽，山楂，枳实，甘草，木香，厚朴，桂枝，芍药，莲子仁，薏苡仁，白扁豆，山药，砂仁，桔梗，半夏，乌梅，泽泻，猪苓
		肢体倦怠	益气	四君子汤	
		面色淡黄或萎黄，手足淡黄或萎黄	生血养荣	＋小建中汤	
		或手足淡白，口唇淡白	健脾益气	＋健脾丸	
		口淡无味，口淡不渴	醒脾		
	+ Xx	消瘦	健脾益气	＋党参、白术、山药	
		或肥胖	健脾化湿	＋二陈汤	
		或腹部痞硬	理气祛痞	＋枳术丸	
		双手肿胀（或浮肿）	利水消肿	＋五苓散	

（续表）

演化阶段	拓扑结构	表现形式	治法	方剂	药物
V 1	Yy + Yx	舌淡苔白，脉缓或弱			党参，黄芪，白术，茯苓，陈皮，麦芽，山楂，枳实，甘草，木香，厚朴，桂枝，芍药，莲子仁，薏苡仁，白扁豆，山药，砂仁，桔梗，半夏，乌梅，泽泻，猪苓
		纳呆	健脾消食	健脾丸	
		腹胀，或腹部痞闷	理气祛痞	＋木香、厚朴＋枳术丸	
		腹隐痛	止痛	＋小建中汤	
		腹鸣	化湿	＋苓桂术甘汤	
		腹泻	渗湿止泻	＋参苓白术散	
		乏力	益气	＋四君子汤	
	+ Xx	消瘦	健脾益气	＋党参、白术、山药	
		或肥胖	健脾化湿	＋二陈汤	
		或腹部痞硬	理气祛痞	＋枳术丸	
		双手肿胀（或浮肿）	利水消肿	＋五苓散	
V 2	Yy + Yx	舌淡苔白，脉缓或弱			党参，黄芪，白术，茯苓，陈皮，麦芽，山楂，枳实，甘草，木香，厚朴，桂枝，芍药，莲子仁，薏苡仁，白扁豆，山药，砂仁，桔梗，半夏，乌梅，泽泻，猪苓
		纳呆	健脾消食	健脾丸	
		腹胀，或腹部痞闷	理气祛痞	＋木香、厚朴＋枳术丸	
		腹隐痛	止痛	＋小建中汤	
		腹鸣	化湿	＋苓桂术甘汤	
		腹泻	渗湿止泻	＋参苓白术散	
		乏力	益气	＋四君子汤	
	+ Xy	肢体倦怠	益气	＋四君子汤	
		面色淡黄或萎黄，手足淡黄或萎黄	生血养荣	＋小建中汤	
		或手足淡白，口唇淡白	健脾益气	＋健脾丸	
		口淡无味，口淡不渴	醒脾		
	+ Xx	消瘦	健脾益气	＋党参、白术、山药	
		或肥胖	健脾化湿	＋二陈汤	
		或腹部痞硬	理气祛痞	＋枳术丸	
		双手肿胀（或浮肿）	利水消肿	＋五苓散	

（三）脾气虚证候的三级诊断标准

见表4-4。

表 4-4　脾气虚证候的三级诊断标准

Ⅰ	Yy	舌淡苔白，脉缓或弱
Ⅱ	Yy + Yx	舌淡苔白，脉缓或弱 纳呆，腹胀，或腹部痞闷，腹隐痛，腹鸣，腹泻，乏力
以上症状和体征的组合有 $2^7-1=127$ 种		
Ⅱ 1		纳呆，舌淡苔白，脉缓或弱
……		

（续表）

II 127		纳呆，腹胀，腹部痞闷，腹隐痛，腹鸣，腹泻，乏力，舌淡苔白，脉缓或弱
III 1	Yy + Xy	舌淡苔白，脉缓或弱
		肢体倦怠，面色淡黄或萎黄，手足淡黄或萎黄，或手足淡白，口唇淡白，口淡无味，口淡不渴
以上肢体倦怠，面色淡黄或萎黄，口唇淡白，口淡无味，口淡不渴的组合有 $2^5-1=31$ 种		
III 1/1		肢体倦怠，舌淡苔白，脉缓或弱
……		
III 1/31		肢体倦怠，面色淡黄或萎黄，口唇淡白，口淡无味，口淡不渴，舌淡苔白，脉缓或弱
以上 III 1/1~ III 1/31 与手足淡黄或萎黄或手足淡白组合，都可以构成脾气虚证候，有 $31 \times 2+2=64$ 种		
III 1/32		手足淡黄或萎黄，舌淡苔白，脉缓或弱
III 1/33		手足淡白，舌淡苔白，脉缓或弱
III 1/34		肢体倦怠，手足淡黄或萎黄，舌淡苔白，脉缓或弱
……		
III 1/64		肢体倦怠，面色淡黄或萎黄，手足淡黄或萎黄，口唇淡白，口淡无味，口淡不渴，舌淡苔白，脉缓或弱
III 1/65		肢体倦怠，手足淡白，舌淡苔白，脉缓或弱
……		
III 1/95		肢体倦怠，面色淡黄或萎黄，手足淡白，口唇淡白，口淡无味，口淡不渴，舌淡苔白，脉缓或弱
III 2	Yy + Yx + Xy	舌淡苔白，脉缓或弱
		纳呆，腹胀，或腹部痞闷，腹隐痛，腹鸣，腹泻，乏力
		肢体倦怠，面色淡黄或萎黄，手足淡黄或萎黄，或手足淡白，口唇淡白，口淡无味，口淡不渴
以上症状和体征的组合有 $127 \times 95=12065$ 种，为 II 1~ II 127 与 III 1/1~ III 1/95 相互之间的组合		
III 2/1		纳呆，肢体倦怠，舌淡苔白，脉缓或弱
……		
III 2/12065		纳呆，腹胀，腹部痞闷，腹隐痛，腹鸣，腹泻，乏力，肢体倦怠，面色淡黄或萎黄，手足淡白，口唇淡白，口淡无味，口淡不渴，舌淡苔白，脉缓或弱
IV	Yy + Xy + Xx	舌淡苔白，脉缓或弱
		肢体倦怠，面色淡黄或萎黄，手足淡黄或萎黄，或手足淡白，口唇淡白，口淡无味，口淡不渴
		消瘦，或肥胖，或腹部痞硬，双手肿胀（或浮肿）
以上症状和体征的组合有 $95 \times [(2^3-1)+(2^2-1)+1]=1045$ 种，其中消瘦和肥胖不能同时存在，Xx 四个症状和体征的排列组合有 11 种，具体见下面的 1~11		
1		消瘦，舌淡苔白，脉缓或弱
……		

（续表）

11	肥胖，腹部痞硬，双手肿胀（或浮肿），舌淡苔白，脉缓或弱	
Ⅳ的 1045 种具体的存在形式，为 Xx 的 11 种形式与Ⅲ 1/1～Ⅲ 1/95 的相互排列组合		
Ⅳ 1	肢体倦怠，消瘦，舌淡苔白，脉缓或弱	
……		
Ⅳ 1045	腹部痞硬，双手肿胀（或浮肿），肢体倦怠，面色淡黄或萎黄，手足淡白，口唇淡白，口淡无味，口淡不渴，肥胖，舌淡苔白，脉缓或弱	
Ⅴ 1	Yy + Yx + Xx	舌淡苔白，脉缓或弱
		纳呆，腹胀，或腹部痞闷，腹隐痛，腹鸣，腹泻，乏力
		消瘦，或肥胖，或腹部痞硬，双手肿胀（或浮肿）
以上症状和体征的组合有 127×11=1397 种，为Ⅱ 1～Ⅱ 127 与 Xx 的 11 种形式相互之间的排列组合		
Ⅴ 1/1	纳呆，消瘦，舌淡苔白，脉缓或弱	
……		
Ⅴ 1/1397	纳呆，腹胀，腹部痞闷，腹隐痛，腹鸣，腹泻，乏力，肥胖，腹部痞硬，双手肿胀（或浮肿），舌淡苔白，脉缓或弱	
Ⅴ 2	Yy + Yx + Xy + Xx	舌淡苔白，脉缓或弱
		纳呆，腹胀，或腹部痞闷，腹隐痛，腹鸣，腹泻，乏力
		肢体倦怠，面色淡黄或萎黄，手足淡黄或萎黄，或手足淡白，口唇淡白，口淡无味，口淡不渴
		消瘦，或肥胖，或腹部痞硬，双手肿胀（或浮肿）
以上症状和体征的组合有 12065×11=132715 种，为Ⅲ 2/1～Ⅲ 2/12065 与 Xx 的 11 种形式相互之间的排列组合		
Ⅴ 2/1	纳呆，肢体倦怠，消瘦，舌淡苔白，脉缓或弱	
……		
Ⅴ 2/132715	纳呆，腹胀，腹部痞闷，腹隐痛，腹鸣，腹泻，乏力，肢体倦怠，面色淡黄或萎黄，手足淡白，口唇淡白，口淡无味，口淡不渴，肥胖，腹部痞硬，双手肿胀（或浮肿），舌淡苔白，脉缓或弱	

第二节　脾虚气陷证候

一、脾虚气陷证候的四诊症状和体征

脘腹重坠作胀、食后益甚，或肛门重坠，或久泄不止，脱肛，或内脏胞宫下垂，或小便浑浊如米泔，或头晕，伴纳呆，肢体倦怠，面色淡黄或萎黄，手足淡黄或萎黄，或手足淡白，口唇淡白，口淡无味，便溏，乏力，舌淡苔白，脉缓或弱。增加脾属症状：肢体倦怠，面色淡黄或萎黄，手足淡黄或萎黄，或手足淡白，口唇淡白，口淡无味。剔除非脾属症状：目眩——肝属症状，神疲、面白无华、懒言——心属症状，少气——肺属症状。

二、脾虚气陷证候的四诊症状和体征与脾功能和络属的对应关系

见表4-5。

表 4-5　脾虚气陷证候的四诊症状和体征与脾功能和络属的对应关系

脾	功能			络属	
	主运化	主升清	主统血	肌肉四肢 口唇思涎	五色主黄
脾虚气陷 证候的症状	纳呆 便溏	脘腹重坠作胀、食后益甚 或肛门重坠，或久泄不止 脱肛，或内脏胞宫下垂 头晕，或小便浑浊如米泔	无	肢体倦怠 手足淡白 口唇淡白 口淡无味	面色淡黄或萎黄 手足淡黄或萎黄
	舌象脉象：舌淡苔白，脉缓或弱				
	气虚：乏力				

三、脾虚气陷证候的特征不变量分析

见表4-6。

表 4-6　脾虚气陷证候的特征不变量分析

特征不变量	症状和体征	治法	方剂	药物
气血紊乱最早反 映出的征象 Yy	舌淡苔白，脉缓或弱	健脾益气	单方，单药	党参，黄芪，白术
脏腑经络气血紊 乱的表现 Yx	脘腹重坠作胀、食后益甚 或内脏胞宫下垂，或久泄 不止，或肛门重坠，脱肛 或头晕 或小便浑浊如米泔	健脾益气 升阳举陷 健脾益气 利湿化浊	补中益气汤 四君子汤 +萆薢分清饮	黄芪，党参，白术，茯苓， 甘草，柴胡，升麻，陈皮 党参，白术，茯苓，甘草，萆薢， 益智仁，菖蒲，乌药
	纳呆，便溏，乏力	健脾益气 渗湿止泻	参苓白术散	党参，白术，茯苓，莲 子仁，薏苡仁，白扁豆， 山药，砂仁，桔梗
形体、官窍、荣华 等的紊乱症状 Xy	肢体倦怠 面色淡黄或萎黄，手足 淡黄或萎黄 或手足淡白，口唇淡白 口淡无味	健脾益气 健脾生血 养荣 健脾益气 健脾消食	四君子汤 小建中汤 四君子汤 健脾丸	党参，白术，茯苓，甘草 白芍，桂枝，甘草，饴糖 党参，白术，茯苓，甘草 党参，白术，陈皮，麦芽， 山楂，枳实
形体、官窍、荣华 等的变形症状 Xx	—	—	—	—

四、脾虚气陷证候诊断标准

（一）脾虚气陷证候的一级诊断标准

脘腹重坠作胀、食后益甚，或肛门重坠，或久泄不止，脱肛，或内脏胞宫下垂，或小便浑浊如米泔，或头晕，伴纳呆，肢体倦怠，面色淡黄或萎黄，手足淡黄或萎黄，或手足淡白，口唇淡白，口淡无味，便溏，乏力，舌淡苔白，脉缓或弱。

（二）脾虚气陷证候的二级诊断标准

见表4-7。

表4-7　脾虚气陷证候的二级诊断标准

演化阶段	拓扑结构	表现形式	治法	方剂	药物
I	Yy	舌淡苔白，脉缓或弱	健脾益气	单方，单药	党参，黄芪，白术
II	Yy + Yx	舌淡苔白，脉缓或弱	健脾益气 升阳举陷	补中益气汤	黄芪，党参，白术，茯苓，甘草，萆薢，益智仁，菖蒲，乌药，柴胡，升麻，陈皮，麦芽，山楂，枳实，莲子仁，薏苡仁，白扁豆，山药，砂仁，桔梗
		脘腹重坠作胀、食后益甚，或久泄不止，或肛门重坠，脱肛，或内脏胞宫下垂或头晕			
		或小便浑浊如米泔	利湿化浊	+ 萆薢分清饮	
		纳呆，便溏，乏力	渗湿止泻	+ 参苓白术散	
III 2 + Xy	Yy + Yx	舌淡苔白，脉缓或弱	健脾益气 升阳举陷	补中益气汤	黄芪，党参，白术，茯苓，甘草，萆薢，益智仁，菖蒲，乌药，柴胡，升麻，陈皮，麦芽，山楂，枳实，莲子仁，薏苡仁，白扁豆，山药，砂仁，桔梗，白芍，桂枝，饴糖
		脘腹重坠作胀、食后益甚或久泄不止，或肛门重坠，脱肛，或内脏胞宫下垂或头晕			
		或小便浑浊如米泔	利湿化浊	+ 萆薢分清饮	
		纳呆，便溏，乏力	渗湿止泻	+ 参苓白术散	
		肢体倦怠	健脾益气	+ 四君子汤	
		面色淡黄或萎黄，手足淡黄或萎黄	生血养荣	+ 小建中汤	
		或手足淡白，口唇淡白	健脾益气	+ 四君子汤	
		口淡无味	健脾消食	+ 健脾丸	

（三）脾虚气陷证候的三级诊断标准

脾虚气陷证候的判定，是以脘腹重坠作胀、食后益甚，或肛门重坠，或久泄不止，脱肛，或内脏胞宫下垂，或小便浑浊如米泔，或头晕等症状和体征为首要症状；其他脾气虚的症状和体征，纳呆，肢体倦怠，面色淡黄或萎黄，手足淡黄或萎黄，或手足淡白，口唇淡白，口淡无味，便溏，乏力，舌淡苔白，脉缓或弱等，为从属症状。上面的首要症状和体征可以单独出现，也可以相兼出现。见表4-8。

表4-8 脾虚气陷证候的三级诊断标准

脾虚气陷的首要症状	脘腹重坠胀、食后益甚，或肛门重坠，或久泄不止，脱肛，或内脏胞宫下垂，或小便浑浊如米泔，或呕或头晕
以上首要症状和体征单一出现的形式为6种	
1	脘腹重坠作胀、食后益甚，舌淡苔白，脉缓或弱
……	
6	头晕，舌淡苔白，脉缓或弱
以上首要症状相兼出现的形式有（2^6-1）-6=57种	
7	脘腹重坠作胀、食后益甚，肛门重坠，舌淡苔白，脉缓或弱
……	
63	脘腹重坠作胀、食后益甚，肛门重坠，久泄不止，脱肛，内脏胞宫下垂，小便浑浊如米泔，或头晕，舌淡苔白，脉缓或弱
以上1~63的具体形式，与脾气虚的症状和体征如纳呆、肢体倦怠、面色淡黄或萎黄、手足淡黄或萎黄，或手足淡白、口唇淡白、口淡无味、便溏、乏力等进行组合，也构成脾虚气陷证候，具体存在的形式有｛（2^3-1）×［（2^5-1）+（2^4-1）+1］｝×63=329×63=20727种	
64	脘腹重坠作胀、食后益甚，纳呆，舌淡苔白，脉缓或弱
……	
20790	纳呆，肢体倦怠，面色淡黄或萎黄，手足淡白，口唇淡白，口淡，便溏，乏力，头晕，舌淡苔白，脉缓或弱

第三节 脾阳虚证候

一、脾阳虚证候的四诊症状和体征

腹凉，肢体或手足发凉，畏寒，纳呆，腹胀，或腹部痞闷或痞硬，腹痛绵绵、喜温喜按，腹鸣，腹泻，肢体倦怠，消瘦，或肥胖，双手肿胀，或浮肿，面色淡黄或萎黄，手足淡黄或萎黄，或手足淡白，口唇淡白，口淡无味，口淡不渴，乏力，舌质淡胖或有齿痕，舌苔白滑，脉沉迟无力。增加脾属症状：或腹部痞闷或痞硬、腹鸣、肢体倦怠，消瘦，或肥胖，面色淡黄或萎黄，手足淡黄或萎黄，或手足淡白，口唇淡白，口淡无味，乏力。剔除非脾属症状：面白少华或虚浮——心其华在面，小便短少——膀胱主排泄尿液，白带清稀量多——胞宫寒湿。

二、脾阳虚证候的四诊症状和体征与脾脏功能和络属的对应关系

见表4-9。

表 4-9　脾阳虚证候的四诊症状和体征与脾脏功能和络属的对应关系

脾	功能		络属		
	主运化	主统血	在体合肉，主四肢	口唇思涎	五色主黄
脾阳虚证候的症状	腹凉，纳呆，腹鸣，腹泻，腹胀，或腹部痞闷或痞硬，腹痛绵绵、喜温喜按	无	肢体或手足发凉，肢体倦怠，手足淡白，消瘦，或肥胖，肢体浮肿，或浮肿	口淡不渴口唇淡白口淡无味	面色淡黄或萎黄手足淡黄或萎黄
	舌象脉象：舌质淡胖或有齿痕，舌苔白滑，脉沉迟无力阳虚：畏寒怕冷				

三、脾阳虚证候的特征不变量分析

见表4-10。

表 4-10　脾阳虚证候的特征不变量分析

特征不变量	症状和体征	治法	方剂	药物
气血紊乱最早反映出的征象 Yy	舌质淡胖或有齿痕，舌苔白滑，脉沉迟无力	温中健脾	单方，单药	白术，干姜
脏腑经络气血紊乱的表现 Yx	腹凉	温中散寒	附子理中丸	附子，党参，白术，干姜，甘草
	畏寒	温中散寒	附子理中丸	附子，党参，白术，干姜，甘草
	纳呆	健脾消食	健脾丸	党参，白术，陈皮，麦芽，山楂，枳实
	腹胀	健脾理气	四君子汤＋木香、厚朴	党参，白术，茯苓，甘草，木香，厚朴
	或腹部痞闷	健脾理气祛痞	枳术丸	枳实，白术
	腹痛绵绵、喜温喜按	温中散寒止痛	附子理中丸	附子，党参，白术，干姜，甘草
	腹鸣	健脾化湿	苓桂术甘汤	茯苓，桂枝，白术，甘草
	腹泻	渗湿止泻	参苓白术散	党参，白术，茯苓，莲子仁，薏苡仁，白扁豆，山药，砂仁，桔梗
	乏力	健脾益气	四君子汤	党参，白术，茯苓，甘草

（续表）

特征不变量	症状和体征	治法	方剂	药物
形体、官窍、荣华等的紊乱症状 Xy	手足发凉	温中散寒	附子理中丸	附子，党参，白术，干姜，甘草
	肢体倦怠	健脾益气	四君子汤	党参，白术，茯苓，甘草
	面色淡黄或萎黄	健脾生血养荣	小建中汤	白芍，桂枝，甘草，饴糖
	或手足淡黄或萎黄			
	手足淡白，口唇淡白	健脾益气	四君子汤	党参，白术，茯苓，甘草
	口淡无味，口淡不渴	健脾消食	健脾丸	党参，白术，陈皮，麦芽，山楂，枳实
形体、官窍、荣华等的变形症状 Xx	消瘦	健脾益气	党参、白术、山药	党参，白术，山药
	或肥胖	健脾化湿	二陈汤	半夏，陈皮，茯苓，乌梅，甘草
	或腹部痞硬	健脾理气祛痞	枳术丸	枳实，白术
	双手肿胀（或浮肿）	健脾利水消肿	五苓散	白术，茯苓，桂枝，泽泻，猪苓

四、脾阳虚证候诊断标准

（一）脾阳虚证候的一级诊断标准

腹凉，肢体或手足发凉，畏寒，纳呆，腹胀，或腹部痞闷或痞硬，腹痛绵绵、喜温喜按，腹鸣，腹泻，肢体倦怠，消瘦，或肥胖，双手肿胀，或浮肿，面色淡黄或萎黄，手足淡黄或萎黄，或手足淡白，口唇淡白，口淡无味，口淡不渴，乏力，舌质淡胖或有齿痕，舌苔白滑，脉沉迟无力。

（二）脾阳虚证候的二级诊断标准

脾阳虚证候的判定，腹凉、肢体或手足发凉、畏寒等症状为必要条件，其他症状和体征纳呆、腹胀，或腹部痞闷或痞硬、腹痛绵绵、喜温喜按、腹鸣、腹泻、肢体倦怠、消瘦或肥胖、双手肿胀或浮肿、面色淡黄或萎黄、手足淡黄或萎黄，或手足淡白、口唇淡白、口淡无味、口淡不渴、乏力、舌质淡胖或有齿痕、舌苔白滑、脉沉迟无力等为充分条件。见表4-11。

表 4-11 脾阳虚证候的二级诊断标准

演化阶段	拓扑结构	表现形式	阳虚	治法	方剂	药物
I	Yy	舌质淡胖或有齿痕，舌苔白滑脉沉迟无力	腹凉，畏寒，手足发凉	温中健脾	单方，单药	白术，干姜
II	Yy + Yx	舌质淡胖或有齿痕，舌苔白滑，脉沉迟无力 纳呆，乏力 腹泻 腹胀 或腹部痞闷 腹痛绵绵喜温按 腹鸣	腹凉，畏寒，手足发凉	温中散寒 健脾益气 渗湿止泻 理气 祛痞 散寒止痛 健脾化湿	附子理中丸 +健脾丸 +参苓白术散 +木香、厚朴 +枳术丸 +附子理中丸 +苓桂术甘汤	党参，白术，茯苓，陈皮，麦芽，山楂，枳实，甘草，木香，厚朴，附子，干姜，桂枝，莲子仁，薏苡仁，白扁豆，山药，砂仁，桔梗

（续表）

演化阶段	拓扑结构	表现形式	阳虚	治法	方剂	药物
Ⅲ1	Yy + Xy	舌质淡胖或有齿痕，舌苔白滑，脉沉迟无力 肢体倦怠 面色淡黄或萎黄，或手足淡黄或萎黄 手足淡白，口唇淡白 口淡无味，口淡不渴	腹凉，畏寒，手足发凉	温中散寒 健脾益气 生血养荣 健脾益气 健脾消食	附子理中丸 +四君子汤 +小建中汤 +四君子汤 +健脾丸	白芍，桂枝，甘草，党参，白术，茯苓，陈皮，麦芽，山楂，枳实
Ⅲ2	Yy + Yx + Xy	舌质淡胖或有齿痕，舌苔白滑，脉沉迟无力 纳呆，乏力 腹泻 腹胀 或腹部痞闷 腹痛绵绵喜温按 腹鸣 肢体倦怠 面色淡黄或萎黄，或手足淡黄或萎黄 手足淡白，口唇淡白 口淡无味，口淡不渴	腹凉，畏寒，手足发凉	温中散寒 健脾益气 渗湿止泻 理气 祛痞 散寒止痛 健脾化湿 健脾益气 生血养荣 健脾益气 健脾消食	附子理中丸 +健脾丸 +参苓白术散 +木香、厚朴 +枳术丸 +附子理中丸 +苓桂术甘汤 +四君子汤 +小建中汤 +四君子汤 +健脾丸	白芍，党参，白术，茯苓，陈皮，麦芽，山楂，枳实，甘草，木香，厚朴，附子，干姜，桂枝，莲子仁，薏苡仁，白扁豆，山药，砂仁，桔梗
Ⅳ	Yy + Xy + Xx	舌质淡胖或有齿痕，舌苔白滑，脉沉迟无力 肢体倦怠 面色淡黄或萎黄，或手足淡黄或萎黄 手足淡白，口唇淡白 口淡无味，口淡不渴 消瘦 或肥胖 或腹部痞硬 双手肿胀（或浮肿）	腹凉，畏寒，手足发凉	温中散寒 健脾益气 生血养荣 健脾益气 健脾消食 健脾益气 健脾化湿 理气祛痞 利水消肿	附子理中丸 +四君子汤 +小建中汤 +四君子汤 +健脾丸 +党参、白术、山药 +二陈汤 +枳术丸 +五苓散	白芍，桂枝，甘草，党参，白术，茯苓，陈皮，麦芽，山楂，枳实，山药，半夏，陈皮，乌梅，泽泻，猪苓
Ⅴ1	Yy + Yx + Xx	舌质淡胖或有齿痕，舌苔白滑，脉沉迟无力 纳呆，乏力 腹泻 腹胀 或腹部痞闷 腹痛绵绵喜温按 腹鸣 消瘦 或肥胖 或腹部痞硬 双手肿胀（或浮肿）	腹凉，畏寒，手足发凉	温中散寒 健脾益气 渗湿止泻 理气 祛痞 散寒止痛 健脾化湿 健脾益气 健脾化湿 理气祛痞 利水消肿	附子理中丸 +健脾丸 +参苓白术散 +木香、厚朴 +枳术丸 +附子理中丸 +苓桂术甘汤 +党参、白术、山药 +二陈汤 +枳术丸 +五苓散	党参，白术，茯苓，陈皮，麦芽，山楂，枳实，甘草，木香，厚朴，附子，干姜，桂枝，莲子仁，薏苡仁，白扁豆，山药，砂仁，桔梗，半夏，乌梅，泽泻，猪苓

（续表）

演化阶段	拓扑结构	表现形式	阳虚	治法	方剂	药物
	Yy	舌质淡胖或有齿痕，舌苔白滑，脉沉迟无力		温中散寒	附子理中丸	
	+	纳呆，乏力		健脾益气	+健脾丸	
	Yx	腹泻		渗湿止泻	+参苓白术散	
		腹胀		理气	+木香、厚朴	党参，白术，茯苓，陈皮，麦芽，山楂，枳实，甘草，木香，
		或腹部痞闷		祛痞	+枳术丸	厚朴，附子，干姜，桂枝，莲子仁，
		腹痛绵绵喜温按		散寒止痛	+附子理中丸	薏苡仁，白扁豆，
V2	+	腹鸣	腹凉，畏寒，手足发凉	健脾化湿	+苓桂术甘汤	山药，砂仁，桔梗，
	Xy	肢体倦怠		健脾益气	+四君子汤	半夏，乌梅，泽泻，
		面色淡黄或萎黄，或手足淡黄或萎黄		生血养荣	+小建中汤	猪苓，白芍
		手足淡白，口唇淡白		健脾益气	+四君子汤	
	+	口淡无味，口淡不渴		健脾消食	+健脾丸	
	Xx	消瘦		健脾益气	+党参、白术、山药	
		或肥胖		健脾化湿	+二陈汤	
		或腹部痞硬		理气祛痞	+枳术丸	
		双手肿胀（或浮肿）		利水消肿	+五苓散	

（三）脾阳虚证候的三级诊断标准

见表4-12。

表 4-12　脾阳虚证候的三级诊断标准

阳虚症状	腹凉，畏寒，手足发凉	
以上症状和体征的组合有 $2^3-1=7$ 种		
1	腹凉，舌质淡胖或有齿痕，舌苔白滑，脉沉迟无力	
……		
7	腹凉，畏寒，手足发凉，舌质淡胖或有齿痕，舌苔白滑，脉沉迟无力	
I	Yy	舌质淡胖或有齿痕，舌苔白滑，脉沉迟无力
II	Yy + Yx	舌质淡胖或有齿痕，舌苔白滑，脉沉迟无力
		纳呆，腹胀，或腹部痞闷，腹痛绵绵、喜温喜按，腹鸣，腹泻，乏力
以上脾气虚证候的症状和体征的组合有 $2^7-1=127$ 种，脾阳虚证候的首要症状和体征的组合 1~7，与脾气虚证候的 127 种具体形式进行组合，都可以构成脾阳虚证候		
1	纳呆，舌质淡胖或有齿痕，舌苔白滑，脉沉迟无力	
……		
127	纳呆，腹胀，腹部痞闷，腹痛绵绵、喜温喜按，腹鸣，腹泻，乏力，舌质淡胖或有齿痕，舌苔白滑，脉沉迟无力	
以上脾气虚证候的 127 种具体形式，与脾阳虚证候的首要症状的 7 种形式进行组合，都可以构成脾阳虚证候，有 $127 \times 7+7=896$ 种		

Ⅱ 1		纳呆，腹凉，舌质淡胖或有齿痕，舌苔白滑，脉沉迟无力
……		
Ⅱ 896		腹凉，畏寒，手足发凉，舌质淡胖或有齿痕，舌苔白滑，脉沉迟无力
Ⅲ 1	Yy + Xy	舌质淡胖或有齿痕，舌苔白滑，脉沉迟无力
		肢体倦怠，面色淡黄或萎黄，手足淡黄或萎黄，或手足淡白，口唇淡白，口淡无味，口淡不渴
以上脾气虚证候的 95 种具体形式，与脾阳虚证候的首要症状的 7 种形式进行组合，都可以构成脾阳虚证候，有 95×7=665 种		
Ⅲ 1/1		腹凉，肢体倦怠，舌质淡胖或有齿痕，舌苔白滑，脉沉迟无力
……		
Ⅲ 1/665		腹凉，畏寒，手足发凉，肢体倦怠，面色淡黄或萎黄，手足淡白，口唇淡白，口淡无味，口淡不渴，舌质淡胖或有齿痕，舌苔白滑，脉沉迟无力
Ⅲ 2	Yy + Yx + Xy	舌质淡胖或有齿痕，舌苔白滑，脉沉迟无力
		纳呆，腹胀，或腹部痞闷，腹隐痛，腹鸣，腹泻，乏力
		肢体倦怠，面色淡黄或萎黄，手足淡黄或萎黄，或手足淡白，口唇淡白，口淡无味，口淡不渴
以上脾气虚证候的 12065 种具体形式，与脾阳虚证候的首要症状的 7 种形式进行组合，都可以构成脾阳虚证候，有 12065×7=84455 种		
Ⅲ 2/1		纳呆，腹凉，肢体倦怠，舌质淡胖或有齿痕，舌苔白滑，脉沉迟无力
……		
Ⅲ 2/84455		纳呆，腹胀，腹部痞闷，腹隐痛，腹鸣，腹泻，腹凉，畏寒，手足发凉，乏力，肢体倦怠，面色淡黄或萎黄，手足淡白，口唇淡白，口淡无味，口淡不渴，舌质淡胖或有齿痕，舌苔白滑，脉沉迟无力
Ⅳ	Yy + Xy + Xx	舌质淡胖或有齿痕，舌苔白滑，脉沉迟无力
		肢体倦怠，面色淡黄或萎黄，手足淡黄或萎黄，或手足淡白，口唇淡白，口淡无味，口淡不渴
		消瘦，或肥胖，或腹部痞硬，双手肿胀（或浮肿）
以上症状和体征的组合有 95×11=1045 种，其中消瘦和肥胖不能同时存在，Xx 四个症状和体征的排列组合有 11 种，具体见下面的 1~11		
1		消瘦，舌质淡胖或有齿痕，舌苔白滑，脉沉迟无力
……		
11		肥胖，腹部痞硬，双手肿胀（或浮肿），舌质淡胖或有齿痕，舌苔白滑，脉沉迟无力
Ⅳ 的 1045 种具体的存在形式，为 Xx 的 11 种形式与 Ⅲ 1/1~ Ⅲ 1/95 的相互排列组合，然后与脾阳虚证候的首要症状的 7 种形式进行组合，都可以构成脾阳虚证候，有 1045×7=7315 种		
Ⅳ 1		腹凉，肢体倦怠，消瘦，舌质淡胖或有齿痕，舌苔白滑，脉沉迟无力

（续表）

……		
Ⅳ 7315		腹凉，畏寒，手足发凉，腹部痞硬，双手肿胀（或浮肿），肢体倦怠，面色淡黄或萎黄，手足淡白，口唇淡白，口淡无味，口淡不渴，消瘦，舌质淡胖或有齿痕，舌苔白滑，脉沉迟无力
Ⅴ 1	Yy + Yx + Xx	舌质淡胖或有齿痕，舌苔白滑，脉沉迟无力
		纳呆，腹胀，或腹部痞闷，腹隐痛，腹鸣，腹泻，乏力
		消瘦，或肥胖，或腹部痞硬，双手肿胀（或浮肿）
以上症状和体征的组合有 127×11=1397 种，为Ⅱ 1~Ⅱ 127 与 Xx 的 11 种形式相互之间的排列组合，然后与脾阳虚证候的首要症状的 7 种形式进行组合，都可以构成脾阳虚证候，有 1397×7=9779 种		
Ⅴ 1/1		腹凉，纳呆，消瘦，舌质淡胖或有齿痕，舌苔白滑，脉沉迟无力
……		
Ⅴ 1/9779		腹凉，畏寒，手足发凉，纳呆，腹胀，腹部痞闷，腹隐痛，腹鸣，腹泻，乏力，消瘦，腹部痞硬，双手肿胀（或浮肿），舌质淡胖或有齿痕，舌苔白滑，脉沉迟无力
Ⅴ 2	Yy + Yx + Xy + Xx	舌质淡胖或有齿痕，舌苔白滑，脉沉迟无力
		纳呆，腹胀，或腹部痞闷，腹隐痛，腹鸣，腹泻，乏力
		肢体倦怠，面色淡黄或萎黄，手足淡黄或萎黄，或手足淡白，口唇淡白，口淡无味，口淡不渴
		消瘦，或肥胖，或腹部痞硬，双手肿胀（或浮肿）
以上症状和体征的组合有 12065×11=132715 种，为Ⅲ 2/1~Ⅲ 2/12065 与 Xx 的 11 种形式相互之间的排列组合，然后与脾阳虚证候的首要症状的 7 种形式进行组合，都可以构成脾阳虚证候，有 132715×7=929005 种		
Ⅴ 2/1		腹凉，纳呆，肢体倦怠，消瘦，舌质淡胖或有齿痕，舌苔白滑，脉沉迟无力
……		
Ⅴ 2/929005		腹凉，畏寒，手足发凉，纳呆，腹胀，腹部痞闷，腹隐痛，腹鸣，腹泻，乏力，肢体倦怠，面色淡黄或萎黄，手足淡白，口唇淡白，口淡无味，口淡不渴，消瘦，腹部痞硬，双手肿胀（或浮肿），舌质淡胖或有齿痕，舌苔白滑，脉沉迟无力弱

第四节　寒湿困脾证候

一、寒湿困脾证候的四诊症状和体征

腹部胀闷，纳呆，腹痛，便溏，头身困重，肢体肿胀，口腻，口淡不渴，或身目发黄，面色晦暗不泽，舌体淡胖，舌苔白滑或白腻，脉濡缓或沉细。剔除非脾属症状：胃脘胀闷、泛恶欲呕——胃主降浊，小便短少——膀胱主排泄尿液，或妇女白带量多——胞宫寒湿。

二、寒湿困脾证候的四诊症状和体征与脾脏功能和络属的对应关系

见表4-13。

表 4-13　寒湿困脾证候的四诊症状和体征与脾脏功能和络属的对应关系

脾	功能		络属			五色
	主运化	主统血	在体合肉，主四肢	在窍为口	唇思涎	黄色
寒湿困脾证候的症状	腹部胀闷，纳呆，腹痛，便溏	无	头身困重，肢体肿胀	口腻，口淡不渴	无	身目发黄，面色晦暗不泽
舌象脉象：舌体淡胖，舌苔白滑或白腻，脉濡缓或沉细						

三、寒湿困脾证候的特征不变量分析

见表4-14。

表 4-14　寒湿困脾证候的特征不变量分析

特征不变量	症状和体征	治法	方剂	药物
气血紊乱最早反映出的征象 Yy	舌体淡胖，舌苔白滑或白腻脉濡缓或沉细	健脾散寒除湿	单方，单药	白术，干姜
脏腑经络气血紊乱的表现 Yx	腹部胀闷	健脾理气	香砂六君子汤	木香，砂仁，陈皮，半夏，党参，白术，茯苓，甘草
	纳呆	健脾消食	健脾丸	党参，白术，陈皮，麦芽，山楂，枳实
	腹痛	温脾散寒止痛	理中丸	党参，白术，干姜，甘草，
	便溏	渗湿止泻	参苓白术散	莲子仁，薏苡仁，白扁豆，山药，砂仁，桔梗
形体、官窍、荣华等的紊乱症状 Xy	口腻	健脾化湿	平胃散	苍术，厚朴，陈皮，甘草
	口淡不渴	健脾化湿	四君子汤	党参，白术，茯苓，甘草
	头身困重	健脾化湿	茵陈术附汤	茵陈，白术，附子，干姜，甘草，肉桂
	或身目发黄，面色晦暗不泽	健脾化湿	茵陈术附汤	茵陈，白术，附子，干姜，甘草，肉桂
形体、官窍、荣华等的变形症状 Xx	肢体肿胀	温阳健脾利水消肿	五苓散	桂枝，茯苓，猪苓，白术，泽泻

四、寒湿困脾证候诊断标准

（一）寒湿困脾证候的一级诊断标准

腹部胀闷，纳呆，腹痛，便溏，头身困重，肢体肿胀，口腻，口淡不渴，或身目发黄，面色晦暗不泽，舌体淡胖，舌苔白滑或白腻，脉濡缓或沉细。

（二）寒湿困脾证候的二级诊断标准

见表4-15。

表 4-15 寒湿困脾证候的二级诊断标准

演化阶段	拓扑结构	表现形式	治法	方剂	药物
I	Yy	舌体淡胖，舌苔白滑或白腻脉濡缓或沉细	健脾散寒除湿	单方，单药	白术，干姜
II	Yy + Yx	舌体淡胖，舌苔白滑或白腻，脉濡缓或沉细 腹部胀闷 纳呆 腹痛 便溏	健脾理气 健脾消食 散寒止痛 渗湿止泻	香砂六君子汤 + 健脾丸 + 理中丸 + 参苓白术散	木香，砂仁，陈皮，半夏，党参，白术，茯苓，甘草，麦芽，山楂，枳实，干姜，莲子仁，薏苡仁，白扁豆，山药，砂仁，桔梗
III 1	Yy + Xy	舌体淡胖，舌苔白滑或白腻，脉濡缓或沉细 口腻 口淡不渴 头身困重，或身目发黄，面色晦暗不泽	健脾化湿	平胃散 + 四君子汤 + 茵陈术附汤	苍术，厚朴，陈皮，甘草，党参，白术，茯苓，茵陈，附子，干姜，肉桂
III 2	Yy + Yx + Xy	舌体淡胖，舌苔白滑或白腻，脉濡缓或沉细 腹部胀闷 纳呆 腹痛 便溏 口腻 口淡不渴 头身困重，或身目发黄，面色晦暗不泽	健脾理气 健脾消食 散寒止痛 渗湿止泻 健脾化湿	香砂六君子汤 + 健脾丸 + 理中丸 + 参苓白术散 + 平胃散 + 四君子汤 + 茵陈术附汤	木香，砂仁，陈皮，半夏，党参，白术，茯苓，甘草，麦芽，山楂，枳实，干姜，莲子仁，薏苡仁，白扁豆，山药，砂仁，桔梗，苍术，厚朴，茵陈，附子，肉桂
IV	Yy + Xy + Xx	舌体淡胖，舌苔白滑或白腻，脉濡缓或沉细 口腻 口淡不渴 头身困重，或身目发黄，面色晦暗不泽 肢体肿胀	健脾化湿 利水消肿	平胃散 + 四君子汤 + 茵陈术附汤 + 五苓散	苍术，厚朴，陈皮，甘草，党参，白术，茯苓，茵陈，附子，干姜，肉桂，桂枝，猪苓，泽泻

（续表）

演化阶段	拓扑结构	表现形式	治法	方剂	药物
V 1	Yy	舌体淡胖，舌苔白滑或白腻，脉濡缓或沉细			木香，砂仁，陈皮，半夏，党参，白术，茯苓，甘草，麦芽，山楂，枳实，干姜，莲子仁，薏苡仁，白扁豆，山药，砂仁，桔梗，桂枝，猪苓，泽泻
	+Yx	腹部胀闷	健脾理气	香砂六君子汤	
		纳呆	健脾消食	+健脾丸	
		腹痛	散寒止痛	+理中丸	
		便溏	渗湿止泻	+参苓白术散	
	+Xx	肢体肿胀	利水消肿	+五苓散	
V 2	Yy	舌体淡胖，舌苔白滑或白腻，脉濡缓或沉细			木香，砂仁，陈皮，半夏，党参，白术，茯苓，甘草，麦芽，山楂，枳实，干姜，莲子仁，薏苡仁，白扁豆，山药，砂仁，桔梗，苍术，厚朴，茵陈，附子，肉桂，桂枝，猪苓，泽泻
	+Yx	腹部胀闷	健脾理气	香砂六君子汤	
		纳呆	健脾消食	+健脾丸	
		腹痛	散寒止痛	+理中丸	
		便溏	渗湿止泻	+参苓白术散	
	+Xy	口腻		+平胃散	
		口淡不渴	健脾化湿	+四君子汤	
		头身困重，或身目发黄，面色晦暗不泽		+茵陈术附汤	
	+Xx	肢体肿胀	利水消肿	+五苓散	

（三）寒湿困脾证候的三级诊断标准

寒湿困脾证候判定的重要标志为"舌苔白滑或白腻"，见表4-16。

表 4-16　寒湿困脾证候的三级诊断标准

I	Yy	舌体淡胖，舌苔白滑或白腻，脉濡缓或沉细
II	Yy + Yx	舌体淡胖，舌苔白滑或白腻，脉濡缓或沉细 腹部胀闷，纳呆，腹痛，便溏
以上症状和体征的组合有 $2^4-1=15$ 种		
II 1		腹部胀闷，舌体淡胖，舌苔白滑或白腻，脉濡缓或沉细
......		
II 15		腹部胀闷，纳呆，腹痛，便溏，舌体淡胖，舌苔白滑或白腻，脉濡缓或沉细
III 1	Yy + Xy	舌体淡胖，舌苔白滑或白腻，脉濡缓或沉细 口腻，口淡不渴，头身困重，或身目发黄，面色晦暗不泽
以上症状和体征的组合有 $2^5-1=31$ 种		
III 1/1		身目发黄，舌体淡胖，舌苔白滑或白腻，脉濡缓或沉细
......		
III 1/31		口腻，口淡不渴，头身困重，身目发黄，面色晦暗不泽，舌体淡胖，舌苔白滑或白腻，脉濡缓或沉细

Ⅲ 2	Yy + Yx + Xy	舌体淡胖，舌苔白滑或白腻，脉濡缓或沉细
		腹部胀闷，纳呆，腹痛，便溏
		口腻，口淡不渴，头身困重，或身目发黄，面色晦暗不泽
以上症状和体征的组合有 $(2^4-1)\times(2^5-1)=15\times31=465$ 种，为Ⅱ1~Ⅱ15与Ⅲ1/1~Ⅲ1/31之间相互的排列组合		
Ⅲ 2/1		腹部胀闷，身目发黄，舌体淡胖，舌苔白滑或白腻，脉濡缓或沉细
……		
Ⅲ 2/465		腹部胀闷，纳呆，腹痛，便溏，口腻，口淡不渴，头身困重，身目发黄，面色晦暗不泽，舌体淡胖，舌苔白滑或白腻，脉濡缓或沉细
Ⅳ	Yy + Xy + Xx	舌体淡胖，舌苔白滑或白腻，脉濡缓或沉细
		口腻，口淡不渴，头身困重，或身目发黄，面色晦暗不泽
		肢体肿胀
以上症状和体征的组合有 $(2^5-1)\times(2^1-1)=31\times1=31$ 种，为Ⅲ1/1~Ⅲ1/31与Xx症状的排列组合		
Ⅳ 1		身目发黄，肢体肿胀，舌体淡胖，舌苔白滑或白腻，脉濡缓或沉细
……		
Ⅳ 31		口腻，口淡不渴，头身困重，身目发黄，面色晦暗不泽，肢体肿胀，舌体淡胖，苔白滑或白腻，脉濡缓或沉细
Ⅴ 1	Yy + Yx + Xx	舌体淡胖，舌苔白滑或白腻，脉濡缓或沉细
		腹部胀闷，纳呆，腹痛，便溏
		肢体肿胀
以上症状和体征的组合有 $(2^4-1)\times(2^1-1)=15\times1=15$ 种，为Ⅱ1~Ⅱ15与Xx症状的排列组合		
Ⅴ 1/1		腹部胀闷，肢体肿胀，舌体淡胖，舌苔白滑或白腻，脉濡缓或沉细
……		
Ⅴ 1/15		腹部胀闷，纳呆，腹痛，便溏，肢体肿胀，舌体淡胖，舌苔白滑或白腻，脉濡缓或沉细
Ⅴ 2	Yy + Yx + Xy + Xx	舌体淡胖，舌苔白滑或白腻，脉濡缓或沉细
		腹部胀闷，纳呆，腹痛，便溏
		口腻，口淡不渴，头身困重，或身目发黄，面色晦暗不泽
		肢体肿胀
以上症状和体征的组合有 $(2^4-1)\times(2^5-1)\times(2^1-1)=15\times31\times1=465$ 种，为Ⅱ1~Ⅱ15、Ⅲ1/1~Ⅲ1/31与Xx症状之间相互的排列组合		
Ⅴ 1		腹部胀闷，身目发黄，肢体肿胀，舌体淡胖，舌苔白滑或白腻，脉濡缓或沉细
……		
Ⅴ 465		腹部胀闷，纳呆，腹痛，便溏，口腻，口淡不渴，头身困重，身目发黄，面色晦暗不泽，肢体肿胀，舌体淡胖，舌苔白滑或白腻，脉濡缓或沉细

第五节　湿热蕴脾证候

一、湿热蕴脾证候的四诊症状和体征

　　腹部胀闷，纳呆，便溏不爽，肢体困重，口中黏腻，渴不多饮，或身热不扬，汗出不解，或面目发黄色鲜明，皮肤发痒，舌质红，苔黄腻，脉濡数或滑数。剔除非脾胃属症状：胃脘胀闷、恶心欲呕——胃主降浊，小便短黄——膀胱有热。

二、湿热蕴脾证候的四诊症状和体征与脾脏功能和络属的对应关系

　　见表4-17。

表 4-17　湿热蕴脾证候的四诊症状和体征与脾脏功能和络属的对应关系

脾	功能		络属			五色
	主运化	统血	在体合肉，主四肢	在窍为口	唇涎	黄色
湿热蕴脾的症状	腹部胀闷，纳呆，便溏不爽	无	或身热不扬、汗出不解，肢体困重，或皮肤发痒	口中黏腻，渴不多饮	无	面目发黄色鲜明
	舌象脉象：舌质红，苔黄腻，脉濡数或滑数					

三、湿热蕴脾证候的特征不变量分析

　　见表4-18。

表 4-18　湿热蕴脾证候的特征不变量分析

特征不变量	症状和体征	治法	方剂	药物
气血紊乱最早反映出的征象 Yy	舌质红，苔黄腻，脉濡数或滑数	清热化湿	平胃散+黄芩、黄连	陈皮，苍术，厚朴，黄芩，黄连，甘草
脏腑经络气血紊乱的表现 Yx	腹部胀闷	清热化湿理气	平胃散+黄芩、黄连	陈皮，苍术，厚朴，黄芩，黄连，甘草
	纳呆	清热化湿醒脾消食	平胃散+黄芩、黄连、麦芽、山楂	陈皮，苍术，厚朴，黄芩，黄连，甘草，麦芽，山楂
	便溏不爽	清热化湿	平胃散+黄芩、黄连、槟榔	陈皮，苍术，厚朴，黄芩，黄连，甘草，槟榔

（续表）

特征不变量	症状和体征	治法	方剂	药物
形体、官窍、荣华等的紊乱症状 Xy	肢体困重，口中黏腻，渴不多饮	清热利湿	三仁汤	白豆蔻，薏苡仁，竹叶，滑石，通草，半夏
	面目发黄色鲜明，或皮肤发痒	利湿退黄	茵陈蒿汤	茵陈，大黄，栀子
	或身热不扬、汗出不解	清热利湿	三仁汤	白豆蔻，薏苡仁，竹叶，滑石，通草，半夏
形体、官窍、荣华等的变形症状 Xx	—	—	—	—

四、湿热蕴脾证候诊断标准

（一）湿热蕴脾证候的一级诊断标准

腹部胀闷，纳呆，便溏不爽，肢体困重，口中黏腻，渴不多饮，或身热不扬，汗出不解，或面目发黄色鲜明，皮肤发痒，舌质红，苔黄腻，脉濡数或滑数。

（二）湿热蕴脾证候的二级诊断标准

见表4-19。

表4-19　湿热蕴脾证候的二级诊断标准

演化阶段	拓扑结构	表现形式	治法	方剂	药物
I	Yy	舌质红，苔黄腻，脉濡数或滑数	清热化湿	平胃散+黄芩、黄连	陈皮，苍术，厚朴，黄芩，黄连，甘草
II	Yy+Yx	舌质红，苔黄腻，脉濡数或滑数 腹部胀闷，纳呆，便溏不爽	清热化湿 理气醒脾消食	平胃散+黄芩、黄连、麦芽、山楂、槟榔	陈皮，苍术，厚朴，黄芩，黄连，麦芽，山楂，槟榔，甘草
III 1	Yy+Xy	舌质红，苔黄腻，脉濡数或滑数 肢体困重，口中黏腻，渴不多饮或皮肤发痒，或身热不扬、汗出不解 面目发黄色鲜明，	清热利湿 利湿退黄	三仁汤 +茵陈蒿汤	白豆蔻，薏苡仁，竹叶，滑石，通草，半夏，茵陈蒿，大黄，栀子
III 2	Yy+Yx+Xy	舌质红，苔黄腻，脉濡数或滑数 腹部胀闷，纳呆，便溏不爽 肢体困重，口中黏腻，渴不多饮或皮肤发痒，或身热不扬、汗出不解 面目发黄色鲜明	清热化湿 理气醒脾 清热化湿 利湿退黄	芩连平胃散+麦芽、山楂、槟榔 +三仁汤 +茵陈蒿汤	白豆蔻，薏苡仁，竹叶，滑石，通草，半夏，茵陈蒿，大黄，栀子，陈皮，苍术，厚朴，黄芩，黄连，麦芽，山楂，槟榔，甘草

（三）湿热蕴脾证候的三级诊断标准

湿热蕴脾证候判定的重要标志为"苔黄腻"。见表4-20。

表 4-20　湿热蕴脾证候的三级诊断标准

I	Yy	舌质红，苔黄腻，脉濡数或滑数
II	Yy + Yx	舌质红，苔黄腻，脉濡数或滑数 腹部胀闷，纳呆，便溏不爽
以上症状和体征的组合有 $2^3-1=7$ 种		
II 1		脘腹胀闷，舌质红，苔黄腻，脉濡数或滑数
……		
II 7		脘腹胀闷，纳呆，便溏不爽，舌质红，苔黄腻，脉濡数或滑数
III 1	Yy + Xy	舌质红，苔黄腻，脉濡数或滑数 肢体困重，口中黏腻，渴不多饮，面目发黄色鲜明，或皮肤发痒，或身热不扬、汗出不解
以上症状和体征的组合有 $2^6-1=63$ 种		
III 1/1		肢体困重，舌质红，苔黄腻，脉濡数或滑数
……		
III 1/63		肢体困重，口中黏腻，渴不多饮，面目发黄色鲜明，或皮肤发痒，或身热不扬，汗出不解，舌质红，苔黄腻，脉濡数或滑数
III 2	Yy + Yx + Xy	舌质红，苔黄腻，脉濡数或滑数 腹部胀闷，纳呆，便溏不爽 肢体困重，口中黏腻，渴不多饮，面目发黄色鲜明，或皮肤发痒，或身热不扬、汗出不解
以上症状和体征的组合有 $(2^3-1)\times(2^6-1)=7\times63=441$ 种，为 II 1~ II 7 与 III 1/1~ III 1/63 之间相互的排列组合		
III 2/1		肢体困重，脘腹胀闷，舌质红，苔黄腻，脉濡数或滑数
……		
III 2/441		肢体困重，口中黏腻，渴不多饮，面目发黄色鲜明，或皮肤发痒，或身热不扬、汗出不解，脘腹胀闷，纳呆，便溏不爽，舌质红，苔黄腻，脉濡数或滑数

第六节　脾不统血证候

一、脾不统血证候的四诊症状和体征

便血，或尿血，或吐血，或鼻衄，或紫斑，或妇女月经过多，崩漏，纳呆，面色淡黄或萎黄，手足淡黄或萎黄，或手足淡白，口唇淡白，口淡无味，肢体倦怠，乏力，便溏，舌淡，脉细无力。加脾属症状：肢体倦怠、手足淡黄或萎黄，或手足淡白，口唇淡白，口淡无味。剔除非脾属症状：少气——肺属症状，懒言——心属症状。

二、脾不统血证候的四诊症状和体征与脾脏功能和络属的对应关系

见表4-21。

表 4-21　脾不统血证候的四诊症状和体征与脾脏功能和络属的对应关系

脾	功能		络属	五色
	主运化	主统血	肉四肢，口唇思涎	黄色
脾不统血证候的症状	纳呆，便溏	便血，或尿血，或吐血，或鼻衄，或紫斑，或妇女月经过多，崩漏	口唇淡白，口淡无味 手足淡白，肢体倦怠	面色淡黄或萎黄 手足淡黄或萎黄
	舌象脉象：舌淡，脉细无力 气虚：乏力			

三、脾不统血证候的特征不变量分析

见表4-22。

表 4-22　脾不统血证候的特征不变量分析

特征不变量	症状和体征	治法	方剂	药物
气血紊乱最早反映出的征象 Yy	舌淡，脉细无力	益气健脾	单方，单药	党参，白术
脏腑经络气血紊乱的表现 Yx	纳呆	健脾消食	健脾丸	党参，白术，陈皮，麦芽，山楂，枳实
	乏力	健脾益气	四君子汤	党参，白术，茯苓，甘草
	便溏	渗湿止泻	参苓白术散	党参，白术，茯苓，莲子仁，薏苡仁，白扁豆，山药，砂仁，桔梗

（续表）

特征不变量	症状和体征	治法	方剂	药物
形体官窍荣华等的紊乱症状 Xy	面色淡黄或萎黄，手足淡黄或萎黄	生血养荣	小建中汤	白芍，桂枝，甘草，饴糖
	或手足淡白，口唇淡白	健脾益气	四君子汤	党参，白术，茯苓，甘草
	口淡无味	益气醒脾	健脾丸	党参，白术，陈皮，麦芽，山楂，枳实
	肢体倦怠	健脾益气	四君子汤	党参，白术，茯苓，甘草
形体官窍荣华等的变形症状 Xx	便血，或尿血，或吐血，或鼻衄或紫斑或妇女月经过多、崩漏	健脾益气	归脾汤	党参，黄芪，白术，当归，茯苓，甘草
		摄血		

四、脾不统血证候诊断标准

（一）脾不统血证候的一级诊断标准

便血，或尿血，或吐血，或鼻衄，或紫斑，或妇女月经过多，崩漏，纳呆，面色淡黄或萎黄，手足淡黄或萎黄，或手足淡白，口唇淡白，口淡无味，肢体倦怠，乏力，便溏，舌淡，脉细无力。

（二）脾不统血证候的二级诊断标准

见表4-23。

表 4-23　脾不统血证候的二级诊断标准

演化阶段	拓扑结构	表现形式	治法	方剂	药物
V	Yy	舌淡，脉细无力	健脾消食	健脾丸	党参，黄芪，白术，当归，茯苓，莲子仁，薏苡仁，白扁豆，山药，砂仁，桔梗，白芍，桂枝，饴糖，陈皮，麦芽，山楂，枳实，甘草
	+ Yx	纳呆，乏力，便溏	渗湿止泻	+参苓白术散	
	+ Xy	面色淡黄或萎黄，手足淡黄或萎黄	生血养荣	+ 小建中汤	
		或手足淡白，口唇淡白	健脾益气	+ 四君子汤	
		口淡无味	益气醒脾	+ 健脾丸	
		肢体倦怠	健脾益气	+ 四君子汤	
	+ Xx	便血，或尿血，或吐血，或鼻衄，或紫斑，或妇女月经过多、崩漏	健脾益气摄血	+ 归脾汤	

（三）脾不统血证候的三级诊断标准

见表4-24。

表 4-24 脾不统血证候的三级诊断标准

脾虚证候的症状	纳呆，乏力，便溏，面色淡黄或萎黄，手足淡黄或萎黄，或手足淡白，口唇淡白，口淡无味，肢体倦怠
以上症状和体征的组合有 $(2^3-1) \times \left[(2^5-1) + (2^4-1)+1 \right] = 329$ 种	
1	纳呆
……	
329	纳呆，乏力，便溏，肢体倦怠，面色淡黄或萎黄，手足淡白，口唇淡白，口淡无味

分级标准				
V	Yy + Yx + Xy	舌淡，脉细无力 纳呆，乏力，便溏 面色淡黄或萎黄，手足淡黄或萎黄，或手足淡白，口唇淡白，口淡无味，肢体倦怠	Xx	便血，或尿血，或吐血，或鼻衄，或紫斑，或妇女月经过多、崩漏
以上脾不统血的症状和体征组合形式有 $2^6-1=63$ 种				
V 1	便血，舌淡，脉细无力			
……				
V 63	便血，尿血，吐血，鼻衄，紫斑，妇女月经过多、崩漏，舌淡，脉细无力			
以上 V 的情况与脾虚的 1~329 进行组合，都可以构成脾不统血证候，为 V 64~ V 20790				
V 64	便血，纳呆，肢体倦怠，舌淡，脉细无力			
……				
V 20790	便血，尿血，吐血，鼻衄，紫斑，妇女月经过多、崩漏，纳呆，乏力，便溏，肢体倦怠，面色淡黄或萎黄，手足淡白，口唇淡白，口淡无味，舌淡，脉细无力			

第七节　脾气郁滞证候

一、脾气郁滞证候的四诊症状和体征

腹部胀闷，饭后加重、空腹减轻，或劳累后加重，舌质淡白苔薄白，脉弦。

二、脾气郁滞证候的四诊症状和体征与脾脏功能和络属的对应关系

见表4-25。

表 4-25　脾气郁滞证候的四诊症状和体征与脾脏功能和络属的对应关系

脾	功能		络属		五色
	主运化	主统血	在体合肉，主四肢	口唇思涎	黄色
脾气郁滞证候的症状	腹部胀闷，饭后加重、空腹减轻，或劳累后加重	无	无	无	无
	舌象脉象：舌质淡白苔薄白，脉弦				

三、脾气郁滞证候的特征不变量分析

见表4-26。

表 4-26　脾气郁滞证候的特征不变量分析

特征不变量	症状和体征	治法	方剂	药物
气血紊乱最早反映出的征象 Yy	舌质淡白苔薄白，脉弦	健脾理气	单方单药	砂仁，白术
脏腑经络气血紊乱的表现 Yx	腹部胀闷，饭后加重、空腹减轻，或劳累后加重	健脾理气	香砂六君子汤	党参，白术，茯苓，半夏，陈皮，木香，砂仁，甘草
形体官窍荣华等的紊乱症状 Xy	—	—	—	—
形体官窍荣华等的变形症状 Xx				

四、　脾气郁滞证候诊断标准

（一）脾气郁滞证候的一级诊断标准

腹部胀闷，饭后加重、空腹减轻，或劳累后加重，舌质淡白苔薄白，脉弦。

（二）脾气郁滞证候的二级诊断标准

见表4-27。

表 4-27　脾气郁滞证候的二级诊断标准

演化阶段	拓扑结构	表现形式	治法	方剂	药物
I	Yy	舌质淡白苔薄白，脉弦	健脾理气	单方单药	砂仁，白术
II	Yy + Yx	舌质淡白苔薄白，脉弦　腹部胀闷，饭后加重、空腹减轻或劳累后加重	健脾理气	香砂六君子汤	党参，白术，茯苓，半夏，陈皮，木香，砂仁，甘草

（三）脾气郁滞证候的三级诊断标准

见表4-28。

表 4-28　脾气郁滞证候的三级诊断标准

I	Yy	舌质淡白苔薄白，脉弦
II	Yy + Yx	舌质淡白苔薄白，脉弦 腹部胀闷，饭后加重、空腹减轻，或劳累后加重

以上症状和体征的组合只有 1 种，为 II 1=腹部胀闷、饭后加重、空腹减轻，或劳累后加重、舌质淡白苔薄白、脉弦

第八节　脾络瘀血证候

一、脾络瘀血证候的四诊症状和体征

腹部疼痛固定不移或刺痛或绞痛，舌质淡或暗、紫暗或有瘀血点、瘀血斑，脉弦。

二、脾络瘀血证候的四诊症状和体征与脾脏功能和络属的对应关系

见表4-29。

表 4-29　脾络瘀血证候的四诊症状和体征与脾脏功能和络属的对应关系

脾	功能		络属		五色
	主运化	主统血	在体合肉，主四肢	口唇思涎	黄色
脾络瘀血证候的症状	无	腹部疼痛固定不移或刺痛或绞痛	无	无	无
	舌象脉象：舌质淡或暗、紫暗或有瘀血点、瘀血斑，脉弦				

三、脾络瘀血证候的特征不变量分析

见表4-30。

表 4-30　脾络瘀血证候的特征不变量分析

特征不变量	症状和体征	治法	方剂	药物
气血紊乱最早反映出的征象 Yy	舌质淡或暗、紫暗或有瘀血点、瘀血斑脉弦	活血化瘀	单方单药	丹参
脏腑经络气血紊乱的表现 Yx	腹部疼痛固定不移，或刺痛或绞痛	活血化瘀止痛	失笑散	蒲黄，五灵脂
形体、官窍、荣华等的紊乱症状 Xy	—	—	—	—
形体、官窍、荣华等的变形症状 Xx	—	—	—	—

四、脾络瘀血证候诊断标准

（一）脾络瘀血证候的一级诊断标准

腹部疼痛固定不移或刺痛或绞痛，舌质淡或暗、紫暗或有瘀血点、瘀血斑，脉弦。

（二）脾络瘀血证候的二级诊断标准

见表4-31。

表 4-31　脾络瘀血证候的二级诊断标准

演化阶段	拓扑结构	表现形式	治法	方剂	药物
I	Yy	舌质淡或暗、紫暗或有瘀血点、瘀血斑，脉弦	活血化瘀	单方，单药	丹参
II	Yy + Yx	舌质淡或暗、紫暗或有瘀血点、瘀血斑，脉弦 腹部疼痛固定不移，或刺痛或绞痛	活血化瘀止痛	失笑散	蒲黄，五灵脂

（三）脾络瘀血证候的三级诊断标准

见表4-32。

表4-32　脾络瘀血证候的三级诊断标准

I	Yy	舌质淡或暗、紫暗或有瘀血点、瘀血斑，脉弦
II	Yy + Yx	舌质淡或暗、紫暗或有瘀血点、瘀血斑，脉弦 腹部疼痛固定不移或刺痛或绞痛
以上症状和体征的组合只有 1 种，为 II 1= 腹部疼痛固定不移或刺痛或绞痛、舌质淡或暗、紫暗或有瘀血点、瘀血斑、脉弦		

第九节　胃气虚证候

一、胃气虚证候的四诊症状和体征

食少，胃脘胀闷或隐痛或痞胀、按之觉舒，或得食痛缓，或食后胀甚，乏力，舌质淡，苔薄白，脉弱。剔除非胃属症状：面色萎黄——脾主黄色，口淡不渴——脾主运化水湿，少气——肺属症状，懒言——心属症状。

二、胃气虚证候的四诊症状和体征与胃脏功能的对应关系

见表4-33。

表 4-33　胃气虚证候的四诊症状和体征与胃脏功能的对应关系

胃	功能	
	主受纳水谷	主腐熟水谷
胃气虚证候的症状	食少	胃脘胀闷或隐痛或痞胀、按之觉舒，或得食痛缓，或食后胀甚
	舌象脉象：舌质淡，苔薄白，脉弱 气虚：乏力	

三、胃气虚证候的特征不变量分析

见表4-34。

表 4-34　胃气虚证候的特征不变量分析

特征不变量	症状和体征	治法	方剂	药物
气血紊乱最早反映出的征象 Yy	舌质淡，苔薄白，脉弱	益气和胃	单方，单药	党参，黄芪
脏腑经络气血紊乱的表现 Yx	胃脘胀闷或隐痛或痞胀按之觉舒或得食痛缓，或食后胀甚 食少，乏力	益气和胃理气 益气和胃	保和丸 四君子汤	半夏，陈皮，茯苓，山楂，神曲，莱菔子，连翘，甘草 党参，白术，茯苓，甘草
形体、官窍、荣华等的紊乱症状 Xy	—	—	—	—
形体官窍荣华等的变形症状 Xx	—	—	—	—

四、胃气虚证候诊断标准

（一）胃气虚证候的一级诊断标准

食少，胃脘胀闷或隐痛或痞胀、按之觉舒，或得食痛缓，或食后胀甚，乏力，舌质淡，苔薄白，脉弱。

（二）胃气虚证候的二级诊断标准

见表4-35。

表4-35　胃气虚证候的二级诊断标准

演化阶段	拓扑结构	表现形式	治法	方剂	药物
I	Yy	舌质淡，苔薄白，脉弱	益气和胃	单方，单药	党参，黄芪
II	Yy + Yx	舌质淡，苔薄白，脉弱 胃脘胀闷或隐痛或痞胀、按之觉舒或得食痛缓，或食后胀甚 食少，乏力	益气和胃 理气 益气和胃	保和丸 +四君子汤	半夏、陈皮、茯苓、山楂、神曲、莱菔子、连翘、甘草、党参、白术

（3）胃气虚证候的三级诊断标准

见表4-36。

表4-36　胃气虚证候的三级诊断标准

I	Yy	舌质淡，苔薄白，脉弱
II	Yy + Yx	舌质淡，苔薄白，脉弱 胃脘胀闷或隐痛或痞胀、按之觉舒，或得食痛缓，或食后胀甚，食少，乏力
以上症状和体征的组合有 $[(2^3-1)+(2^3-1)\times2]+[(2^3-1)+(2^3-1)\times2]\times(2^2-1)=84$ 种		
以下胃脘胀闷或隐痛或痞胀、按之觉舒三个症状的组合有 $2^3-1=7$ 种		
II 1		胃脘胀闷，舌质淡，苔薄白，脉弱
……		
II 7		胃脘胀闷、隐痛、痞胀、按之觉舒，舌质淡，苔薄白，脉弱
II 1~II 7 与得食痛缓，或食后胀甚进行组合，共有 $7\times2=14$ 种，都可以构成胃气虚证候，为 II 8~II 21		
II 8		胃脘胀闷，得食痛缓，舌质淡，苔薄白，脉弱
……		
II 21		胃脘胀闷、隐痛、痞胀、按之觉舒，食后胀甚，舌质淡，苔薄白，脉弱
以上 II 1~II 21 与食少、乏力进行组合，共有 $21\times(2^2-1)=63$ 种，都可以构成胃气虚证候，为 II 22~II 84		

（续表）

Ⅱ22	胃脘胀闷，食少，舌质淡，苔薄白，脉弱
……	
Ⅱ84	胃脘胀闷、隐痛、痞胀、按之觉舒，食后胀甚，食少，乏力，舌质淡，苔薄白，脉弱

第十节 胃脘气滞证候

一、胃脘气滞证候的四诊症状和体征

胃脘胀满或疼痛、走窜不定、欲吐，嗳气、矢气后胀满或疼痛可缓解，或恶心、呕吐，或呃逆，苔厚，脉弦。

二、胃脘气滞证候的四诊症状和体征与胃功能的对应关系

见表4-37。

表 4-37 胃脘气滞证候的四诊症状和体征与胃功能的对应关系

胃	功能	
	主受纳腐熟水谷	主和降
胃脘气滞证候的症状	无	胃脘胀满或疼痛、走窜不定，欲吐，嗳气，或恶心、呕吐，或呃逆
		舌象脉象：苔厚，脉弦

三、胃脘气滞证候的特征不变量分析

见表4-38。

表 4-38 胃脘气滞证候的特征不变量分析

特征不变量	症状和体征	治法	方剂	药物
气血紊乱最早反映出的征象 Yy	苔厚，脉弦	理气和胃	单方，单药	陈皮，莱菔子
脏腑经络气血紊乱的表现 Yx	胃脘胀满或疼痛、走窜不定	理气和胃	保和丸	半夏,陈皮，茯苓，山楂,神曲,莱菔子,连翘,甘草
	欲吐，或恶心、呕吐	降逆和胃止呕	小半夏汤	生姜，半夏
	嗳气，或呃逆	降逆和胃	旋覆代赭汤	旋覆花，代赭石

（续表）

特征不变量	症状和体征	治法	方剂	药物
形体、官窍、荣华 等的紊乱症状 Xy	—	—	—	—
形体、官窍、荣华 等的变形症状 Xx	—	—	—	—

四、胃脘气滞证候诊断标准

（一）胃脘气滞证候的四诊症状和体征

胃脘胀满或疼痛、走窜不定、欲吐，嗳气、矢气后胀满或疼痛可缓解，或恶心、呕吐，或呃逆，苔厚，脉弦。

（二）胃气滞证候的二级诊断标准

见表4-39。

表 4-39　胃气滞证候的二级诊断标准

演化 阶段	拓扑 结构	表现形式	治法	方剂	药物
I	Yy	苔厚，脉弦	理气和胃	单方，单药	陈皮，莱菔子
II	Yy + Yx	苔厚，脉弦 胃脘胀满或疼痛、走窜不定、 欲吐，嗳气、矢气后胀满或 疼痛可缓解 或恶心、呕吐 或呃逆	理气和胃 降逆止呕 降逆止呃	保和丸 + 小半夏汤 + 旋覆代赭汤	半夏，陈皮，茯苓，山楂，神曲，莱菔子，连翘，甘草，生姜，半夏，旋覆花，代赭石

（三）胃脘气滞证候的三级诊断标准

见表4-40。

表 4-40　胃脘气滞证候的三级诊断标准

I	Yy	苔厚，脉弦
II	Yy + Yx	苔厚，脉弦 胃脘胀满或疼痛、走窜不定、欲吐，嗳气、矢气后胀满或疼痛可缓解，或恶心、呕吐，或呃逆
以上症状和体征的组合有 9 种。		
II 1		胃脘胀满、欲吐，嗳气、矢气后胀满可缓解，苔厚，脉弦

（续表）

Ⅱ2	胃脘疼痛、走窜不定、欲吐、嗳气、矢气后疼痛可缓解，苔厚，脉弦
Ⅱ3	恶心，苔厚，脉弦
Ⅱ4	呕吐，苔厚，脉弦
Ⅱ5	呃逆，苔厚，脉弦
Ⅱ6	胃脘胀满或疼痛，恶心，苔厚，脉弦
Ⅱ7	胃脘胀满或疼痛，呕吐，苔厚，脉弦
Ⅱ8	胃脘胀满或疼痛，呃逆，苔厚，脉弦
Ⅱ9	胃脘胀满或疼痛，恶心或呕吐，呃逆，苔厚，脉弦

第十一节 胃阴虚证候

一、胃阴虚证候的四诊症状和体征

饥不欲食，胃脘嘈杂，或胀闷或痞胀不舒，隐隐灼痛，干呕，呃逆，口燥，舌红少苔乏津，脉细数。剔除非胃属症状：咽干——肺主咽，大便干结——大肠津亏，小便短少——膀胱主排泄尿液。

二、胃阴虚证候的四诊症状和体征与胃脏功能的对应关系

见表4-41。

表 4-41 胃阴虚证候的四诊症状和体征与胃脏功能的对应关系

胃	功能		
	主受纳水谷	主腐熟水谷	主降浊
胃阴虚证候的症状	饥不欲食	胃脘嘈杂，或胀闷或痞胀不舒，隐隐灼痛	干呕，呃逆
	舌象脉象：舌红少苔乏津，脉细数		
	阴虚：口燥		

三、胃阴虚证候的特征不变量分析

见表4-42。

表 4-42　胃阴虚证候的特征不变量分析

特征不变量	症状和体征	治法	方剂	药物
气血紊乱最早反映出的征象 Yy	舌红少苔乏津，脉细数	养阴和胃	单方，单药	沙参，麦冬
脏腑经络气血紊乱的表现 Yx	胃脘嘈杂，饥不欲食	养阴和胃	益胃汤	沙参，麦冬，生地黄，玉竹，冰糖
	胃脘隐隐灼痛	养阴和胃	玉女煎	石膏，知母，麦冬
	干呕	和胃降逆止呕	麦门冬汤	麦冬，半夏
	呃逆	降逆止呃	橘皮竹茹汤	橘皮，竹茹
	或胃胀闷或痞胀不舒	理气和胃祛痞	枳术丸	枳实，白术
形体、官窍、荣华等的紊乱症状 Xy	口燥	养阴和胃生津	玉液汤	知母，葛根，天花粉，五味子
形体、官窍、荣华等的变形症状 Xx	—	—	—	—

四、胃阴虚证候诊断标准

（一）胃阴虚证候的一级诊断标准

饥不欲食，胃脘嘈杂，或胀闷或痞胀不舒，隐隐灼痛，干呕，呃逆，口燥，舌红少苔乏津，脉细数。

（二）胃阴虚证候的二级诊断标准

见表4-43。

表 4-43　胃阴虚证候的二级诊断标准

演化阶段	拓扑结构	表现形式	治法	方剂	药物
I	Yy	舌红少苔乏津，脉细数	养阴和胃	单方，单药	沙参，麦冬
II	Yy ＋ Yx	舌红少苔乏津，脉细数 胃脘嘈杂，饥不欲食 隐隐灼痛 干呕 呃逆 或胃胀闷或痞胀不舒	养阴和胃 养阴和胃 和胃降逆止呕 降逆止呃 理气和胃祛痞	益胃汤 ＋玉女煎 ＋麦门冬汤 ＋橘皮竹茹汤 ＋枳术丸	沙参，麦冬，生地黄，玉竹，冰糖，石膏，知母，麦冬，半夏，橘皮，竹茹，枳实，白术
III 1	Yy ＋ Xy	舌红少苔乏津，脉细数 口燥	养阴和胃生津	玉液汤	知母，葛根，天花粉，五味子
III 2	Yy ＋ Yx ＋ Xy	舌红少苔乏津，脉细数 胃脘嘈杂，饥不欲食 隐隐灼痛 干呕 呃逆 或胃胀闷或痞胀不舒 口燥	养阴和胃 养阴和胃 和胃降逆止呕 降逆止呃 理气和胃祛痞 养阴和胃生津	益胃汤 ＋玉女煎 ＋麦门冬汤 ＋橘皮竹茹汤 ＋枳术丸 ＋玉液汤	葛根，天花粉，五味子，沙参，麦冬，生地黄，玉竹，冰糖，石膏，知母，麦冬，半夏，橘皮，竹茹，枳实，白术

（三）胃阴虚证候的三级诊断标准

胃阴虚证候判定的重要标志为"舌苔少苔乏津"。见表4-44。

表4-44 胃阴虚证候的三级诊断标准

I	Yy	舌红少苔乏津，脉细数
II	Yy + Yx	舌红少苔乏津，脉细数 胃脘嘈杂，饥不欲食，隐隐灼痛，干呕，呃逆，或胃胀闷或痞胀不舒
以上症状和体征的组合有 $2^6-1=63$ 种		
II 1		胃脘嘈杂，舌红少苔乏津，脉细数
……		
II 63		胃脘嘈杂，隐隐灼痛，胀闷或痞胀不舒，饥不欲食，干呕，呃逆，舌红少苔乏津，脉细数
III 1	Yy + Xy	舌红少苔乏津，脉细数 口燥
以上症状和体征的组合只有 1 种，为 III 1= 口燥、舌红少苔乏津、脉细数		
III 2	Yy + Yx + Xy	舌红少苔乏津，脉细数 胃脘嘈杂，饥不欲食，隐隐灼痛，干呕，呃逆，或胃胀闷或痞胀不舒 口燥
以上症状和体征的组合有 $63×1=63$ 种，为 II 1~ II 63 与 III 1 之间的排列组合		
III 2/1		胃脘嘈杂，口燥，舌红少苔乏津，脉细数
……		
III 2/63		胃脘嘈杂，隐隐灼痛，胀闷或痞胀不舒，饥不欲食，干呕，呃逆，口燥，舌红少苔乏津，脉细数

第十二节　胃阳虚证候

一、胃阳虚证候的四诊症状和体征

泛吐清水，或夹有不消化食物，食少，胃胀，或脘痞，或胃脘发凉怕冷，或胃脘冷痛、绵绵不已、时发时止、喜温喜按，畏寒，舌淡胖嫩，脉沉迟无力。增加胃属症状：胃胀、胃脘发凉怕冷；剔除非胃属症状：口淡不渴、肢冷——脾属症状；剔除不适宜症状：食后缓解。

二、胃阳虚证候的四诊症状和体征与胃脏功能的对应关系

见表4-45。

表 4-45　胃阳虚证候的四诊症状和体征与胃脏功能的对应关系

胃	功能		
	主受纳水谷	主腐熟水谷	主降浊
胃阳虚证候的症状	食少	或夹有不消化食物	泛吐清水，胃胀，脘痞
	阳虚：或胃脘发凉怕冷，或胃脘冷痛、绵绵不已、时发时止、喜温喜按，畏寒 舌象脉象：舌淡胖嫩，脉沉迟无力		

三、胃阳虚证候的特征不变量分析

见表4-46。

表 4-46　胃阳虚证候的特征不变量分析

特征不变量	症状和体征	治法	方剂	药物
气血紊乱最早反映出的征象 Yy	舌淡胖嫩 脉沉迟无力	温胃散寒	单方，单药	干姜
脏腑经络气血紊乱的表现 Yx	泛吐清水	和胃降逆	理中丸	党参，白术，干姜，甘草
	或呕吐不消化食物	温胃消食	+小半夏汤	半夏，生姜
	食少	和胃消食	保和丸	山楂，神曲，甘草
	胃胀	理气和胃	保和丸	陈皮，莱菔子
	或脘痞	理气和胃祛痞	枳术丸	枳实，白术
	或胃脘发凉怕冷，畏寒	温胃散寒	理中丸	党参，白术，干姜，甘草
	胃脘冷痛绵绵不已、时发时止喜温喜按	温胃散寒止痛	附子理中丸	附子，党参，白术，茯苓，甘草
形体、官窍、荣华等的紊乱症状 Xy	—	—	—	—
形体、官窍、荣华等的变形症状 Xx				

四、胃阳虚证候诊断标准

（一）胃阳虚证候的一级诊断标准

泛吐清水，或夹有不消化食物，食少，胃胀，或脘痞，或胃脘发凉怕冷，或胃脘冷痛、绵绵不已、时发时止、喜温喜按，畏寒，舌淡胖嫩，脉沉迟无力。

（二）胃阳虚证候的二级诊断标准

胃阳虚证候判定的必要条件是胃脘发凉或胃脘冷痛、畏寒等症状，其他症状和体征如泛吐清水或夹有不消化食物、食少、胃胀，或脘痞、舌淡胖嫩、脉沉迟无力等为充分条件。见表4-47。

表 4-47　胃阳虚证候的二级诊断标准

演化阶段	拓扑结构	表现形式	治法	方剂	药物
I	Yy	舌淡胖嫩，脉沉迟无力	温胃散寒	单方，单药	干姜
II	Yy + Yx	舌淡胖嫩，脉沉迟无力 泛吐清水 或夹有不消化食物 食少 胃胀或脘痞 或胃脘发凉怕冷，畏寒 胃脘冷痛、绵绵不已、时发时止、喜温喜按	和胃降逆 温胃消食 和胃消食 理气祛痞 温胃散寒 温胃散寒止痛	理中丸 +小半夏汤 +保和丸 +枳术丸 +理中丸 +附子理中丸	党参，白术，干姜，甘草，山楂，神曲，麦芽，陈皮，茯苓，莱菔子，连翘，枳实，半夏，附子

（三）胃阳虚证候的三级诊断标准

见表4-48。

表 4-48　胃阳虚证候的三级诊断标准

I	Yy	舌淡胖嫩，脉沉迟无力
II	Yy + Yx	舌淡胖嫩，脉沉迟无力 泛吐清水，或夹有不消化食物，食少，胃胀，或脘痞，或胃脘发凉怕冷，胃脘冷痛、绵绵不已、时发时止、喜温喜按，畏寒

胃阳虚证候判定的必要条件是胃脘发凉或胃脘冷痛、畏寒等症状，其相互之间的排列组合为 $2^2+1=5$ 种

II 1	胃脘发凉怕冷，舌淡胖嫩，脉沉迟无力
II 2	胃脘冷痛、绵绵不已、时发时止、喜温喜按，舌淡胖嫩，脉沉迟无力
II 3	畏寒，舌淡胖嫩，脉沉迟无力
II 4	胃脘发凉怕冷，畏寒，舌淡胖嫩，脉沉迟无力
II 5	胃脘冷痛、绵绵不已、时发时止、喜温喜按，畏寒，舌淡胖嫩，脉沉迟无力
充分条件	泛吐清水或夹有不消化食物、食少、胃胀或脘痞。

以上症状和体征的组合有 $2^3-1=7$ 种

1	泛吐清水、夹有不消化食物，舌淡胖嫩，脉沉迟无力
……	
7	泛吐清水、夹有不消化食物，食少，胃胀或脘痞，舌淡胖嫩，脉沉迟无力

以上胃阳虚证候的充分条件的7种情况与胃阳虚证候必要条件的5种情况进行组合，都可以构成胃阳虚证候，有 $7 \times 5=35$ 种

Ⅱ 6	胃脘发凉怕冷，畏寒，泛吐清水、夹有不消化食物，舌淡胖嫩，脉沉迟无力
……	
Ⅱ 40	胃脘冷痛、绵绵不已、时发时止、喜温喜按，畏寒，泛吐清水、夹有不消化食物，食少，胃胀或脘痞，舌淡胖嫩，脉沉迟无力

第十三节　寒饮停胃证候

一、寒饮停胃证候的四诊症状和体征

胃中有振水声，呕吐清水痰涎，口淡不渴，胃脘痞胀，眩晕，舌苔白滑，脉沉弦。

二、寒饮停胃证候的四诊症状和体征与胃脏功能的对应关系

见表4-49。

表 4-49　寒饮停胃证候的四诊症状和体征与胃脏功能的对应关系

胃	功能		
	主受纳水谷	主腐熟水谷	主降浊
寒饮停胃证候的症状	无	胃脘痞胀，胃中有振水声	呕吐清水痰涎，眩晕
	舌象脉象：舌苔白滑，脉沉弦 胃寒：口淡不渴		

三、寒饮停胃证候的特征不变量分析

见表4-50。

表 4-50　寒饮停胃证候的特征不变量分析

特征不变量	症状和体征	治法	方剂	药物
气血紊乱最早反映出的征象 Yy	舌苔白滑，脉沉弦	温胃化饮	单方，单药	桂枝，白术
脏腑经络气血紊乱的表现 Yx	胃中有振水声	温胃化饮	苓桂术甘汤	茯苓，桂枝，白术，甘草
	胃脘痞胀	理气和胃祛痞	枳术丸	枳实，白术
	眩晕	温胃化饮	半夏白术天麻汤	半夏，陈皮，茯苓，白术，天麻

（续表）

特征不变量	症状和体征	治法	方剂	药物
形体、官窍、荣华等的紊乱症状 Xy	口淡不渴	和胃化湿	平胃散	苍术，厚朴，陈皮，甘草
形体、官窍、荣华等的变形症状 Xx	呕吐清水痰涎	温胃化饮降逆止呕	小半夏汤+苓桂术甘汤	半夏，茯苓，桂枝，白术

四、寒饮停胃证候诊断标准

（一）寒饮停胃证候的一级诊断标准

胃中有振水声，呕吐清水痰涎，口淡不渴，胃脘痞胀，眩晕，舌苔白滑，脉沉弦。

（二）寒饮停胃证候的二级诊断标准

见表4-51。

表 4-51　寒饮停胃证候的二级诊断标准

演化阶段	拓扑结构	表现形式	治法	方剂	药物
I	Yy	舌苔白滑，脉沉弦	温胃化饮	单方，单药	桂枝，白术
II	Yy + Yx	舌苔白滑，脉沉弦 胃中有振水声 胃脘痞胀 眩晕	 温胃化饮 理气和胃祛痞 温胃化饮	 苓桂术甘汤 +枳术丸 +半夏白术天麻汤	茯苓，桂枝，白术，甘草，枳实，半夏，陈皮，天麻
III 2	Yy + Yx + Xy	舌苔白滑，脉沉弦 胃中有振水声 胃脘痞胀 眩晕 口淡不渴	 温胃化饮 理气和胃祛痞 温胃化饮 和胃化湿	 苓桂术甘汤 +枳术丸 +半夏白术天麻汤 +平胃散	苍术，厚朴，茯苓，桂枝，白术，甘草，枳实，半夏，陈皮，天麻
IV	Yy + Xy + Xx	舌苔白滑，脉沉弦 口淡不渴 呕吐清水痰涎	 和胃化湿 温胃化饮降逆止呕	 平胃散 +小半夏汤+苓桂术甘汤	苍术，厚朴，陈皮，甘草，半夏，茯苓，桂枝，白术
V 1	Yy + Yx + Xx	舌苔白滑，脉沉弦 胃中有振水声 胃脘痞胀 眩晕 呕吐清水痰涎	 温胃化饮 理气和胃祛痞 温胃化饮 温胃化饮降逆止呕	 苓桂术甘汤 +枳术丸 +半夏白术天麻汤 +小半夏汤+苓桂术甘汤	茯苓，桂枝，白术，甘草，枳实，半夏，陈皮，天麻
V 2	Yy + Yx + Xy + Xx	舌苔白滑，脉沉弦 胃中有振水声 胃脘痞胀 眩晕 口淡不渴 呕吐清水痰涎	 温胃化饮 理气和胃祛痞 温胃化饮 和胃化湿 温胃化饮降逆止呕	 苓桂术甘汤 +枳术丸 +半夏白术天麻汤 +平胃散 +小半夏汤+苓桂术甘汤	苍术，厚朴，茯苓，桂枝，白术，甘草，枳实，半夏，陈皮，天麻

（三）寒饮停胃证候的三级诊断标准

寒饮停胃证候的判定，是以胃中有振水声、呕吐清水痰涎、舌苔白滑脉沉弦为必要条件，其中口淡不渴、胃脘痞胀、眩晕等为充分条件。见表4-52。

表 4-52　寒饮停胃证候的三级诊断标准

I	Yy	舌苔白滑，脉沉弦
V 2	Yy + Yx + Xy + Xx	舌苔白滑，脉沉弦 胃中有振水声，胃脘痞胀，眩晕 口淡不渴 呕吐清水痰涎
寒饮停胃证候判定的必要条件是胃中有振水声，呕吐清水痰涎等症状，其相互之间的排列组合为 $2^2-1=3$ 种		
V 1	胃中有振水声，舌苔白滑，脉沉弦	
V 2	呕吐清水痰涎，舌苔白滑，脉沉弦	
V 3	胃中有振水声，呕吐清水痰涎，舌苔白滑，脉沉弦	
充分条件	口淡不渴、胃脘痞胀、眩晕。	
以上症状和体征的组合有 $2^3-1=7$ 种		
1	口淡不渴	
……		
7	胃脘痞胀，口淡不渴，眩晕	
以上寒饮停胃证候的充分条件的 7 种情况与寒饮停胃证候必要条件的 3 种情况进行组合，都可以构成寒饮停胃证候，有 $7 \times 3 = 21$ 种		
V 4	胃中有振水声，口淡不渴，舌苔白滑，脉沉弦	
……		
V 24	胃中有振水声，呕吐清水痰涎，胃脘痞胀，口淡不渴，眩晕，舌苔白滑，脉沉弦	

第十四节　寒滞胃脘证候

一、寒滞胃脘证候的四诊症状和体征

胃脘冷痛、痛势暴急、遇寒加剧、得温则减，口淡不渴，恶心，呕吐，舌苔白润，脉弦紧或沉紧。剔除非胃肠属症状：面白或青——心其华在面，肢冷——脾主四肢。

二、寒滞胃脘证候的四诊症状和体征与胃功能的对应关系

见表4-53。

表 4-53　寒滞胃脘证候的四诊症状和体征与胃功能的对应关系

胃	功能		
	主受纳水谷	主腐熟水谷	主降浊
寒滞胃脘证候的症状	无	无	恶心，呕吐
	舌象脉象：舌苔白润，脉弦紧或沉紧 寒盛：胃脘冷痛、痛势暴急、遇寒加剧、得温则减，口淡不渴		

三、寒滞胃脘证候的特征不变量分析

见表4-54。

表 4-54　寒滞胃脘证候的特征不变量分析

特征不变量	症状和体征	治法	方剂	药物
气血紊乱最早反映出的征象 Yy	舌苔白润，脉弦紧或沉紧	温胃散寒	单方单药	白术，干姜
脏腑经络气血紊乱的表现 Yx	胃脘冷痛、痛势暴急、遇寒加剧、得温则减 恶心	温胃散寒止痛 和胃止恶	附子理中丸 小半夏汤	附子，白术，干姜，甘草 生姜，半夏
形体、官窍、荣华等的紊乱症状 Xy	口淡不渴	和胃化湿	平胃散	苍术，厚朴，陈皮，甘草
形体、官窍、荣华等的变形症状 Xx	呕吐	散寒和胃 降逆止呕	吴茱萸汤	吴茱萸，生姜

四、寒滞胃脘证候诊断标准

（一）寒滞胃脘证候的一级诊断标准

胃脘冷痛、痛势暴急、遇寒加剧、得温则减，口淡不渴，恶心，呕吐，舌苔白润，脉弦紧或沉紧。

（二）寒滞胃脘证候的二级诊断标准

见表4-55。

表 4-55　寒滞胃脘证候的二级诊断标准

演化阶段	拓扑结构	表现形式	治法	方剂	药物
I	Yy	舌苔白润，脉弦紧或沉紧	温胃散寒	单方单药	白术，干姜
II	Yy + Yx	舌苔白润，脉弦紧或沉紧 胃脘冷痛、痛势暴急、遇寒加剧、得温则减 恶心	温胃散寒 止痛 和胃降逆	附子理中丸 + 小半夏汤	附子，白术，干姜，半夏，甘草
V 1	Yy + Yx + Xx	舌苔白润，脉弦紧或沉紧 胃脘冷痛、痛势暴急、遇寒加剧、得温则减 恶心 呕吐	温胃散寒 止痛 和胃降逆 降逆止呕	附子理中丸 + 小半夏汤 + 吴茱萸汤	吴茱萸，附子，白术，干姜，半夏，甘草
V 2	Yy + Yx + Xy + Xx	舌苔白润，脉弦紧或沉紧 胃脘冷痛、痛势暴急、遇寒加剧、得温则减 恶心 口淡不渴 呕吐	温胃散寒 止痛 和胃降逆 和胃化湿 降逆止呕	附子理中丸 + 小半夏汤 + 平胃散 + 吴茱萸汤	苍术，厚朴，陈皮，吴茱萸，附子，白术，干姜，半夏，甘草

（三）寒滞胃脘证候的三级诊断标准

寒滞胃脘证候的判定，是以胃脘冷痛、痛势暴急、遇寒加剧、得温则减为必要条件，其他症状和体征如口淡不渴、恶心、呕吐、舌苔白润、脉弦紧或沉紧为充分条件。见表4-56。

表 4-56　寒滞胃脘证候的三级诊断标准

I	Yy	舌苔白润，脉弦紧或沉紧
寒滞胃脘证候判定的必要条件是胃脘冷痛、痛势暴急、遇寒加剧、得温则减等症状，其排列组合为 1 种，充分条件口淡不渴、恶心、呕吐等症状和体征，其排列组合有 $2^3-1=7$ 种，因此，寒滞胃脘证候可以有 $7 \times 1+1=8$ 种具体的存在形式		
1		胃脘冷痛、痛势暴急、遇寒加剧、得温则减，舌苔白润，脉弦紧或沉紧
……		
8		胃脘冷痛、痛势暴急、遇寒加剧、得温则减，口淡不渴，恶心，呕吐，舌苔白润，脉弦紧或沉紧

第十五节　胃热炽盛证候

一、胃热炽盛证候的四诊症状和体征

消谷善饥，胃脘发热或灼热或疼痛拒按，或口有发热、冒火感或出热气，渴喜冷饮，口臭，牙龈肿痛溃烂，齿衄，舌红苔黄，脉滑数。增加胃属症状：胃脘发热，或口有发热、冒火感或出热气；剔除非胃属症状：小便短黄——膀胱有热，大便秘结——大肠津亏。

二、胃热炽盛证候的四诊症状和体征与胃脏功能的对应关系

见表4-57。

表 4-57　胃热炽盛证候的四诊症状和体征与胃脏功能的对应关系

胃	功能	
	受纳腐熟水谷	主和降
胃热炽盛证候的症状	消谷善饥	胃脘发热或灼热，或疼痛拒按，或口有发热、冒火感或出热气，口臭
	舌象脉象：舌红苔黄，脉滑数 胃热盛：渴喜冷饮，牙龈肿痛溃烂，齿衄	

三、胃热炽盛证候的特征不变量分析

见表4-58。

表 4-58　胃热炽盛证候的特征不变量分析

特征不变量	症状和体征	治法	方剂	药物
气血紊乱最早反映出的征象 Yy	舌红苔黄，脉滑数	清胃泻火	单方，单药	黄连，石膏
脏腑经络气血紊乱的表现 Yx	胃脘发热或灼热，或疼痛拒按或消谷善饥	清胃泻火	清胃散	黄连，石膏，升麻，生地黄，丹皮
形体、官窍、荣华等的紊乱症状 Xy	口有发热、冒火感或出热气渴喜冷饮，口臭	清胃泻火	清胃散	黄连，石膏，升麻，生地黄，丹皮
形体、官窍、荣华等的变形症状 Xx	牙龈肿痛溃烂，齿衄	清胃泻火	清胃散	黄连，石膏，升麻，生地黄，丹皮

四、胃热炽盛证候诊断标准

（一）胃热炽盛证候的一级诊断标准

消谷善饥，胃脘发热或灼热，或疼痛拒按，或口有发热、冒火感或出热气，渴喜冷饮，口臭，牙龈肿痛溃烂，齿衄，舌红苔黄，脉滑数。

（二）胃热炽盛证候的二级诊断标准

见表4-59。

表 4-59　胃热炽盛证候的二级诊断标准

演化阶段	拓扑结构	表现形式	治法	方剂	药物
I	Yy	舌红苔黄，脉滑数	清胃泻火	单方，单药	黄连，石膏
II	Yy + Yx	舌红苔黄，脉滑数 胃脘发热或灼热，或疼痛拒按，或消谷善饥	清胃泻火	清胃散	黄连，石膏，升麻，生地黄，丹皮
III 1	Yy + Xy	舌红苔黄，脉滑数 口有发热、冒火感或出热气，渴喜冷饮，口臭	清胃泻火	清胃散	黄连，石膏，升麻，生地黄，丹皮
III 2	Yy + Yx + Xy	舌红苔黄，脉滑数 胃脘发热或灼热，或疼痛拒按，或消谷善饥 口有发热、冒火感或出热气，渴喜冷饮，口臭	清胃泻火	清胃散	黄连，石膏，升麻，生地黄，丹皮
IV	Yy + Xy + Xx	舌红苔黄，脉滑数 口有发热、冒火感或出热气，渴喜冷饮，口臭 牙龈肿痛溃烂，齿衄	清胃泻火	清胃散	黄连，石膏，升麻，生地黄，丹皮
V 1	Yy + Yx + Xx	舌红苔黄，脉滑数 胃脘发热或灼热，或疼痛拒按，或消谷善饥 牙龈肿痛溃烂，齿衄	清胃泻火	清胃散	黄连，石膏，升麻，生地黄，丹皮
V 2	Yy + Yx + Xy + Xx	舌红苔黄，脉滑数 胃脘发热或灼热或疼痛拒按，或消谷善饥 口有发热、冒火感或出热气，渴喜冷饮，口臭 牙龈肿痛溃烂，齿衄	清胃泻火	清胃散	黄连，石膏，升麻，生地黄，丹皮

（三）胃热炽盛证候的三级诊断标准

见表4-60。

表 4-60　胃热炽盛证候的三级诊断标准

级别	要素	症状体征
I	Yy	舌红苔黄，脉滑数
II	Yy + Yx	舌红苔黄，脉滑数 胃脘发热或灼热或疼痛拒按，或消谷善饥
以上症状和体征的组合有 $2^3-1=7$ 种		
II 1		胃脘发热或灼热，舌红苔黄，脉滑数
……		
II 7		胃脘发热或灼热、疼痛拒按，消谷善饥，舌红苔黄，脉滑数
III 1	Yy + Xy	舌红苔黄，脉滑数 口有发热、冒火感或出热气，渴喜冷饮，口臭
以上症状和体征的组合有 $2^3-1=7$ 种		
III 1/1		口有发热、冒火感或口出热气，舌红苔黄，脉滑数
……		
III 1/7		口有发热、冒火感或口出热气，渴喜冷饮，口臭，舌红苔黄，脉滑数
III 2	Yy + Yx + Xy	舌红苔黄，脉滑数 胃脘发热或灼热，或疼痛、拒按，或消谷善饥 口有发热、冒火感或出热气，渴喜冷饮，口臭
以上症状和体征的组合有 $(2^3-1) \times (2^3-1)=7 \times 7=49$ 种，为 II 1~ II 7 与 III 1/1~ III 1/7 之间相互的排列组合		
III 2/1		胃脘发热或灼热，口有发热、冒火感或口出热气，舌红苔黄，脉滑数
……		
III 2/49		胃脘发热或灼热、疼痛拒按，消谷善饥，口有发热、冒火感或口出热气，渴喜冷饮，口臭，舌红苔黄，脉滑数
IV	Yy + Xy + Xx	舌红苔黄，脉滑数 口有发热、冒火感或出热气，渴喜冷饮，口臭 牙龈肿痛溃烂，齿衄
以上症状和体征的组合有 $(2^3-1) \times (2^2-1)=7 \times 3=21$ 种，为 III 1/1~ III 1/7 与 Xx 症状之间相互的排列组合		
IV 1		牙龈肿痛溃烂，口有发热、冒火感或口出热气，舌红苔黄，脉滑数
……		
IV 21		牙龈肿痛溃烂，齿衄，口有发热、冒火感或口出热气，渴喜冷饮，口臭，舌红苔黄，脉滑数
V 1	Yy + Yx + Xx	舌红苔黄，脉滑数 胃脘发热或灼热或疼痛拒按，或消谷善饥 牙龈肿痛溃烂，齿衄

（续表）

以上症状和体征的组合有 $(2^3-1)\times(2^2-1)=7\times3=21$ 种，为Ⅱ1～Ⅱ7与Xx症状之间相互的排列组合		
Ⅴ1/1		胃脘发热或灼热，牙龈肿痛溃烂，舌红苔黄，脉滑数
……		
Ⅴ1/21		胃脘发热或灼热或疼痛拒按，消谷善饥，牙龈肿痛溃烂，齿衄，舌红苔黄，脉滑数
Ⅴ2	Yy + Yx + Xy + Xx	舌红苔黄，脉滑数
		胃脘发热或灼热或疼痛、拒按，或消谷善饥
		口有发热、冒火感或出热气，渴喜冷饮，口臭
		牙龈肿痛溃烂，齿衄
以上症状和体征的组合有 $(2^3-1)\times(2^3-1)\times(2^2-1)=7\times7\times3=147$ 种		
Ⅴ2/1		胃脘发热或灼热，口有发热、冒火感或出热气，牙龈肿痛溃烂，舌红苔黄，脉滑数
……		
Ⅴ2/147		胃脘发热或灼热或疼痛拒按，消谷善饥，口有发热、冒火感或出热气，渴喜冷饮，口臭，牙龈肿痛溃烂，齿衄，舌红苔黄，脉滑数

第十六节　食滞胃脘证候

一、食滞胃脘证候的四诊症状和体征

胃脘胀满疼痛、拒按，嗳腐吞酸，呕吐酸馊食物、吐后胀痛得减，厌食，舌苔厚腻，脉滑或沉实。

二、食滞胃脘证候的四诊症状和体征与胃功能的对应关系

见表4-61。

表 4-61　食滞胃脘证候的四诊症状和体征与胃功能的对应关系

胃	功能	
	主受纳腐熟水谷	主降浊
食滞胃脘证候的症状	厌食	胃脘胀满疼痛、拒按，嗳腐吞酸，呕吐酸馊食物、吐后胀痛得减
	舌象脉象：舌苔厚腻，脉滑或沉实	

三、食滞胃脘证候的特征不变量分析

见表4-62。

表 4-62 食滞胃脘证候的特征不变量分析

特征不变量	症状和体征	治法	方剂	药物
气血紊乱最早反映出的征象 Yy	舌苔厚腻，脉滑或沉实	消食和胃	单方，单药	山楂，神曲，莱菔子
脏腑经络气血紊乱的表现 Yx	胃脘胀满疼痛、拒按嗳腐吞酸、吐后胀痛得减，厌食	消食和胃	保和丸	山楂，神曲，莱菔子，半夏，茯苓，陈皮，连翘
形体、官窍、荣华等的紊乱症状 Xy	—	—	—	—
形体、官窍、荣华等的变形症状 Xx	呕吐酸馊食物	消食和胃	保和丸	山楂，神曲，莱菔子，半夏，茯苓，陈皮，连翘

四、食滞胃脘证候诊断标准

（一）食滞胃脘证候的一级诊断标准

胃脘胀满疼痛、拒按，嗳腐吞酸，呕吐酸馊食物、吐后胀痛得减，厌食，舌苔厚腻，脉滑或沉实。

（二）食滞胃脘证候的二级诊断标准

见表4-63。

表 4-63 食滞胃脘证候的二级诊断标准

演化阶段	拓扑结构	表现形式	治法	方剂	药物
Ⅰ	Yy	舌苔厚腻，脉滑或沉实	消食和胃	单方，单药	山楂，神曲，莱菔子
Ⅱ	Yy + Yx	舌苔厚腻，脉滑或沉实 胃脘胀满疼痛、拒按，嗳腐吞酸、吐后胀痛得减，厌食	消食和胃	保和丸	山楂，神曲，莱菔子，半夏，茯苓，陈皮，连翘
Ⅴ1	Yy + Yx + Xx	舌苔厚腻，脉滑或沉实 胃脘胀满疼痛、拒按，嗳腐吞酸、吐后胀痛得减，厌食 呕吐酸馊食物	消食和胃	保和丸	山楂，神曲，莱菔子，半夏，茯苓，陈皮，连翘

（三）食滞胃脘证候的三级诊断标准

见表4-64。

表 4-64　食滞胃脘证候的三级诊断标准

I	Yy	舌苔厚腻，脉滑或沉实
II	Yy + Yx	舌苔厚腻，脉滑或沉实
		胃脘胀满疼痛拒按、吐后胀痛得减，嗳腐吞酸，厌食
以上症状和体征的组合有 $2^3-1=7$ 种		
II 1		胃脘胀满疼痛拒按、吐后胀痛得减，舌苔厚腻，脉滑或沉实
……		
II 7		胃脘胀满疼痛拒按、吐后胀痛得减，胃脘嗳腐吞酸，厌食，舌苔厚腻，脉滑或沉实
V 1	Yy + Yx + Xx	舌苔厚腻，脉滑或沉实
		胃脘胀满疼痛、拒按，嗳腐吞酸、吐后胀痛得减，厌食
		呕吐酸馊食物
以上症状和体征的组合有 $(2^3-1) \times (2^1-1)=7$ 种		
V 1/1		胃脘胀满疼痛拒按、吐后胀痛得减，呕吐酸馊食物，舌苔厚腻，脉滑或沉实
……		
V 1/7		胃脘胀满疼痛拒按、吐后胀痛得减，胃脘嗳腐吞酸，厌食，呕吐酸馊食物，舌苔厚腻，脉滑或沉实

第十七节　胃脘瘀血证候

一、胃脘瘀血证候的四诊症状和体征

胃脘疼痛固定不移或刺痛或绞痛，或口唇发紫或紫暗，舌质淡或暗、紫暗或有瘀血点、瘀血斑，脉弦。

二、胃脘瘀血证候诊断标准

（一）胃脘瘀血证候的一级诊断标准

胃脘疼痛固定不移或刺痛或绞痛，或口唇发紫或紫暗，舌质淡或暗、紫暗或有瘀血点、瘀血斑，脉弦。

（二）胃脘瘀血证候的二级诊断标准

见表4-65。

表 4-65　胃脘瘀血证候的二级诊断标准

演化阶段	拓扑结构	表现形式	治法	方剂	药物
I	Yy	舌质淡或暗、紫暗或有瘀血点、瘀血斑，脉弦	和胃活血化瘀	单方单药	丹参，檀香
II	Yy + Yx	舌质淡或暗、紫暗或有瘀血点、瘀血斑，脉弦 胃脘痛疼固定不移或刺痛或绞痛	和胃活血化瘀止痛	丹参饮 + 失笑散	丹参，檀香 蒲黄，五灵脂
III 1	Yy + Xy	舌质淡或暗、紫暗或有瘀血点、瘀血斑，脉弦 口唇发紫或紫暗	和胃活血化瘀	丹参饮	丹参，檀香
III 2	Yy + Yx + Xy	舌质淡或暗、紫暗或有瘀血点、瘀血斑，脉弦 胃脘痛疼固定不移或刺痛或绞痛 口唇发紫或紫暗	和胃活血化瘀止痛	丹参饮 + 失笑散	丹参，檀香 蒲黄，五灵脂

（三）胃脘瘀血证候的三级诊断标准

见表4-66。

表 4-66　胃脘瘀血证候的三级诊断标准

I	Yy	舌质淡或暗、紫暗或有瘀血点、瘀血斑，脉弦
II	Yy + Yx	舌质淡或暗、紫暗或有瘀血点、瘀血斑，脉弦 胃脘疼痛固定不移或刺痛或绞痛
以上症状和体征的组合有 3 种		
II 1		胃脘疼痛固定不移，舌苔厚腻，脉滑或沉实
II 2		胃脘刺痛，舌苔厚腻，脉滑或沉实
II 3		胃脘绞痛，舌苔厚腻，脉滑或沉实
III 1	Yy + Xy	舌质淡或暗、紫暗或有瘀血点、瘀血斑，脉弦 口唇发紫或紫暗
以上症状和体征的组合只有 1 种，为 III 1= 口唇发紫或紫暗、舌质淡或暗、紫暗或有瘀血点、瘀血斑、脉弦		
III 2	Yy + Yx + Xy	舌质淡或暗、紫暗或有瘀血点、瘀血斑，脉弦 胃脘疼痛固定不移或刺痛或绞痛 口唇发紫或紫暗
以上症状和体征的组合有 $3 \times 1 = 3$ 种		

（续表）

Ⅲ 2/1	胃脘疼痛固定不移，口唇发紫或紫暗，舌苔厚腻，脉滑或沉实
Ⅲ 2/2	胃脘刺痛，口唇发紫或紫暗，舌苔厚腻，脉滑或沉实
Ⅲ 2/3	胃脘绞痛，口唇发紫或紫暗，舌苔厚腻，脉滑或沉实

第十八节　胃脘湿热证候

一、胃脘湿热证候的四诊症状和体征

胃脘胀闷，恶心欲呕，或厌食油腻，口唇发红，舌质红，苔黄腻，脉濡数或滑数。

二、胃脘湿热证候的四诊症状和体征与胃功能的对应关系

见表4-67。

表 4-67　胃脘湿热证候的四诊症状和体征与胃功能的对应关系

胃	功能	
	主受纳腐熟水谷	主降浊
胃脘湿热证候的症状	厌食油腻	胃脘胀闷，恶心欲呕
	舌象脉象：舌质红，苔黄腻，脉濡数或滑数	
	热象：口唇发红	

三、胃脘湿热证候的特征不变量分析

见表4-68。

表 4-68　胃脘湿热证候的特征不变量分析

特征不变量	症状和体征	治法	方剂	药物
气血紊乱最早反映出的征象 Yy	舌质红，苔黄腻脉濡数或滑数	清热燥湿和胃	单方，单药	黄连
脏腑经络气血紊乱的表现 Yx	胃脘胀闷	清热燥湿理气和胃	平胃散＋黄芩、黄连	苍术，厚朴，陈皮，甘草，黄芩，黄连
	恶心欲呕	清热燥湿和胃降逆	黄连温胆汤	黄连，半夏，陈皮，茯苓，竹茹，枳实，甘草
	或厌食油腻	清热燥湿和胃	平胃散＋黄芩、黄连	苍术，厚朴，陈皮，甘草，黄芩，黄连

（续表）

特征不变量	症状和体征	治法	方剂	药物
形体、官窍、荣华等的紊乱症状 Xy	口唇发红	清热	清胃散	黄连,石膏,升麻,生地黄,知母,丹皮
形体、官窍、荣华等的变形症状 Xx	—	—	—	—

四、胃脘湿热证候诊断标准

（一）胃脘湿热证候的一级诊断标准

胃脘胀闷，恶心欲呕，或厌食油腻，口唇发红，舌质红，苔黄腻，脉濡数或滑数。

（二）胃脘湿热证候的二级诊断标准

见表4-69。

表4-69　胃脘湿热证候的二级诊断标准

演化阶段	拓扑结构	表现形式	治法	方剂	药物
I	Yy	舌质红，苔黄腻 脉濡数或滑数	清热燥湿和胃	单方，单药	黄连
II	Yy + Yx	舌质红，苔黄腻 脉濡数或滑数 胃脘胀闷 恶心欲呕 或厌食油腻	理气和胃 降逆和胃 清热燥湿	平胃散 +黄连温胆汤 +黄芩、黄连	苍术，厚朴，陈皮，甘草，黄芩，黄连，半夏，茯苓，竹茹，枳实
III 1	Yy + Xy	舌质红，苔黄腻 脉濡数或滑数 口唇发红	清热燥湿 和胃	清胃散	黄连，石膏，升麻，生地黄，知母，丹皮
III 2	Yy + Yx + Xy	舌质红，苔黄腻 脉濡数或滑数 胃脘胀闷 恶心欲呕， 或厌食油腻 口唇发红	理气和胃 降逆和胃 清热燥湿 清热和胃	平胃散 +黄连温胆汤 +黄芩、黄连 +清胃散	苍术，厚朴，陈皮，甘草，黄芩，黄连，半夏，茯苓，竹茹，枳实，石膏，升麻，生地黄，知母，丹皮

（三）胃脘湿热证候的三级诊断标准

见表4-70。

表 4-70　　胃脘湿热证候的三级诊断标准

I	Yy	舌质红，苔黄腻，脉濡数或滑数
II	Yy + Yx	舌质红，苔黄腻，脉濡数或滑数
		胃脘胀闷，恶心欲呕，或厌食油腻
以上症状和体征的组合有 $2^3-1=7$ 种		
II 1		胃脘胀闷，舌质红，苔黄腻，脉濡数或滑数
……		
II 7		胃脘胀闷，恶心欲呕，厌食油腻，舌质红，苔黄腻，脉濡数或滑数
III 1	Yy + Xy	舌质红，苔黄腻，脉濡数或滑数
		口唇发红
以上症状和体征的组合只有 1 种，为III 1= 口唇发红，舌质红，苔黄腻，脉濡数或滑数		
III 2	Yy + Yx + Xy	舌质红，苔黄腻，脉濡数或滑数
		胃脘胀闷，恶心欲呕，或厌食油腻
		口唇发红
以上症状和体征的组合有 $7 \times 1=7$ 种		
III 2/1		胃脘胀闷，口唇发红，舌质红，苔黄腻，脉濡数或滑数
……		
III 2/7		胃脘胀闷，恶心欲呕，厌食油腻，口唇发红，舌质红，苔黄腻，脉濡数或滑数

第十九节　　胃脘寒湿证候

一、胃脘寒湿证候的四诊症状和体征

胃脘胀闷，泛恶欲呕，或厌食油腻，舌体淡胖，舌苔白滑或白腻，脉濡缓或沉细。

二、胃脘寒湿证候的四诊症状和体征与胃功能的对应关系

见表4-71。

表 4-71　　胃脘寒湿证候的四诊症状和体征与胃功能的对应关系

胃	功能	
	主受纳腐熟水谷	主降浊
胃脘寒湿证候 的症状	厌食油腻	胃脘胀闷，泛恶欲呕
	舌象脉象：舌体淡胖，舌苔白滑或白腻，脉濡缓或沉细	

三、胃脘寒湿证候的特征不变量分析

见表4-72。

表 4-72　胃脘寒湿证候的特征不变量分析

特征不变量	症状和体征	治法	方剂	药物
气血紊乱最早反映出的征象 Yy	舌体淡胖，舌苔白滑或白腻，脉濡缓或沉细	温胃除湿	单方，单药	白术，干姜
脏腑经络气血紊乱的表现 Yx	胃脘胀闷	温胃理气	平胃散+理中丸	苍术，厚朴，陈皮，甘草，党参，白术，干姜
	泛恶欲呕，或厌食油腻	和胃降逆	平胃散+小半夏汤	苍术，厚朴，陈皮，甘草，生姜，半夏
形体、官窍、荣华等的紊乱症状 Xy	—	—	—	—
形体、官窍、荣华等的变形症状 Xx	—	—	—	—

四、胃脘寒湿证候诊断标准

（一）胃脘寒湿证候的一级诊断标准

胃脘胀闷，泛恶欲呕，或厌食油腻，舌体淡胖，舌苔白滑或白腻，脉濡缓或沉细。

（二）胃脘寒湿证候的二级诊断标准

见表4-73。

表 4-73　胃脘寒湿证候的二级诊断标准

演化阶段	拓扑结构	表现形式	治法	方剂	药物
I	Yy	舌体淡胖，舌苔白滑或白腻，脉濡缓或沉细	温胃除湿	单方，单药	白术，干姜
II	Yy + Yx	舌体淡胖，舌苔白滑或白腻，脉濡缓或沉细 胃脘胀闷 泛恶欲呕，或厌食油腻	温胃理气 和胃降逆	平胃散+理中丸+小半夏汤	苍术，厚朴，陈皮，甘草，党参，白术，干姜，生姜，半夏

（三）胃脘寒湿证候的三级诊断标准

见表4-74。

表 4-74　胃脘寒湿证候的三级诊断标准

I	Yy	舌体淡胖，舌苔白滑或白腻，脉濡缓或沉细
II	Yy + Yx	舌体淡胖，舌苔白滑或白腻，脉濡缓或沉细 胃脘胀闷，泛恶欲呕，或厌食油腻
以上症状和体征的组合有 $2^3-1=7$ 种		
II 1		胃脘胀闷，舌体淡胖，舌苔白滑或白腻，脉濡缓或沉细
......		
II 7		胃脘胀闷，泛恶欲呕，厌食油腻，舌体淡胖，舌苔白滑或白腻，脉濡缓或沉细

第五章　肝胆证候结构数学推演及表征

第一节　肝气虚证候

一、肝气虚证候的四诊症状和体征

口涩，口苦（或吐苦），吐黄，(碱性)烧心，舌质红，苔薄黄或黄，脉弦。

二、肝气虚证候的四诊症状和体征与肝脏功能和络属的对应关系

见表5-1。

表 5-1　肝气虚证候的四诊症状和体征与肝脏功能和络属的对应关系

肝	功能		络属
	主疏泄	主藏血	筋、爪、目、怒、泪
肝气虚证候的症状	口涩，口苦(或吐苦)，吐黄，（碱性）烧心	无	无
	舌象脉象：舌质红，苔薄黄或黄，脉弦		

三、肝气虚证候的特征不变量分析

见表5-2。

表 5-2　肝气虚证候的特征不变量分析

特征不变量	症状和体征	治法	方剂	药物
气血紊乱最早反映出的征象 Yy	舌质红，苔薄黄或黄，脉弦	补肝气强肝泄	单方，单药	白芍，山楂
脏腑经络气血紊乱的表现 Yx	—	—	—	—

（续表）

特征不变量	症状和体征	治法	方剂	药物
形体、官窍、荣华等的紊乱症状 Xy	口涩，口苦，（碱性）烧心	补肝气 强肝泄	酸味补肝汤	白芍，山楂，木瓜，香橼，乌梅，川牛膝，赤小豆，五味子，山茱肉，栀子，山药，甘草
形体、官窍、荣华等的变形症状 Xx	或吐苦，吐黄	补肝气 强肝泄	酸味补肝汤	白芍，山楂，木瓜，香橼，乌梅，川牛膝，赤小豆，五味子，山茱肉，栀子，山药，甘草

四、肝气虚证候诊断标准

（一）肝气虚证候的一级诊断标准

口涩，口苦（或吐苦），吐黄，（碱性）烧心，舌质红，苔薄黄或黄，脉弦。

（二）肝气虚证候的二级诊断标准

见表5-3。

表 5-3　肝气虚证候的二级诊断标准

演化阶段	拓扑结构	表现形式	治法	方剂	药物
I	Yy	舌质红，苔薄黄或黄，脉弦	补肝气 强肝泄	单方，单药	白芍，山楂
Ⅲ 1	Yy + Xy	舌质红，苔薄黄或黄，脉弦 口涩，口苦，（碱性）烧心	补肝气 强肝泄	酸味补肝汤	白芍，山楂，木瓜，香橼，乌梅，川牛膝，赤小豆，五味子，山茱肉，栀子，山药，甘草
Ⅳ	Yy + Xy + Xx	舌质红，苔薄黄或黄，脉弦 口涩，口苦，（碱性）烧心 或吐苦，吐黄	补肝气 强肝泄	酸味补肝汤	白芍，山楂，木瓜，香橼，乌梅，川牛膝，赤小豆，五味子，山茱肉，栀子，山药，甘草

（三）肝气虚证候的三级诊断标准

见表5-4。

表5-4 肝气虚证候的三级诊断标准

I	Yy	舌质红，苔薄黄或黄，脉弦
Ⅲ 1	Yy + Xy	舌质红，苔薄黄或黄，脉弦 口涩，口苦，（碱性）烧心
以上症状和体征的组合有 $2^3-1=7$ 种		
Ⅲ 1/1		口涩，舌质红，苔薄黄或黄，脉弦
……		
Ⅲ 1/7		口涩，口苦，（碱性）烧心，舌质红，苔薄黄或黄，脉弦
Ⅳ	Yy + Xy + Xx	舌质红，苔薄黄或黄，脉弦 口涩，口苦，（碱性）烧心 或吐苦，吐黄
以上症状和体征的组合有 $(2^3-1) \times (2^2-1)=7 \times 3=21$ 种		
Ⅳ 1		口涩，吐苦，舌质红，苔薄黄或黄，脉弦
……		
Ⅳ 21		口涩，口苦，（碱性）烧心，吐苦，吐黄，舌质红，苔薄黄或黄，脉弦

第二节 肝郁气滞证候

一、肝郁气滞证候的四诊症状和体征

胸胁或少腹胀满疼痛、走窜不定，情志抑郁，善太息，或咽部异物感，或颈部瘿瘤、瘰疬，或胁下肿块，妇女可见乳房作胀疼痛，月经不调，痛经，苔薄白，脉弦。

二、肝郁气滞证候的四诊症状和体征与肝脏功能和络属的对应关系

见表5-5。

表5-5 肝郁气滞证候的四诊症状和体征与肝脏功能和络属的对应关系

肝	功能		络属
	主疏泄	主藏血	筋、爪、目、怒、泪
肝郁气滞证候的症状	胸胁或少腹胀满疼痛、走窜不定，情志抑郁，善太息或咽部异物感，或颈部瘿瘤、瘰疬，或胁下肿块，妇女可见乳房作胀疼痛，月经不调，痛经	无	无
	舌象脉象：舌苔薄白，脉弦		

三、肝郁气滞证候的特征不变量分析

见表5-6。

表 5-6　肝郁气滞证候的特征不变量分析

特征不变量	症状和体征	治法	方剂	药物
气血紊乱最早反映出的征象 Yy	舌苔薄白，脉弦	疏肝理气	单方，单药	柴胡，香附
脏腑经络气血紊乱的表现 Yx	胸胁或少腹胀满疼痛、走窜不定 情志抑郁，善太息 妇女可见乳房作胀疼痛，月经不调，痛经	疏肝解郁理气止痛	柴胡疏肝散	柴胡，香附，川芎，陈皮，枳壳，芍药，甘草
形体、官窍、荣华等的紊乱症状 Xy	或咽部异物感	行气散结	半夏厚朴汤	半夏，厚朴，苏叶，茯苓
形体、官窍、荣华等的变形症状 Xx	或颈部瘿瘤	疏肝解郁化痰散结	四海舒郁丸	木香，陈皮，海蛤粉，海藻，昆布，海螵蛸
	颈部瘰疬	疏肝理气化痰散结	海藻玉壶汤	海藻，昆布，贝母，半夏，青皮，陈皮，当归，川芎，连翘，甘草
	或胁下肿块	疏肝理气散结消肿	膈下逐瘀汤 + 柴胡疏肝散	五灵脂，当归，川芎，桃仁，丹皮，赤芍，乌药，延胡索，甘草，香附，红花，枳壳，陈皮，柴胡，芍药

四、肝郁气滞证候诊断标准

（一）肝郁气滞证候的一级诊断标准

胸胁、少腹胀满疼痛、走窜不定，或咽部异物感，情志抑郁，善太息，或颈部瘿瘤、瘰疬，或胁下肿块，妇女可见乳房作胀疼痛，月经不调，痛经，舌苔薄白，脉弦。

（二）肝郁气滞证候的二级诊断标准

见表5-7。

表 5-7　肝郁气滞证候的二级诊断标准

演化阶段	拓扑结构	表现形式	治法	方剂	药物
I	Yy	舌苔薄白，脉弦	疏肝理气	单方，单药	柴胡，香附
II	Yy + Yx	舌苔薄白，脉弦 胸胁或少腹胀满疼痛、走窜不定，情志抑郁，善太息 妇女可见乳房作胀疼痛，月经不调，痛经	疏肝解郁理气止痛	柴胡疏肝散	柴胡，香附，川芎，陈皮，枳壳，芍药，甘草
IV	Yy + Xy + Xx	舌苔薄白，脉弦 或咽部异物感 或颈部瘿瘤 或颈部瘰疬 或胁下肿块	行气散结 疏肝解郁化痰散结 疏肝理气化痰散结 疏肝理气散结消肿	半夏厚朴汤 +四海舒郁丸 +海藻玉壶汤 +膈下逐瘀汤 +柴胡疏肝散	柴胡，香附，川芎，陈皮，枳壳，芍药，甘草，半夏，厚朴，苏叶，茯苓，生姜，木香，海藻，昆布，贝母，青皮，当归，连翘，五灵脂，桃仁，丹皮，乌药，延胡索，红花
V 1	Yy + Yx + Xy + Xx	舌苔薄白，脉弦 胸胁或少腹胀满疼痛、走窜不定，情志抑郁，善太息妇女可见乳房作胀疼痛，月经不调，痛经 或咽部异物感 或颈部瘿瘤 或颈部瘰疬 或胁下肿块	疏肝解郁理气止痛 行气散结 疏肝解郁化痰散结 疏肝理气化痰散结 疏肝理气散结消肿	柴胡疏肝散 半夏厚朴汤 +四海舒郁丸 +海藻玉壶汤 +膈下逐瘀汤 +柴胡疏肝散	柴胡，香附，川芎，陈皮，枳壳，芍药，甘草，半夏，厚朴，苏叶，茯苓，生姜，木香，海藻，昆布，贝母，青皮，当归，连翘，五灵脂，桃仁，丹皮，乌药，延胡索，红花

（三）肝郁气滞证候的三级诊断标准

见表5-8。

表 5-8　肝郁气滞证候的三级诊断标准

I	Yy	舌苔薄白，脉弦
II	Yy + Yx	舌苔薄白，脉弦 胸胁或少腹胀满疼痛、走窜不定，情志抑郁，善太息，妇女可见乳房作胀疼痛，月经不调，痛经

以上症状和体征的组合有 $2^7-1=127$ 种，其中胸胁或少腹胀满疼痛、走窜不定的排列组合为 $2^2-1=3$ 种

II 1		胸胁胀满疼痛、走窜不定，苔薄白，脉弦
II 2		少腹胀满疼痛、走窜不定，苔薄白，脉弦
II 3		胸胁、少腹胀满疼痛、走窜不定，舌苔薄白，脉弦

情志抑郁、善太息的排列组合为 $2^2-1=3$ 种，与以上 II 1~ II 3 的排列组合为 $3 \times (2^2-1)=9$ 种，二者合计为 3+9=12 种，为 II 4~ II 15

II 4		情志抑郁，苔薄白，脉弦
……		
II 15		胸胁、少腹胀满疼痛、走窜不定，情志抑郁，善太息，苔薄白，脉弦

妇女可见乳房作胀疼痛、月经不调、痛经的排列组合为 $2^3-1=7$ 种，与以上 II 1~ II 15 的排列组合为 $15 \times (2^3-1)=15 \times 7=105$ 种，二者合计为 7+105=112，种，为 II 16~ II 127

II 16		妇女可见乳房作胀疼痛，苔薄白，脉弦
……		
II 127		胸胁、少腹胀满疼痛、走窜不定，情志抑郁，善太息，妇女可见乳房胀痛，月经不调，痛经，苔薄白，脉弦
IV	Yy + Xy + Xx	苔薄白，脉弦 或咽部异物感 或颈部瘿瘤、瘰疬，或胁下肿块

以上症状和体征的组合有 $2^3-1=7$ 种

IV 1		咽部异物感，苔薄白，脉弦
……		
IV 7		咽部异物感，颈部瘿瘤、瘰疬，胁下肿块，苔薄白，脉弦
V 1	Yy + Yx + Xx	舌苔薄白，脉弦 情志抑郁，善太息，胸胁或少腹胀满疼痛、走窜不定，妇女可见乳房作胀疼痛，月经不调，痛经 或咽部异物感，或颈部瘿瘤、瘰疬，或胁下肿块

以上症状和体征的组合有 $(2^7-1) \times (2^3-1)=127 \times 7=889$ 种，其中或咽部异物感，或颈部瘿瘤瘰疬，或胁下肿块的排列组合为 $2^3-1=7$ 种，与 II 1~ II 127 之间相互排列组合，都可以构成肝气郁滞证候

V 1/1		胸胁胀满疼痛、走窜不定，咽部异物感，苔薄白，脉弦
……		
V 1/889		胸胁、少腹胀满疼痛、走窜不定，情志抑郁，善太息，妇女可见乳房作胀疼痛，月经不调，痛经，咽部异物感，颈部瘿瘤、瘰疬，胁下肿块，苔薄白，脉弦

第三节　肝血虚证候

一、肝血虚证候的四诊症状和体征

头晕，目眩，眼涩或干涩，眼花，视力减退，或夜盲，或见肢体麻木，关节拘急，手足震颤，肌肉瞤动，或爪甲不荣，甚爪甲凹陷不平，或妇女月经量少、色淡，甚则闭经，舌淡，脉细。增加肝属症状：眼涩或干涩；剔除非肝属症状：面色无华——心其华在面。

二、肝血虚证候的四诊症状和体征与肝脏功能和络属的对应关系

见表5-9。

表 5-9　肝血虚证候的四诊症状和体征与肝脏功能和络属的对应关系

肝	功能		络属			
	主疏泄	主藏血	在体合筋	其华在爪	在窍为目	怒泪
肝血虚证候的症状	无	头晕，妇女月经量少色淡，甚则闭经	肢体麻木 关节拘急 手足震颤 肌肉瞤动	爪甲不荣甚 或爪甲凹陷 不平	目眩，眼涩或干涩 眼花，视力减退 或夜盲	无
	舌象脉象：舌淡，脉细					

三、肝血虚证候的特征不变量分析

见表5-10。

表 5-10　肝血虚证候的特征不变量分析

特征不变量	症状和体征	治法	方剂	药物
气血紊乱最早反映出的征象 Yy	舌淡，脉细	补肝血	单方，单药	当归，白芍
脏腑经络气血紊乱的表现 Yx	头晕	补肝血	杞菊地黄丸	枸杞子，菊花，熟地黄，山萸肉，山药，丹皮，茯苓，泽泻
	或为妇女月经量少色淡甚则闭经	补肝血	四物汤	熟地黄，当归，白芍，川芎

（续表）

特征不变量	症状和体征	治法	方剂	药物
形体、官窍、荣华等的紊乱症状 Xy	目眩，眼涩或干涩，眼花，视力减退或夜盲或见肢体麻木，关节拘急，手足震颤，肌肉瞤动，爪甲不荣	补肝血明目养血和荣祛风	杞菊地黄丸四物汤+木瓜鸡血藤	枸杞子，菊花，熟地黄，山萸肉，山药，丹皮，茯苓，泽泻熟地黄，当归，白芍，川芎，木瓜，鸡血藤
形体、官窍、荣华等的变形症状 Xx	爪甲凹陷不平	养血和荣	四物汤	熟地黄，当归，白芍，川芎

四、肝血虚证候诊断标准

（一）肝血虚证候的一级诊断标准

头晕，目眩，眼涩或干涩，眼花，视力减退，或夜盲，或见肢体麻木，关节拘急，手足震颤，肌肉瞤动，或爪甲不荣，甚爪甲凹陷不平，或妇女月经量少、色淡，甚则闭经，舌淡，脉细。

（二）肝血虚证候的二级诊断标准

见表5–11。

表 5–11　肝血虚证候的二级诊断标准

演化阶段	拓扑结构	表现形式		治法	方剂	药物
I	Yy	舌淡，脉细		补肝血	单方，单药	当归，白芍
II	Yy + Yx	舌淡，脉细头晕或为妇女月经量少色淡，甚则闭经		补肝血	杞菊地黄丸+四物汤	枸杞子，菊花，熟地黄，山萸肉，山药，丹皮，茯苓，泽泻，当归，白芍，川芎
Ⅲ 1	Yy + Xy	舌淡，脉细目眩，眼涩或干涩，眼花，视力减退或夜盲，或见肢体麻木，关节拘急，手足震颤，肌肉瞤动，爪甲不荣		补肝血明目养血和荣祛风	杞菊地黄丸+四物汤+木瓜、鸡血藤	枸杞子，菊花，熟地黄，山萸肉，山药，丹皮，茯苓，泽泻，当归，白芍，川芎，木瓜，鸡血藤

（续表）

演化阶段	拓扑结构	表现形式	治法	方剂	药物
Ⅲ 2	Yy + Yx + Xy	舌淡，脉细 头晕 或为妇女月经量少色淡，甚则闭经 目眩，眼涩或干涩，眼花，视力减退或夜盲 或见肢体麻木，关节拘急，手足震颤，肌肉瞤动，爪甲不荣	补肝血 补肝血 明目 养血和荣 祛风	杞菊地黄丸 + 四物汤 杞菊地黄丸 + 四物汤 + 木瓜、鸡血藤	枸杞子，菊花，熟地黄，山萸肉，山药，丹皮，茯苓，泽泻，当归，白芍，川芎，木瓜，鸡血藤
Ⅳ	Yy + Xy + Xx	舌淡，脉细 目眩，眼涩或干涩，眼花，视力减退，或夜盲 或见肢体麻木，关节拘急，手足震颤，肌肉瞤动，爪甲不荣 爪甲凹陷不平	补肝血 明目 养血和荣 祛风	杞菊地黄丸 + 四物汤 + 木瓜、鸡血藤	枸杞子，菊花，熟地黄，山萸肉，山药，丹皮，茯苓，泽泻，当归，白芍，川芎，木瓜，鸡血藤
Ⅴ 1	Yy + Yx + Xx	舌淡，脉细 头晕 或为妇女月经量少色淡，甚则闭经 爪甲凹陷不平	补肝血 补肝血和荣	杞菊地黄丸 + 四物汤	枸杞子，菊花，熟地黄，山萸肉，山药，丹皮，茯苓，泽泻，当归，白芍，川芎
Ⅴ 2	Yy + Yx + Xy + Xx	舌淡，脉细 头晕 或为妇女月经量少色淡，甚则闭经 目眩，眼涩或干涩，眼花，视力减退，或夜盲 或见肢体麻木，关节拘急，手足震颤，肌肉瞤动，爪甲不荣 爪甲凹陷不平	补肝血 补肝血 明目 养血和荣 祛风	杞菊地黄丸 + 四物汤 杞菊地黄丸 + 四物汤 + 木瓜、鸡血藤	枸杞子，菊花，熟地黄，山萸肉，山药，丹皮，茯苓，泽泻，当归，白芍，川芎，木瓜，鸡血藤

（三）肝血虚证候的三级诊断标准

见表5-12。

表 5-12　肝血虚证候的三级诊断标准

Ⅰ	Yy	舌淡，脉细
Ⅱ	Yy + Yx	舌淡，脉细 头晕，或为妇女月经量少、色淡，甚则闭经

以上症状和体征的组合有 $2^2+1=5$ 种

Ⅱ1	妇女月经量少、色淡，舌淡，脉细
Ⅱ2	妇女闭经，舌淡，脉细
Ⅱ3	头晕，舌淡，脉细
Ⅱ4	头晕，妇女月经量少、色淡，舌淡，脉细
Ⅱ5	头晕，妇女闭经，舌淡，脉细

Ⅲ1	Yy + Xy	舌淡，脉细 目眩，眼涩或干涩，眼花，视力减退或夜盲，或见肢体麻木，关节拘急，手、足震颤，肌肉瞤动，爪甲不荣

以上症状和体征的组合有 $2^9-1=511$ 种，其中目眩、眼涩或干涩、眼花、视力减退或夜盲的排列组合有 $2^4-1=15$ 种，肢体麻木、关节拘急、手足震颤、肌肉瞤动、爪甲不荣的排列组合有 $2^5-1=31$ 种，以上二者相互排列组合为 $15×31=465$，以上三者相加为 $15+31+465=511$ 种

Ⅲ1/1	目眩，舌淡，脉细
……	
Ⅲ1/15	目眩，眼涩或干涩，眼花，视力减退或夜盲，舌淡，脉细

以上Ⅲ1/1~Ⅲ1/15为目眩、眼涩或干涩、眼花、视力减退或夜盲的排列组合，肢体麻木、关节拘急、手足震颤、肌肉瞤动、爪甲不荣等31种排列组合为Ⅲ1/16~Ⅲ1/46

Ⅲ1/16	肢体麻木，舌淡，脉细
……	
Ⅲ1/46	肢体麻木，关节拘急，手、足震颤，肌肉瞤动，爪甲不荣，舌淡，脉细

以上Ⅲ1/1~Ⅲ1/15与Ⅲ1/16~Ⅲ1/46相互之间的排列组合有465种，为Ⅲ1/47~Ⅲ1/511

Ⅲ1/47	目眩，肢体麻木，舌淡，脉细
……	
Ⅲ1/511	目眩，眼涩或干涩，眼花，视力减退或夜盲，肢体麻木，关节拘急，手、足震颤，肌肉瞤动，爪甲不荣，舌淡，脉细
Ⅲ2	Yy + Yx + Xy	舌淡，脉细 头晕，或为妇女月经量少、色淡，甚则闭经 目眩，眼涩或干涩，眼花，视力减退或夜盲，或见肢体麻木，关节拘急，手、足震颤，肌肉瞤动，爪甲不荣

（续表）

以上症状和体征的组合有 5 × 511=2555 种		
Ⅲ 2/1		目眩，头晕，舌淡，脉细
……		
Ⅲ 2/2555		目眩，眼涩或干涩，眼花，视力减退或夜盲，肢体麻木，关节拘急，手足震颤，肌肉瞤动，爪甲不荣，头晕，妇女闭经，舌淡，脉细
Ⅳ	Yy + Xy + Xx	舌淡，脉细 目眩，眼涩或干涩，眼花，视力减退或夜盲，或见肢体麻木，关节拘急，手、足震颤，肌肉瞤动，爪甲不荣 爪甲凹陷不平
以上症状和体征的组合有 511 × 1=511 种		
Ⅳ 1		爪甲凹陷不平，目眩，舌淡，脉细
……		
Ⅳ 511		爪甲凹陷不平，目眩，眼涩或干涩，眼花，视力减退或夜盲，肢体麻木，关节拘急，手足震颤，肌肉瞤动，爪甲不荣，舌淡，脉细
Ⅴ 1	Yy + Yx + Xx	舌淡，脉细 头晕，或为妇女月经量少、色淡，甚则闭经 爪甲凹陷不平
以上症状和体征的组合有 5 × 1=5 种		
Ⅴ 1/1		妇女月经量少、色淡，爪甲凹陷不平，舌淡，脉细
Ⅴ 1/2		妇女闭经，爪甲凹陷不平，舌淡，脉细
Ⅴ 1/3		头晕，爪甲凹陷不平，舌淡，脉细
Ⅴ 1/4		头晕，妇女月经量少、色淡，爪甲凹陷不平，舌淡，脉细
Ⅴ 1/5		头晕，妇女闭经，爪甲凹陷不平，舌淡，脉细
Ⅴ 2	Yy + Yx + Xy + Xx	舌淡，脉细 头晕，或为妇女月经量少、色淡，甚则闭经 目眩，眼涩或干涩，眼花，视力减退或夜盲，或见肢体麻木，关节拘急，手、足震颤，肌肉瞤动，爪甲不荣 爪甲凹陷不平
以上症状和体征的组合有 5 × 511 × 1=2555 种		
Ⅴ 2/1		妇女月经量少、色淡，爪甲不荣，爪甲凹陷不平，舌淡，脉细
……		
Ⅴ 2/2555		头晕，妇女闭经，爪甲不荣，眼花，夜盲，肢体麻木，关节拘急，手足震颤，肌肉瞤动，舌淡，脉细

第四节　肝阴虚证候

一、肝阴虚证候的四诊症状和体征

头晕，眼花，两目干涩，视力减退，面部烘热或两颧潮红，五心烦热，潮热、汗出，或盗汗，或胁肋隐隐灼痛，手足蠕动，舌红少苔乏津，脉弦细数。增加阴虚症状：（潮热而）汗出；剔除非肝属症状：口干燥——脾开窍于口；咽干燥——肺主咽喉。

二、肝阴虚证候的四诊症状和体征与肝脏功能和络属的对应关系

见表5-13。

表 5-13　肝阴虚证候的四诊症状和体征与肝脏功能和络属的对应关系

肝	功能		络属		
	主疏泄	主藏血	在体合筋	在窍为目	爪、怒
肝阴虚证候的症状	胁肋隐隐灼痛	头晕	手足蠕动	眼花，两目干涩，视力减退	无
	舌象脉象：舌红少苔乏津，脉弦细数 阴虚：面部烘热或两颧潮红，五心烦热，潮热、汗出，或盗汗				

三、肝阴虚证候的特征不变量分析

见表5-14。

表 5-14　肝阴虚证候的特征不变量分析

特征不变量	症状和体征	治法	方剂	药物
气血紊乱最早反映出的征象 Yy	舌红少苔乏津，脉弦细数	柔肝养阴	单方，单药	生地黄，当归
脏腑经络气血紊乱的表现 Yx	头晕	柔肝养阴	杞菊地黄丸	枸杞子，菊花，熟地黄，山萸肉，山药，丹皮，茯苓，泽泻
	或胁肋隐隐灼痛	止痛	一贯煎	生地黄，当归，沙参，麦冬，枸杞子，川楝子
	潮热	柔肝养阴退虚热	青蒿鳖甲汤	青蒿，鳖甲，生地黄，知母，丹皮

（续表）

特征不变量	症状和体征	治法	方剂	药物
形体、官窍、荣华等的紊乱症状 Xy	眼花，两目干涩，视力减退	柔肝养阴明目	杞菊地黄丸	枸杞子，菊花，熟地黄，山萸肉，山药，丹皮，茯苓，泽泻
	手足蠕动	柔肝养阴祛风	大定风珠	白芍，地黄，麦冬，龟甲，牡蛎，鳖甲，阿胶，甘草，五味子，麻仁，鸡子黄
	五心烦热，或手足心发热，面部烘热或两颧潮红	柔肝养阴清退虚热	青蒿鳖甲汤	青蒿，鳖甲，生地黄，知母，丹皮
形体、官窍、荣华等的变形症状 Xx	（潮热）汗出，或盗汗	养阴清热敛汗	青蒿鳖甲汤＋牡蛎散	青蒿，鳖甲，生地黄，知母，丹皮，牡蛎，浮小麦

四、肝阴虚证候诊断标准

（一）肝阴虚证候的一级诊断标准

头晕，眼花，两目干涩，视力减退，面部烘热或两颧潮红，五心烦热，潮热、汗出，或盗汗，或胁肋隐隐灼痛，手足蠕动，舌红少苔乏津，脉弦细数。

（二）肝阴虚证候的二级诊断标准

肝阴虚证候的判定，有两个必要条件，一是肝虚的症状和体征如头晕、眼花、两目干涩、视力减退、胁肋隐隐灼痛、手足蠕动等要出现；二是阴虚的症状和体征如五心烦热，或手足心发热、潮热、汗出，或盗汗、两颧潮红、面部烘热、舌红少苔乏津、脉弦细数等要出现。见表5-15。

表 5-15　肝阴虚证候的二级诊断标准

演化阶段	拓扑结构	表现形式	阴虚	治法	方剂	药物
I	Yy	舌红少苔乏津，脉弦细数	五心烦热，或手足心发热，潮热汗出，或盗汗，两颧潮红，面部烘热	柔肝养阴	单方，单药	生地黄，当归
II	Yy ＋ Yx	舌红少苔乏津，脉弦细数 头晕 或胁肋隐隐灼痛		柔肝养阴 柔肝止痛	杞菊地黄丸 ＋一贯煎	枸杞子，菊花，熟地黄，山萸肉，山药，丹皮，茯苓，泽泻，生地黄，当归，沙参，麦冬，川楝子
III 1	Yy ＋ Xy	舌红少苔乏津，脉弦细数 眼花，两目干涩，视力减退 手足蠕动		柔肝养阴明目 养阴祛风	杞菊地黄丸 ＋大定风珠	枸杞子，菊花，熟地黄，山萸肉，山药，丹皮，茯苓，泽泻，白芍，麦冬，龟甲，牡蛎，鳖甲，阿胶，甘草，五味子，麻仁，鸡子黄

（续表）

演化阶段	拓扑结构	表现形式	阴虚	治法	方剂	药物
Ⅲ 2	Yy + Yx + Xy	舌红少苔乏津，脉弦细数	（见上页）			枸杞子，菊花，熟地黄，山萸肉，山药，丹皮，茯苓，泽泻，白芍，麦冬，龟甲，牡蛎，鳖甲，阿胶，甘草，五味子，麻仁，鸡子黄，生地黄，当归，沙参，川楝子
		头晕		柔肝养阴	杞菊地黄丸 + 一贯煎	
		或胁肋隐隐灼痛		养阴止痛		
		眼花，两目干涩，视力减退		养阴明目	+ 杞菊地黄丸	
		手足蠕动		养阴祛风	+ 大定风珠	

（三）肝阴虚证候的三级诊断标准

见表5-16。

表 5-16　肝阴虚证候的三级诊断标准

阴虚症状		五心烦热或手足心发热，潮热、汗出，或盗汗，两颧潮红，面部烘热
以上症状和体征的组合有 $2^5-1=31$ 种		
1		五心烦热或手足心发热
……		
31		五心烦热或手足心发热，潮热、汗出，盗汗，两颧潮红，面部烘热
Ⅰ	Yy	舌红少苔乏津，脉弦细数
Ⅱ	Yy + Yx	舌红少苔乏津，脉弦细数 头晕，或胁肋隐隐灼痛
以上症状和体征的组合有 $2^2-1=3$ 种		
Ⅱ 1		头晕，舌红少苔乏津，脉弦细数
Ⅱ 2		胁肋隐隐灼痛，舌红少苔乏津，脉弦细数
Ⅱ 3		头晕，胁肋隐隐灼痛，舌红少苔乏津，脉弦细数
以上Ⅱ的情况与阴虚的1~31进行排列组合，也可构成肝阴虚证候，有 $3×31=93$ 种，为 Ⅱ 4~ Ⅱ 96		
Ⅱ 4		头晕，五心烦热或手足心发热，舌红少苔乏津，脉弦细数
……		
Ⅱ 96		头晕，胁肋隐隐灼痛，五心烦热或手足心发热，潮热、汗出，盗汗，两颧潮红，面部烘热，舌红少苔乏津，脉弦细数
Ⅲ 1	Yy + Xy	舌红少苔乏津，脉弦细数 眼花，两目干涩，视力减退，手足蠕动
以上症状和体征的组合有 $2^4-1=15$ 种		

（续表）

Ⅲ 1/1		眼花，舌红少苔乏津，脉弦细数
……		
Ⅲ 1/15		眼花，两目干涩，视力减退，手足蠕动，舌红少苔乏津，脉弦细数
以上Ⅲ 1 的情况与阴虚的 1~31 进行排列组合，也可构成肝阴虚证候，有 15×31=465 种，为 Ⅲ 1/16~Ⅲ 1/480		
Ⅲ 1/16		眼花，五心烦热或手足心发热，舌红少苔乏津，脉弦细数
……		
Ⅲ 1/480		眼花，两目干涩，视力减退，手足蠕动，五心烦热或手足心发热，潮热、汗出、盗汗，两颧潮红，面部烘热，舌红少苔乏津，脉弦细数
Ⅲ 2	Yy + Yx + Xy	舌红少苔乏津，脉弦细数
		头晕，或胁肋隐隐灼痛
		眼花，两目干涩，视力减退，手足蠕动
以上症状和体征的组合有 $(2^2-1)×(24-1)=3×15=45$ 种，为Ⅱ 1~Ⅱ 3 与Ⅲ 1/1~Ⅲ 1/15 相互之间的排列组合		
Ⅲ 2/1		头晕，眼花，舌红少苔乏津，脉弦细数
……		
Ⅲ 2/45		头晕，胁肋隐隐灼痛，眼花，两目干涩，视力减退，手足蠕动，舌红少苔乏津，脉弦细数
以上Ⅲ 2 的情况与阴虚的 1~31 进行排列组合，也可构成肝阴虚证候，有 45×31=1395 种，为 Ⅲ 2/46~Ⅲ 2/1440		
Ⅲ 2/46		头晕，眼花，五心烦热或手足心发热，舌红少苔乏津，脉弦细数
……		
Ⅲ 2/1440		头晕，胁肋隐隐灼痛，眼花，两目干涩，视力减退，手足蠕动，五心烦热或手足心发热，潮热、汗出，盗汗，两颧潮红，面部烘热，舌红少苔乏津，脉弦细数

第五节　肝阳上亢证候

一、肝阳上亢证候的四诊症状和体征

眩晕，头重脚轻，或头目胀痛，目赤，急躁易怒，舌红少津，脉弦有力或弦细数。剔除非肝属症状：耳鸣——肾开窍于耳，面红——心其华在面，失眠多梦——心主神，腰膝酸软——肾藏精。

二、肝阳上亢证候的四诊症状和体征与肝脏功能和络属的对应关系

见表5-17。

表 5-17　肝阳上亢证候的四诊症状和体征与肝脏功能和络属的对应关系

肝	功能		络属		
	主疏泄	主藏血	在窍为目	在志为怒	筋、爪、泪
肝阳上亢证候的症状	无	眩晕，或头重脚轻，头胀痛	目胀痛，目赤	急躁易怒	无
	舌象脉象：舌红少津，脉弦有力或弦细数				

三、肝阳上亢证候的特征不变量分析

见表5-18。

表 5-18　肝阳上亢证候的特征不变量分析

特征不变量	症状和体征	治法	方剂	药物
气血紊乱最早反映出的征象 Yy	舌红少津，弦有力或弦细数	平肝潜阳	单方，单药	石决明，生龙骨，生牡蛎
脏腑经络气血紊乱的表现 Yx	眩晕，头重脚轻，或头胀痛，急躁易怒	平肝潜阳息风	天麻钩藤饮	天麻，钩藤，栀子，黄芩，杜仲，益母草，桑寄生，夜交藤，朱茯神，川牛膝，石决明
形体官窍荣华等的紊乱症状 Xy	目赤 目胀痛	平肝潜阳泻火 平肝潜阳止痛	菊花、蔓荆子 天麻钩藤饮	菊花，蔓荆子 钩藤，栀子，黄芩，石决明，川牛膝，益母草
形体、官窍、荣华等的变形症状 Xx	—	—	—	—

四、肝阳上亢证候诊断标准

（一）肝阳上亢证候的一级诊断标准

眩晕，头重脚轻，或头目胀痛，目赤，急躁易怒，舌红少津，脉弦有力或弦细数。

（二）肝阳上亢证候的二级诊断标准

见表5-19。

表5-19　肝阳上亢证候的二级诊断标准

演化阶段	拓扑结构	表现形式	治法	方剂	药物
Ⅰ	Yy	舌红少津，脉弦有力或弦细数	平肝潜阳	单方，单药	石决明，生龙骨，生牡蛎
Ⅱ	Yy + Yx	舌红少津，脉弦有力或弦细数 眩晕，头重脚轻，或头胀痛 急躁易怒	平肝潜阳息风	天麻钩藤饮	天麻，钩藤，栀子，黄芩，杜仲，益母草，桑寄生，夜交藤，朱茯神，川牛膝，石决明
Ⅲ 1	Yy + Xy	舌红少津，脉弦有力或弦细数 目赤，目胀痛	平肝潜阳 泻火止痛	天麻钩藤饮+菊花、蔓荆子	钩藤，栀子，黄芩，石决明，川牛膝，益母草，菊花，蔓荆子
Ⅲ 2	Yy + Yx + Xy	舌红少津，脉弦有力或弦细数 眩晕，头重脚轻，或头胀痛 急躁易怒 目赤，目胀痛	平肝潜阳息风 泻火止痛	天麻钩藤饮 +菊花、蔓荆子	天麻，钩藤，栀子，黄芩，杜仲，益母草，桑寄生，夜交藤，朱茯神，川牛膝，石决明，菊花，蔓荆子

（三）肝阳上亢证候的三级诊断标准

见表5-20。

表5-20　肝阳上亢证候的三级诊断标准

Ⅰ	Yy	舌红少津，脉弦有力或弦细数
Ⅱ	Yy + Yx	舌红少津，脉弦有力或弦细数 眩晕，头重脚轻，或头胀痛，急躁易怒
以上症状和体征的组合有 $2^4-1=15$ 种		
Ⅱ 1		眩晕，舌红少津，脉弦有力或弦细数
……		
Ⅱ 15		眩晕，头重脚轻，头胀痛，急躁易怒，舌红少津，脉弦有力或弦细数
Ⅲ 1	Yy + Xy	舌红少津，脉弦有力或弦细数 目赤，目胀痛
以上症状和体征的组合有 $2^2-1=3$ 种		
Ⅲ 1/1		目赤，舌红少津，脉弦有力或弦细数
Ⅲ 1/2		目胀痛，舌红少津，脉弦有力或弦细数
Ⅲ 1/3		目赤，目胀痛，舌红少津，脉弦有力或弦细数

（续表）

Ⅲ2	Yy + Yx + Xy	舌红少津，脉弦有力或弦细数
		眩晕，头重脚轻，或头胀痛，急躁易怒
		目赤，目胀痛

以上症状和体征的组合有 $(2^4-1)\times(2^2-1)=15\times3=45$ 种，为Ⅱ1~Ⅱ15与Ⅲ1/1~Ⅲ1/3之间的相互排列组合

Ⅲ2/1	眩晕，目赤，舌红少津，脉弦有力或弦细数
……	
Ⅲ2/45	眩晕，头重脚轻，头胀痛，急躁易怒，目赤，目胀痛，舌红少津，脉弦有力或弦细数

第六节　寒凝肝脉证候

一、寒凝肝脉证候的四诊症状和体征

少腹冷痛，阴部坠胀作痛，或阴器收缩引痛，或巅顶冷痛、得温则减、遇寒痛增，畏寒，舌淡，苔白润，脉沉紧或弦紧。剔除非肝属症状：肢冷——脾阳虚症状。

二、寒凝肝脉证候的四诊症状和体征与肝脏功能和络属的对应关系

见表5-21。

表 5-21　寒凝肝脉证候的四诊症状和体征与肝脏功能和络属的对应关系

肝	功能		络属	
	主疏泄	主藏血	筋	爪、目、怒、泪
寒凝肝脉证候的症状	无	无	少腹冷痛，阴部坠胀作痛，或阴器收缩引痛，或巅顶冷痛、得温则减、遇寒痛增	无
	舌象脉象：舌淡，苔白润，脉沉紧或弦紧 虚寒症状：畏寒			

三、寒凝肝脉证候的特征不变量分析

见表5-22。

表 5-22　寒凝肝脉证候的特征不变量分析

特征不变量	症状和体征	治法	方剂	药物
气血紊乱最早反映出的征象 Yy	舌淡，苔白润，脉沉紧或弦紧	暖肝散寒	单方，单药	乌药，小茴香
脏腑经络气血紊乱的表现 Yx	少腹冷痛，阴部坠胀作痛或阴器收缩引痛	暖肝散寒止痛	暖肝煎	当归，枸杞子，小茴香，肉桂，乌药，沉香，茯苓
	或巅顶冷痛、得温则减、遇寒痛增、畏寒	暖肝散寒止痛	吴茱萸汤+肉桂、乌药	吴茱萸，人参，肉桂，乌药
形体、官窍、荣华等的紊乱症状 Xy	—	—	—	—
形体、官窍、荣华等的变形症状 Xx	—	—	—	—

四、寒凝肝脉证候诊断标准

（一）寒凝肝脉证候的一级诊断标准

少腹冷痛，阴部坠胀作痛，或阴器收缩引痛，或巅顶冷痛、得温则减、遇寒痛增，畏寒，舌淡，苔白润，脉沉紧或弦紧。

（二）寒凝肝脉证候的二级诊断标准

见表5-23。

表 5-23　寒凝肝脉证候的二级诊断标准

演化阶段	拓扑结构	表现形式	治法	方剂	药物
Ⅰ	Yy	舌淡，苔白润，脉沉紧或弦紧	暖肝散寒	单方，单药	乌药，小茴香
Ⅱ	Yy + Yx	舌淡，苔白润，脉沉紧或弦紧 少腹冷痛，阴部坠胀作痛，或阴器收缩引痛，或巅顶冷痛、得温则减、遇寒痛增，畏寒	暖肝散寒止痛	暖肝煎+吴茱萸汤	当归，枸杞子，小茴香，乌药，沉香，茯苓，肉桂，吴茱萸，人参

（三）寒凝肝脉证候的三级诊断标准

见表5-24。

表 5-24　寒凝肝脉证候的三级诊断标准

I	Yy	舌淡，苔白润，脉沉紧或弦紧
II	Yy + Yx	舌淡，苔白润，脉沉紧或弦紧 少腹冷痛，阴部坠胀作痛，或阴器收缩引痛，或巅顶冷痛、得温则减、遇寒痛增，畏寒
以上症状和体征的组合有 $(2^2-1) \times 2 = 6$ 种		
II 1		少腹冷痛，阴部坠胀作痛，或阴器收缩引痛，舌淡，苔白润，脉沉紧或弦紧
……		
II 6		少腹冷痛，阴部坠胀作痛，或阴器收缩引痛，巅顶冷痛、得温则减、遇寒痛增，畏寒，舌淡，苔白润，脉沉紧或弦紧

第七节　肝火炽盛证候

一、肝火炽盛证候的四诊症状和体征

头晕胀痛、痛如刀劈，目赤，或胁肋灼痛，急躁易怒，舌红苔黄，脉弦数。剔除非肝属症状：面红——心其华在面，口苦口干——脾开窍于口，耳鸣如潮甚或突发耳聋——肾开窍于耳，失眠噩梦纷纭——心主神，小便短黄——膀胱有热，大便秘结——大肠津亏，吐血——胃火旺，鼻衄——肺火旺。

二、肝火炽盛证候的四诊症状和体征与肝脏功能和络属的对应关系

见表5-25。

表 5-25　肝火炽盛证候的四诊症状和体征与肝脏功能和络属的对应关系

肝	功能		络属		
	主疏泄	主藏血	在窍为目	在志为怒	筋、爪、泪
肝火炽盛 证候的症状	或胁肋灼痛	头晕胀痛、痛 如刀劈	目赤	急躁易怒	无
	舌象脉象：舌红苔黄，脉弦数				

三、肝火炽盛证候的特征不变量分析

见表5-26。

表 5-26 肝火炽盛证候的特征不变量分析

特征不变量	症状和体征	治法	方剂	药物
气血紊乱最早反映出的征象 Yy	舌红苔黄，脉弦数	清肝泻火	单方，单药	龙胆草，栀子
脏腑经络气血紊乱的表现 Yx	头晕胀痛、痛如刀劈或胁肋灼痛，急躁易怒	清肝泻火止痛	龙胆泻肝汤	龙胆草，车前子，木通，黄芩，栀子，当归，生地黄，泽泻，柴胡，甘草
形体、官窍、荣华等的紊乱症状 Xy	目赤	清肝泻火明目	龙胆泻肝汤 + 菊花、蔓荆子	龙胆草，车前子，木通，黄芩，栀子，当归，生地黄，泽泻，柴胡，甘草，菊花，蔓荆子
形体、官窍、荣华等的变形症状 Xx	——	——	——	——

四、肝火炽盛证候诊断标准

（一）肝火炽盛证候的一级诊断标准

头晕胀痛、痛如刀劈，目赤，或胁肋灼痛，急躁易怒，舌红苔黄，脉弦数。

（二）肝火炽盛证候的二级诊断标准

见表5-27。

表 5-27 肝火炽盛证候的二级诊断标准

演化阶段	拓扑结构	表现形式	治法	方剂	药物
I	Yy	舌红苔黄，脉弦数	清肝泻火	单方，单药	龙胆草，栀子
II	Yy + Yx	舌红苔黄，脉弦数 头晕胀痛、痛如刀劈或胁肋灼痛，急躁易怒	清肝泻火止痛	龙胆泻肝汤	龙胆草，车前子，木通，黄芩，栀子，当归，生地黄，泽泻，柴胡，甘草
III 1	Yy + Xy	舌红苔黄，脉弦数 目赤	清肝泻火 明目	龙胆泻肝汤 + 菊花、蔓荆子	龙胆草，车前子，木通，黄芩，栀子，当归，生地黄，泽泻，柴胡，甘草，菊花，蔓荆子
III 2	Yy + Yx + Xy	舌红苔黄，脉弦数 头晕胀痛、痛如刀劈或胁肋灼痛，急躁易怒 目赤	清肝泻火 明目止痛	龙胆泻肝汤 + 菊花、蔓荆子	龙胆草，车前子，木通，黄芩，栀子，当归，生地黄，泽泻，柴胡，甘草，菊花，蔓荆子

（三）肝火炽盛证候的三级诊断标准

见表5-28。

表5-28　肝火炽盛证候的三级诊断标准

I	Yy	舌红苔黄，脉弦数
II	Yy + Yx	舌红苔黄，脉弦数
		头晕胀痛、痛如刀劈，或胁肋灼痛，急躁易怒
以上症状和体征的组合有 $2^3-1=7$ 种		
II 1		急躁易怒，舌红苔黄，脉弦数
……		
II 7		头晕胀痛、痛如刀劈，胁肋灼痛，急躁易怒，舌红苔黄，脉弦数
III 1	Yy + Xy	舌红苔黄，脉弦数
		目赤
以上症状和体征的组合只有一种，为：目赤、舌红苔黄、脉弦数		
III 2	Yy + Yx + Xy	舌红苔黄，脉弦数
		头晕胀痛、痛如刀劈．或胁肋灼痛，急躁易怒
		目赤
以上症状和体征的组合有 $(2^3-1) \times (2^1-1)=7$ 种，为 II 1～ II 7 与III 1之间相互的排列组合		
III 2/1		目赤，急躁易怒，舌红苔黄，脉弦数
……		
III 2/7		头晕胀痛、痛如刀劈，胁肋灼痛，急躁易怒，目赤，舌红苔黄，脉弦数

第八节　胆郁痰扰证候

一、胆郁痰扰证候的四诊症状和体征

胆怯易惊，惊悸失眠，犹豫不决，善太息，舌淡红或红，苔白腻或黄滑，脉弦缓或弦数。剔除非胆属症状：烦躁不安——心主神，胸胁胀闷——肝主疏泄，头晕——肝主藏血，目眩——肝开窍于目，口苦——脾开窍于口，呕恶、吐痰涎——胃主降浊。

二、胆郁痰扰证候的四诊症状和体征与胆功能和络属的对应关系

见表5-29。

表 5-29　胆郁痰扰证候的四诊症状和体征与胆功能和络属的对应关系

胆	功能	
	贮藏和排泄胆汁	主决断
胆郁痰扰证候的症状	无	胆怯易惊，惊悸失眠，犹豫不决，善太息
	舌象脉象：舌淡红或红，苔白腻或黄滑，脉弦缓或弦数	

三、胆郁痰扰证候的特征不变量分析

见表5-30。

表 5-30　胆郁痰扰证候的特征不变量分析

特征不变量	症状和体征	治法	方剂	药物
气血紊乱最早反映出的征象 Yy	舌淡红或红，苔白腻或黄滑脉弦缓或弦数	清胆化痰	单方，单药	竹茹，半夏
脏腑经络气血紊乱的表现 Yx	胆怯易惊，惊悸失眠犹豫不决，善太息	清胆化痰安神定志	温胆汤	竹茹，枳实，半夏，陈皮，茯苓，甘草
形体、官窍、荣华等的紊乱症状 Xy	—	—	—	—
形体、官窍、荣华等的变形症状 Xx	—	—	—	—

四、胆郁痰扰证候诊断标准

（一）胆郁痰扰证候的一级诊断标准

胆怯易惊，惊悸失眠，犹豫不决，善太息，舌淡红或红，苔白腻或黄滑，脉弦缓或弦数。

（二）胆郁痰扰证候的二级诊断标准

见表5-31。

表 5-31　胆郁痰扰证候的二级诊断标准

演化阶段	拓扑结构	表现形式	治法	方剂	药物
I	Yy + Yx	舌淡红或红，苔白腻或黄滑，脉弦缓或弦数 胆怯易惊，惊悸失眠，犹豫不决，善太息	清胆化痰安神定志	温胆汤	竹茹,枳实,半夏,陈皮,茯苓,甘草

（三）胆郁痰扰证候的三级诊断标准。见表 5-32。

表 5-32　胆郁痰扰证候的三级诊断标准

Ⅱ	Yy + Yx	舌淡红或红，苔白腻或黄滑，脉弦缓或弦数 胆怯易惊，惊悸失眠，犹豫不决，善太息
以上症状和体征的组合有 $2^4-1=15$ 种		
Ⅱ1		胆怯易惊，舌淡红或红，苔白腻或黄滑，脉弦缓或弦数
……		
Ⅱ15		胆怯易惊，惊悸失眠，犹豫不决，善太息，舌淡红或红，苔白腻或黄滑，脉弦缓或弦数

第九节　肝风内动证候

一、肝阳化风证候

（一）肝阳化风证候的四诊症状和体征

眩晕欲仆、步履不稳，头胀，头痛，项强头摇，肢体震颤，手足麻木，急躁易怒，甚至突然昏仆、口眼歪斜、半身不遂、语言謇涩。舌红或有苔腻，脉弦细有力。剔除非肝属症状：耳鸣——肾开窍于耳，面赤——心其华在面。

（二）肝风内动证候的四诊症状和体征与肝脏功能和络属的对应关系

见表 5-33。

表 5-33　肝风内动证候的四诊症状和体征与肝脏功能和络属的对应关系

肝	功能			络属		
	主疏泄	主藏血	在体合筋	爪目	在志为怒	在液为泪
肝阳化风证候的症状	眩晕欲仆，头胀，头痛，甚至突然昏仆	手足麻木	步履不稳，项强头摇，肢体震颤，口眼歪斜，语言謇涩，半身不遂	无	急躁易怒	无
舌象脉象：舌红或有苔腻，脉弦细有力						

（三）肝阳化风证候的特征不变量分析

见表5-34。

表5-34　肝阳化风证候的特征不变量分析

特征不变量	症状和体征	治法	方剂	药物
气血紊乱最早反映出的征象Yy	舌红或有苔腻，脉弦细有力	息风止痉	单方，单药	天麻，钩藤
脏腑经络气血紊乱的表现Yx	眩晕欲仆，头胀，头痛	息风止痉	天麻钩藤饮	天麻，栀子，黄芩，杜仲，益母草，桑寄生，夜交藤，茯神，川牛膝，钩藤
	急躁易怒，或突然昏仆	息风开窍	镇肝熄风汤	怀牛膝，生赭石，生龙骨，生牡蛎，生龟甲，生杭芍，玄参，天冬，川楝子，生麦芽，茵陈，甘草
形体、官窍、荣华等的紊乱症状Xy	步履不稳，项强头摇，肢体震颤	息风止痉	天麻钩藤饮	天麻，栀子，黄芩，杜仲，益母草，桑寄生，夜交藤，茯神，川牛膝，钩藤
	手足麻木，口眼歪斜，语言謇涩，半身不遂	补肝息风通络	地黄饮子	地黄，巴戟天，山茱萸，肉苁蓉，石斛，炮附子，五味子，肉桂，白茯苓，麦门冬，石菖蒲，远志，薄荷
形体、官窍、荣华等的变形症状Xx	—	—	—	—

（四）肝阳化风证候诊断标准

1.肝阳化风证候的一级诊断标准

眩晕欲仆、步履不稳，头胀，头痛，项强头摇，肢体震颤，手足麻木，急躁易怒，甚至突然昏仆、口眼歪斜、半身不遂、语言謇涩。舌红或有苔腻，脉弦细有力。

2.肝阳化风证候的二级诊断标准

见表5-35。

表5-35　肝阳化风证候的二级诊断标准

演化阶段	拓扑结构	表现形式	治法	方剂	药物
I	Yy	舌红，或有苔腻，脉弦细有力	息风止痉	单方，单药	天麻，钩藤
II	Yy + Yx	舌红，或有苔腻，脉弦细有力 眩晕欲仆，头胀，头痛 急躁易怒，或突然昏仆	息风止痉 息风开窍	天麻钩藤饮 镇肝熄风汤	天麻，栀子，黄芩，杜仲，益母草，桑寄生，夜交藤，茯神，牛膝，钩藤，牛膝，生赭石，生龙骨，牡蛎，龟甲，杭芍，玄参，天冬，川楝子，生麦芽，茵陈，甘草

（续表）

演化阶段	拓扑结构	表现形式	治法	方剂	药物
Ⅲ 1	Yy + Xy	舌红，或有苔腻，脉弦细有力 步履不稳，项强头摇，肢体震颤	息风止痉	天麻钩藤饮 + 地黄饮子	天麻，栀子，黄芩，杜仲，益母草，桑寄生，夜交藤，茯神，川牛膝，钩藤，地黄，巴戟天，山茱萸，肉苁蓉，石斛，附子，五味子，肉桂，茯苓，麦冬，菖蒲，远志，薄荷
		手足麻木，口眼歪斜，语言謇涩，半身不遂	补肝息风通络		

3. 肝阳化风证候的三级诊断标准

眩晕欲仆或突然昏仆、头胀、头痛、急躁易怒是急性期的病证，步履不稳、项强头摇、肢体震颤、口眼歪斜、语言謇涩、半身不遂、手足麻木为慢性期的病证。见表5-36。

表 5-36　肝阳化风证候的三级诊断标准

Ⅰ	Yy	舌红，或有苔腻，脉弦细有力
Ⅱ	Yy + Yx	舌红，或有苔腻，脉弦细有力 眩晕欲仆，头胀，头痛，急躁易怒，或突然昏仆
以上眩晕欲仆或突然昏仆为肝阳化风证候的首要症状和体征，头胀、头痛、急躁易怒为从属症状和体征，其排列组合有 $(2^3-1) \times 2+2=16$ 种			
Ⅱ 1		眩晕欲仆，舌红，或有苔腻，脉弦细有力
……		
Ⅱ 16		突然昏仆，头胀，头痛，急躁易怒，舌红，或有苔腻，脉弦细有力
Ⅲ 1	Yy + Xy	舌红，或有苔腻，脉弦细有力 步履不稳，项强头摇，肢体震颤，手足麻木，口眼歪斜，语言謇涩，半身不遂
以上步履不稳、项强头摇、肢体震颤、口眼歪斜、语言謇涩、半身不遂为肝阳化风证候的典型症状和体征，手足麻木为从属症状和体征，其排列组合有 $(2^6-1) \times 2=126$ 种			
Ⅲ 1/1		步履不稳，舌红，或有苔腻，脉弦细有力
……		
Ⅲ 1/63		步履不稳，项强头摇，肢体震颤，口眼歪斜，语言謇涩，半身不遂，舌红，或有苔腻，脉弦细有力
以上Ⅲ 1/~ Ⅲ 1/63 与手足麻木进行排列组合，有 63 种，为Ⅲ 1/64~ Ⅲ 1/126			
Ⅲ 1/64		步履不稳，手足麻木，舌红，或有苔腻，脉弦细有力
……		
Ⅲ 1/126		步履不稳，项强头摇，肢体震颤，口眼歪斜，语言謇涩，半身不遂，手足麻木，舌红，或有苔腻，脉弦细有力

二、热极生风证候

（一）热极生风证候的四诊症状和体征

高热(神昏、烦躁谵语)，颈项强直，手足抽搐，角弓反张，牙关紧闭，两目上视，舌质红绛，苔黄燥，脉弦数。剔除非肝属症状：口渴——脾开窍于口，烦躁谵语或神昏——心主神。

（二）热极生风证候的四诊症状和体征与肝脏功能和络属的对应关系

见表5-37。

表 5-37　热极生风证候的四诊症状和体征与肝脏功能和络属的对应关系

肝	功能		络属			
	主疏泄	主藏血	在体合筋	其华在爪	在窍为目	怒泪
热极生风证候的症状	无	无	颈项强直，角弓反张 手足抽搐，牙关紧闭	无	两目上视	无
	舌象脉象：舌质红绛，苔黄燥，脉弦数 热盛：高热					

（三）热极生风证候的特征不变量分析

见表5-38。

表 5-38　热极生风证候的特征不变量分析

特征不变量	症状和体征	治法	方剂	药物
气血紊乱最早反映出的征象 Yy	舌质红绛，苔黄燥，脉弦数	清热凉肝 息风止痉	单方，单药	羚羊角，钩藤
脏腑经络气血紊乱的表现 Yx	高热 (神昏、烦躁谵语)	清热凉血	犀角地黄汤	犀角,生地黄,芍药, 丹皮
形体、官窍、荣华等的紊乱症状 Xy	颈项强直，手足抽搐，两目上视，角弓反张，牙关紧闭	清热凉肝 息风止痉	羚角钩藤汤	羚角，钩藤，桑叶，菊花,生地黄,白芍,贝母，竹茹，茯神，甘草
形体、官窍、荣华等的变形症状 Xx	—	—	—	—

（四）热极生风证候诊断标准

1. 热极生风证候的一级诊断标准

高热(神昏、烦躁谵语)，颈项强直，手足抽搐，角弓反张，牙关紧闭，两目上视，舌质红绛，苔黄燥，脉弦数。

2. 热极生风证候的二级诊断标准

见表5-39。

表 5-39　热极生风证候的二级诊断标准

演化阶段	拓扑结构	表现形式	治法	方剂	药物
I	Yy	舌质红绛，苔黄燥，脉弦数	清热凉肝息风止痉	单方，单药	羚羊角，钩藤
Ⅲ 2	Yy + Yx + Xy	舌质红绛，苔黄燥，脉弦数 高热（神昏、烦躁谵语） 颈项强直，手足抽搐 两目上视，角弓反张，牙关紧闭	清热凉肝息风止痉	犀角地黄汤 + 羚角钩藤汤	犀角,生地黄,芍药,丹皮，羚角，钩藤，桑叶，菊花，贝母，竹茹，茯神，甘草

3. 热极生风证候的三级诊断标准

热极生风证候的判定，"高热"是前提条件，颈项强直、手足抽搐、角弓反张、牙关紧闭、两目上视等是从属必要条件。见表5-40。

表 5-40　热极生风证候的三级诊断标准

I	Yy	舌质红绛，苔黄燥，脉弦数
Ⅲ 2	Yy + Yx + Xy	舌质红绛，苔黄燥，脉弦数 高热（神昏、烦躁谵语） 颈项强直，手足抽搐，两目上视，角弓反张，牙关紧闭
以上颈项强直、手足抽搐、两目上视、角弓反张、牙关紧闭的组合有 $(2^5-1) \times 1=31$ 种		
Ⅲ 2/1		高热（神昏、烦躁谵语），颈项强直，舌质红绛，苔黄燥，脉弦数
……		
Ⅲ 2/31		高热(神昏、烦躁谵语),颈项强直,手足抽搐,两目上视,角弓反张,牙关紧闭,舌质红绛，苔黄燥，脉弦数

三、阴虚动风证候

（一）阴虚动风证候的四诊症状和体征

眩晕，手足震颤、蠕动，或肢体抽搐，五心烦热，潮热，颧红，舌红少津，脉弦细数。剔除非肝属症状：耳鸣——肾开窍于耳，口燥——脾开窍于口，咽干——肺主咽，形体消瘦——脾主肌肉。

（二）阴虚动风证候的四诊症状和体征与肝脏功能和络属的对应关系

见表5-41。

表 5-41 阴虚动风证候的四诊症状和体征与肝脏功能和络属的对应关系

肝	功能		络属		
	主疏泄	主藏血	在体合筋	其华在爪	目怒泪
阴虚动风证候的症状	无	眩晕	或肢体抽搐	手足震颤、蠕动	无
	舌象脉象：舌红少津，脉弦细数 阴虚：五心烦热，潮热，颧红				

（三）阴虚动风证候的特征不变量分析

见表5-42。

表 5-42 阴虚动风证候的特征不变量分析

特征不变量	症状和体征	治法	方剂	药物
气血紊乱最早反映出的征象 Yy	舌红少津，脉弦细数	滋阴息风	单方，单药	龟甲，鳖甲
脏腑经络气血紊乱的表现 Yx	眩晕，潮热	滋阴清热息风止痉	阿胶鸡子黄汤＋青蒿鳖甲汤	阿胶，鸡子黄，生地黄，白芍，石决明，青蒿，鳖甲，生地黄，知母，丹皮
形体、官窍、荣华等的紊乱症状 Xy	或肢体抽搐，手足震颤、蠕动，颧红，五心烦热	滋阴清热息风止痉	阿胶鸡子黄汤＋大定风珠	阿胶，鸡子黄，生地黄，白芍，石决明，钩藤，龟甲，鳖甲
形体、官窍、荣华等的变形症状 Xx	—	—	—	—

（四）阴虚动风证候诊断标准

1. 阴虚动风证候的一级诊断标准

眩晕，手足震颤、蠕动，或肢体抽搐，五心烦热，潮热，颧红，舌红少津，脉弦细数。

2. 阴虚动风证候的二级诊断标准

见表5-43。

表 5-43 阴虚动风证候的二级诊断标准

演化阶段	拓扑结构	表现形式	治法	方剂	药物
I	Yy	舌红少津，脉弦细数	滋阴息风	单方，单药	龟甲，鳖甲
II	Yy＋Yx	舌红少津，脉弦细数 眩晕，潮热	滋阴清热息风止痉	阿胶鸡子黄汤＋青蒿鳖甲汤	阿胶，鸡子黄，生地黄，白芍，石决明，青蒿，鳖甲，生地黄，知母，丹皮

（续表）

演化阶段	拓扑结构	表现形式	治法	方剂	药物
Ⅲ 1	Yy + Xy	舌红少津，脉弦细数或肢体抽搐，手足震颤、蠕动，颧红，五心烦热	滋阴清热息风止痉	阿胶鸡子黄汤 + 大定风珠	阿胶，鸡子黄，生地黄，白芍，石决明，钩藤，龟甲，鳖甲
Ⅲ 2	Yy + Yx + Xy	舌红少津，脉弦细数眩晕，潮热或肢体抽搐，手足震颤、蠕动，颧红，五心烦热	滋阴清热息风止痉	阿胶鸡子黄汤 + 青蒿鳖甲汤 + 大定风珠	阿胶，鸡子黄，生地黄，白芍，石决明，青蒿，鳖甲，生地黄，知母，丹皮，钩藤，龟甲

3. 阴虚动风证候的三级诊断标准

阴虚动风证候的判定：五心烦热、潮热、颧红、舌红少津、脉弦细数等症状为前提条件，眩晕、手足震颤、蠕动或肢体抽搐等症状和体征为必要条件。见表5-44。

表 5-44　阴虚动风证候的三级诊断标准

前提条件	五心烦热，潮热，颧红，舌红少津，脉弦细数	
以上症状和体征的组合有 $2^3-1=7$ 种		
1	五心烦热，舌红少津，脉弦细数	
……		
7	五心烦热，潮热，颧红，舌红少津，脉弦细数	
Ⅰ	Yy	舌红少津，脉弦细数
阴虚动风证候的必要条件眩晕、手足震颤或蠕动或肢体抽搐的排列组合有 $2^3-1=7$ 种		
1	眩晕，舌红少津，脉弦细数	
……		
7	眩晕，手足震颤、蠕动，肢体抽搐，舌红少津，脉弦细数	
与以上前提条件的1~7进行排列组合，有 $7 \times 7=49$ 种，为 8~56		
8	眩晕，五心烦热，舌红少津，脉弦细数	
……		
56	眩晕，手足震颤、蠕动，肢体抽搐，五心烦热，潮热，颧红，舌红少津，脉弦细数	

四、血虚生风证候

（一）血虚生风证候的四诊症状和体征

眩晕，肢体震颤，手足麻木，手足拘急，肌肉瞤动，皮肤瘙痒，爪甲不荣，舌质淡白，脉细或弱。剔除非肝属症状：面白无华——心其华在面。

（二）血虚生风证候的四诊症状和体征与肝脏功能和络属的对应关系

见表5-45。

表 5-45 血虚生风证候的四诊症状和体征与肝脏功能和络属的对应关系

肝	功能		络属		
	主疏泄	主藏血	在体合筋	其华在爪	目怒泪
血虚生风证候的症状	无	眩晕，手足麻木皮肤瘙痒	肢体震颤，手足拘急，肌肉瞤动	爪甲不荣	无
	舌象脉象：舌质淡白，脉细或弱				

（三）血虚生风证候的特征不变量分析

见表5-46。

表 5-46 血虚生风证候的特征不变量分析

特征不变量	症状和体征	治法	方剂	药物
气血紊乱最早反映出的征象 Yy	舌质淡白，脉细或弱	养血祛风	单方，单药	生地黄，白芍
脏腑经络气血紊乱的表现 Yx	眩晕	养血祛风	杞菊地黄丸	枸杞子,菊花,熟地黄,山萸肉，山药，丹皮，茯苓，泽泻
形体、官窍、荣华等的紊乱症状 Xy	皮肤瘙痒，肢体麻木，爪甲不荣	养血祛风	四物汤+荆芥、防风	生地黄，当归，白芍，荆芥，防风，木瓜，鸡血藤
	肢体震颤，手足拘急，肌肉瞤动	养血祛风止痉	+木瓜、鸡血藤	
形体、官窍、荣华等的变形症状 Xx	—	—	—	

（四）血虚生风证候诊断标准

1. 血虚生风证候的一级诊断标准

眩晕，肢体震颤，手足麻木，手足拘急，肌肉瞤动，皮肤瘙痒，爪甲不荣，舌质淡白，脉细或弱。

2. 血虚生风证候的二级诊断标准

见表5-47。

表 5-47　血虚生风证候的二级诊断标准

演化阶段	拓扑结构	表现形式		治法	方剂	药物
I	Yy	舌质淡白，脉细或弱		养血祛风	单方，单药	生地黄，白芍
II	Yy + Yx	舌质淡白，脉细或弱 眩晕		养血祛风	杞菊地黄丸	枸杞子，菊花，熟地黄，山萸肉，山药，丹皮，茯苓，泽泻
III 1	Yy + Xy	舌质淡白，脉细或弱 皮肤瘙痒，爪甲不荣，肢体麻木 肢体震颤，手足拘急，肌肉瞤动		养血祛风止痉	四物汤 + 荆芥、防风、木瓜、鸡血藤	生地黄，当归，白芍，荆芥，防风，木瓜，鸡血藤
III 2	Yy + Yx + Xy	舌质淡白，脉细或弱 眩晕 皮肤瘙痒，肢体麻木，爪甲不荣 肢体震颤，手足拘急，肌肉瞤动		养血祛风止痉	杞菊地黄丸 + 四物汤 + 荆芥、防风、木瓜、鸡血藤	枸杞子，菊花，熟地黄，山萸肉，山药，丹皮，茯苓，泽泻，生地黄，当归，白芍，荆芥，防风，木瓜，鸡血藤

3. 血虚生风证候的三级诊断标准

见表5-48。

表 5-48　血虚生风证候的三级诊断标准

I	Yy	舌质淡白，脉细或弱
II	Yy + Yx	舌质淡白，脉细或弱 眩晕
以上症状和体征的组合只有一种，为 II = 眩晕，舌质淡白，脉细或弱		
III 1	Yy + Xy	舌质淡白，脉细或弱 皮肤瘙痒，肢体震颤、麻木，手足拘急，肌肉瞤动，爪甲不荣
以上症状和体征的组合有 $(2^4-1) \times 2 = 30$ 种，其中爪甲不荣为从属症状		
III 1/1		皮肤瘙痒，舌质淡白，脉细或弱
……		
III 1/30		皮肤瘙痒，肢体震颤、麻木，手足拘急，肌肉瞤动，爪甲不荣，舌质淡白，脉细或弱
III 2	Yy + Yx + Xy	舌质淡白，脉细或弱 眩晕 皮肤瘙痒，肢体震颤、麻木，手足拘急，肌肉瞤动，爪甲不荣
以上症状和体征的组合有 $(2^4-1) \times 2 \times 1 = 30$ 种，为 II 与 III 1/1~ III 1/30 之间相互的排列组合		
III 2/1		眩晕，皮肤瘙痒，舌质淡白，脉细或弱
……		
III 2/30		眩晕，皮肤瘙痒，肢体震颤、麻木，手足拘急，肌肉瞤动，爪甲不荣，舌质淡白，脉细或弱

第十节　肝胆湿热证候

一、肝胆湿热证候的四诊症状和体征

胁肋胀痛，或身目俱黄、黄色鲜明，或小便黄、鲜明如橘色，或阴部潮湿或红肿热痛，舌红苔黄腻，脉濡数或濡缓。

二、肝胆湿热证候的四诊症状和体征与肝脏功能和络属的对应关系

见表5-49。

表 5-49　肝胆湿热证候的四诊症状和体征与肝脏功能和络属的对应关系

肝	功能		络属	
	主疏泄	主藏血	开窍于目	筋、爪、怒、泪
肝胆湿热证候的症状	胁肋胀痛，身黄，小便黄，阴部潮湿，或红肿热痛	无	目黄	无
	舌象脉象：舌红苔黄腻，脉濡数或濡缓			

三、肝胆湿热证候的特征不变量分析

见表5-50。

表 5-50　肝胆湿热证候的特征不变量分析

特征不变量	症状和体征	治法	方剂	药物
气血紊乱最早反映出的征象 Yy	舌红苔黄腻，脉濡数或濡缓	清利肝胆湿热	单方，单药	龙胆草
脏腑经络气血紊乱的表现 Yx	胁肋胀痛	清利肝胆湿热	龙胆泻肝汤	龙胆草，车前子，木通，黄芩，山栀子，当归，生地黄，泽泻，柴胡，甘草
形体、官窍、荣华等的紊乱症状 Xy	目黄，身黄，小便黄，阴部潮湿	清利肝胆湿热	龙胆泻肝汤	龙胆草，车前子，木通，黄芩，山栀子，泽泻，柴胡，甘草
形体、官窍、荣华等的变形症状 Xx	或阴部红肿热痛	清利肝胆湿热	龙胆泻肝汤	龙胆草，车前子，木通，黄芩，山栀子，泽泻，柴胡，甘草

四、肝胆湿热证候诊断标准

（一）肝胆湿热证候的一级诊断标准

胁肋胀痛，或身目俱黄、黄色鲜明，或小便黄、鲜明如橘色，或阴部潮湿或红肿热痛，舌红苔黄腻，脉濡数或濡缓。

（二）肝胆湿热证候的二级诊断标准

肝胆湿热证候的判定，是以胁肋胀痛、或阴部潮湿或红肿热痛、苔黄腻，以及身目俱黄、小便黄为主要判定征象。见表5-51。

表 5-51　肝胆湿热证候的二级诊断标准

演化阶段	拓扑结构	表现形式	治法	方剂	药物
I	Yy	舌红苔黄腻，脉濡数或濡缓	清利肝胆湿热	单方，单药	龙胆草
II	Yy + Yx	舌红苔黄腻，脉濡数或濡缓 胁肋胀痛	清利肝胆湿热	龙胆泻肝汤	龙胆草，车前子，木通，黄芩,栀子,当归,生地黄,泽泻,柴胡,甘草
III 1	Yy + Xy	舌红苔黄腻，脉濡数或濡缓 目黄，身黄，小便黄，阴部潮湿	清利肝胆湿热	龙胆泻肝汤	龙胆草，车前子，木通，黄芩,栀子,泽泻,柴胡,甘草
III 2	Yy + Yx + Xy	舌红苔黄腻，脉濡数或濡缓 胁肋胀痛 目黄，身黄，小便黄，阴部潮湿	清利肝胆湿热	龙胆泻肝汤	龙胆草，车前子，木通，黄芩,栀子,泽泻,柴胡,甘草
IV	Yy + Xy + Xx	舌红苔黄腻，脉濡数或濡缓 目黄，身黄，小便黄，阴部潮湿 或阴部红肿热痛	清利肝胆湿热	龙胆泻肝汤	龙胆草，车前子，木通，黄芩,栀子,泽泻,柴胡,甘草
V 1	Yy + Yx + Xx	舌红苔黄腻，脉濡数或濡缓 胁肋胀痛 或阴部红肿热痛	清利肝胆湿热	龙胆泻肝汤	龙胆草，车前子，木通，黄芩,栀子,泽泻,柴胡,甘草
V 2	Yy + Yx + Xy + Xx	舌红苔黄腻，脉濡数或濡缓 胁肋胀痛 目黄，身黄，小便黄，阴部潮湿 或阴部红肿热痛	清利肝胆湿热	龙胆泻肝汤	龙胆草，车前子，木通，黄芩,栀子,泽泻,柴胡,甘草

（三）肝胆湿热证候的三级诊断标准
见表5-52。

表 5-52 肝胆湿热证候的三级诊断标准

I	Yy	舌红苔黄腻，脉濡数或濡缓
II	Yy + Yx	舌红苔黄腻，脉濡数或濡缓 胁肋胀痛
以上症状和体征的组合只有一种，为 II ＝胁肋胀痛，舌红苔黄腻，脉濡数或濡缓		
III 2	Yy + Yx + Xy	舌红苔黄腻，脉濡数或濡缓 胁肋胀痛 目黄，身黄，小便黄，阴部潮湿
以上症状和体征的组合有 5 种，为III 2/1~ III 2/5		
III 2/1		胁肋胀痛，目黄，身黄，小便黄，舌红苔黄腻，脉濡数或濡缓
III 2/2		胁肋胀痛，阴部潮湿，舌红苔黄腻，脉濡数或濡缓
III 2/3		阴部潮湿，舌红苔黄腻，脉濡数或濡缓
III 2/4		目黄，身黄，小便黄，舌红苔黄腻，脉濡数或濡缓
III 2/5		胁肋胀痛，目黄，身黄，小便黄，阴部潮湿，舌红苔黄腻，脉濡数或濡缓
IV	Yy + Xy + Xx	舌红苔黄腻，脉濡数或濡缓 目黄，身黄，小便黄，阴部潮湿 或阴部红肿热痛
以上症状和体征的组合有 3 种，为IV 1~ IV 3		
IV 1		阴部红肿热痛，舌红苔黄腻，脉濡数或濡缓
IV 2		阴部潮湿、红肿热痛，舌红苔黄腻，脉濡数或濡缓
IV 3		目黄，身黄，小便黄，阴部红肿热痛，舌红苔黄腻，脉濡数或濡缓
V 1	Yy + Yx + Xx	舌红苔黄腻，脉濡数或濡缓 胁肋胀痛 或阴部红肿热痛
以上症状和体征的组合只有一种，为 V 1/1＝胁肋胀痛，阴部红肿热痛，舌红苔黄腻，脉濡数或濡缓		
V 2	Yy + Yx + Xy + Xx	舌红苔黄腻，脉濡数或濡缓 胁肋胀痛 目黄，身黄，小便黄，阴部潮湿 或阴部红肿热痛
以上症状和体征的组合只有一种，为 V 2/1＝胁肋胀痛，目黄，身黄，小便黄，阴部潮湿、红肿热痛，舌红苔黄腻，脉濡数或濡缓		

第六章　肾膀胱证候结构数学推演及表征

第一节　肾气不固证候

一、肾气不固证候的四诊症状和体征

腰膝酸软，男子滑精、早泄，女子月经淋漓不尽，或带下清稀量多，或胎动易滑，耳鸣失聪，小便频数而清，或尿后余沥不尽，或遗尿，或夜尿频多，或小便失禁，舌淡，苔白，脉弱。

二、肾气不固证候的四诊症状和体征与肾脏功能和络属的对应关系

见表6-1。

见表 6-1　肾气不固证候的四诊症状和体征与肾脏功能和络属的对应关系

肾	功能			络属	
	藏精	主水	主纳气	耳及二阴	骨、发、恐、唾
肾气不固证候的症状	腰膝酸软，男子滑精、早泄，或女子月经淋漓不尽，或带下清稀量多，或胎动易滑	小便频数而清，或尿后余沥不尽，或遗尿或夜尿频多，或小便失禁	无	耳鸣失聪	无
	舌象脉象：舌淡，苔白，脉弱				

三、肾气不固证候的特征不变量分析

见表6-2。

表 6-2　肾气不固证候的特征不变量分析

特征不变量	症状和体征	治法	方剂	药物
气血紊乱最早反映出的征象 Yy	舌淡，苔白，脉弱	收敛固肾	单方，单药	芡实，金樱子
脏腑经络气血紊乱的表现 Yx	男子滑精、早泄	补肾涩精	金锁固精丸	沙苑子，芡实，莲子，莲须，煅龙骨，煅牡蛎
	或女子月经淋漓不尽，或带下清稀量多	固肾止带	内补丸	鹿茸，菟丝子，蒺藜，黄芪，肉桂，桑螵蛸，肉苁蓉，附子
	或胎动易滑	固肾安胎	寿胎丸	菟丝子，桑寄生，续断，阿胶，人参
	小便频数而清，或尿后余沥不尽，或遗尿，或夜尿频多，或小便失禁	固肾缩尿	桑螵蛸散	桑螵蛸，龙骨，龟甲，当归，人参，菖蒲，茯神，远志
	腰膝酸软	补益肾气	肾气丸	附子，桂枝，熟地黄，山萸肉，山药
形体、官窍、荣华等的紊乱症状 Xy	耳鸣失聪	补肾聪耳	耳聋左慈丸	磁石，熟地黄，山药，山茱萸，茯苓，丹皮，竹叶，柴胡，泽泻
形体、官窍、荣华等的变形症状 Xx	—	—	—	—

四、肾气不固证候诊断标准

（一）肾气不固证候的一级诊断标准

腰膝酸软，男子滑精、早泄，女子月经淋漓不尽，或带下清稀量多，或胎动易滑，耳鸣失聪，小便频数而清，或尿后余沥不尽，或遗尿，或夜尿频多，或小便失禁，舌淡，苔白，脉弱。

（二）肾气不固证候的二级诊断标准

见表6-3。

表 6-3　肾气不固证候的二级诊断标准

演化阶段	拓扑结构	表现形式	治法	方剂	药物
I	Yy	舌淡，苔白，脉弱	收敛固肾	单方，单药	芡实，金樱子
II	Yy + Yx	舌淡，苔白，脉弱 男子滑精、早泄 或女子月经淋漓不尽 或带下清稀量多 或胎动易滑 小便频数而清，或尿后余沥不尽，或遗尿，或夜尿频多，或小便失禁 腰膝酸软	补肾涩精 固肾止带 固肾安胎 固肾缩尿 补益肾气	金锁固精丸 ＋内补丸 ＋寿胎丸 ＋桑螵蛸散 ＋肾气丸	沙苑子，芡实，莲子，莲须，煅龙骨，煅牡蛎，鹿茸，菟丝子，蒺藜，黄芪，肉桂，桑螵蛸，肉苁蓉，附子，桑寄生，续断，阿胶，人参，龟甲，当归，石菖蒲，茯神，远志，熟地黄，山萸肉，山药

（续表）

演化阶段	拓扑结构	表现形式	治法	方剂	药物
Ⅲ 2	Yy + Yx	舌淡，苔白，脉弱			沙苑子，芡实，莲子，莲须，煅龙骨，煅牡蛎，鹿茸，菟丝子，蒺藜，黄芪，肉桂，桑螵蛸，肉苁蓉，附子，桑寄生，续断，阿胶，人参，龟甲，当归，石菖蒲，茯神，远志，熟地黄，山茱萸，山药，磁石，茯苓，丹皮，竹叶，柴胡，泽泻
		男子滑精、早泄	补肾涩精	金锁固精丸	
		或女子月经淋漓不尽	固肾止带	＋内补丸	
		或带下清稀量多			
		或胎动易滑	固肾安胎	＋寿胎丸	
		小便频数而清，或尿后余沥不尽，或遗尿，或夜尿频多，或小便失禁	固肾缩尿	＋桑螵蛸散	
		腰膝酸软	补益肾气	＋肾气丸	
	+ Xy	耳鸣失聪	补肾聪耳	＋耳聋左慈丸	

（三）肾气不固证候的三级诊断标准

见表6-4。

表 6-4　肾气不固证候的三级诊断标准

Ⅰ	Yy	舌淡，苔白，脉弱
Ⅱ	Yy + Yx	舌淡，苔白，脉弱
		男子滑精、早泄
		或女子月经淋漓不尽
		或带下清稀量多
		或胎动易滑
		小便频数而清，或尿后余沥不尽，或遗尿，或夜尿频多，或小便失禁
		腰膝酸软

以上男子滑精、早泄，女子月经淋漓不尽、或带下清稀量多、或胎动易滑，小便频数等为首要症状和体征，腰膝酸软为从属症状，其排列组合有 $5 \times 2 = 10$ 种。

Ⅱ 1		男子滑精、早泄，舌淡，苔白，脉弱
……		
Ⅱ 8		胎动易滑，腰膝酸软，舌淡，苔白，脉弱
Ⅱ 10		小便频数而清，或尿后余沥不尽，或遗尿，或夜尿频多，或小便失禁，腰膝酸软，舌淡，苔白，脉弱
Ⅲ 2	Yy + Yx	舌淡，苔白，脉弱
		男子滑精、早泄
		或女子月经淋漓不尽
		或带下清稀量多
		或胎动易滑
		小便频数而清，或尿后余沥不尽，或遗尿，或夜尿频多，或小便失禁
		腰膝酸软
	+ Xy	耳鸣失聪

（续表）

以上症状和体征的组合有 10×1=10 种，为Ⅱ1~Ⅱ10 与 Xy 症状之间的排列组合。	
Ⅲ2/1	男子滑精、早泄，耳鸣失聪，舌淡，苔白，脉弱
......	
Ⅲ2/8	女子胎动易滑，腰膝酸软，耳鸣失聪，舌淡，苔白，脉弱
Ⅲ2/10	小便频数而清，或尿后余沥不尽，或遗尿，或夜尿频多，或小便失禁，腰膝酸软，耳鸣失聪，舌淡，苔白，脉弱

第二节 肾虚水泛证候

一、肾虚水泛证候的四诊症状和体征

腰膝酸软，身体浮肿、腰以下尤甚、按之没指，小便短少，畏寒，耳鸣，或喘咳气短痰鸣，舌质淡胖，苔白滑，脉沉迟无力。剔除非肾属症状：腹部胀满、肢冷——脾主运化，或见心悸——心主血脉。

二、肾虚水泛证候的四诊症状和体征与肾脏功能和络属的对应关系

见表6-5。

表 6-5 肾虚水泛证候的四诊症状和体征与肾脏功能和络属的对应关系

肾	功能			络属	
	主藏精	主水	主纳气	耳及二阴	骨、发、恐、唾
肾虚水泛证候的症状	腰膝酸软	身体浮肿，腰以下尤甚、按之没指，小便短少	或喘咳，气短痰鸣	耳鸣	无
	舌象脉象：舌质淡胖，苔白滑，脉沉迟无力 　　阳虚：畏寒				

三、肾虚水泛证候的特征不变量分析

见表6-6。

表 6-6　肾虚水泛证候的特征不变量分析

特征不变量	症状和体征	治法	方剂	药物
气血紊乱最早反映出的征象 Yy	舌质淡胖，苔白滑脉沉迟无力	温肾利水	单方，单药	附子，茯苓
脏腑经络气血紊乱的表现 Yx	腰膝酸软	补肾填精	右归丸	熟地黄，山萸肉，山药，枸杞子，菟丝子，鹿角胶，附子，肉桂
	畏寒	温肾散寒	附子、肉桂	附子，肉桂
	或喘咳气短痰鸣	温肾化痰平喘	肾气丸 + 蛤蚧散	附子，肉桂，熟地黄，山萸肉，山药，丹皮，茯苓，泽泻，蛤蚧，钟乳石，款冬花，肉桂，白矾，甘草
形体、官窍、荣华等的紊乱症状 Xy	小便短少	温肾利尿	真武汤	附子，茯苓，白术，芍药，磁石，熟地黄，山药，山茱萸，丹皮，竹叶，柴胡，泽泻
	耳鸣	补肾填精聪耳	耳聋左慈丸	
形体、官窍、荣华等的变形症状 Xx	身体浮肿、腰以下尤甚、按之没指	温肾利水消肿	真武汤	附子，茯苓，白术，芍药

四、肾虚水泛证候诊断标准

（一）肾虚水泛证候的一级诊断标准

腰膝酸软，身体浮肿、腰以下尤甚、按之没指，小便短少，畏寒，耳鸣，或喘咳气短痰鸣，舌质淡胖，苔白滑，脉沉迟无力。

（二）肾虚水泛证候的二级诊断标准

见表6-7。

表 6-7　肾虚水泛证候的二级诊断标准

演化阶段	拓扑结构	表现形式	治法	方剂	药物
I	Yy	舌质淡胖，苔白滑，脉沉迟无力	温肾利水	单方，单药	附子，茯苓
IV	Yy	舌质淡胖，苔白滑，脉沉迟无力			附子，茯苓，芍药，磁石，熟地黄，山药，山茱萸，丹皮，竹叶，柴胡，泽泻
	+ Xy	小便短少耳鸣	温肾利尿补肾填精聪耳	真武汤 + 耳聋左慈丸	
	+ Xx	身体浮肿，腰以下尤甚、按之没指	温肾利水	+ 真武汤	

（续表）

演化阶段	拓扑结构	表现形式	治法	方剂	药物
V1	Yy + Yx + Xx	舌质淡胖，苔白滑，脉沉迟无力 腰膝酸软，畏寒或喘咳气短痰鸣 身体浮肿，腰以下尤甚、按之没指	补肾填精 温肾化痰平喘 温肾利水消肿	右归丸 + 肾气丸 + 蛤蚧散 + 真武汤	熟地黄，山黄肉，山药，枸杞子，菟丝子，鹿角胶，附子，肉桂，丹皮，茯苓，泽泻，蛤蚧，钟乳石，款冬花，白矾，甘草，附子，白术，芍药
V2	Yy + Yx + Xy + Xx	舌质淡胖，苔白滑，脉沉迟无力 腰膝酸软，畏寒或喘咳气短痰鸣 小便短少 耳鸣 身体浮肿，腰以下尤甚、按之没指	补肾填精 温肾化痰平喘 温肾利尿 补肾填精聪耳 温肾利水消肿	右归丸 + 肾气丸 + 蛤蚧散 + 真武汤 + 耳聋左慈丸 + 真武汤	熟地黄，山黄肉，山药，枸杞子，菟丝子，鹿角胶，附子，肉桂，丹皮，茯苓，泽泻，蛤蚧，钟乳石，款冬花，白矾，甘草，芍药，磁石，竹叶，柴胡，泽泻

（三）肾虚水泛证候的三级诊断标准

肾虚水泛证候判定的前提条件是"身体浮肿，腰以下尤甚、按之没指"，腰膝酸软、小便短少、畏寒、耳鸣，或喘咳气短痰鸣、舌质淡胖苔白滑、脉沉迟无力等为从属症状。见表6-8。

表6-8　肾虚水泛证候的三级诊断标准

IV	Yy + Xy + Xx	舌质淡胖，苔白滑，脉沉迟无力 小便短少，耳鸣 身体浮肿、腰以下尤甚、按之没指
IV 1		身体浮肿、腰以下尤甚、按之没指，舌质淡胖，苔白滑，脉沉迟无力
以上小便短少，耳鸣的组合有 $2^2-1=3$ 种		
1		小便短少
2		耳鸣
3		小便短少，耳鸣
以上1~3的症状与IV 1进行排列组合，都可以构成肾虚水泛证候，有 $1×3=3$ 种，为IV 2~IV 4		
IV 2		身体浮肿、腰以下尤甚、按之没指，小便短少，舌质淡胖，苔白滑，脉沉迟无力
IV 3		身体浮肿、腰以下尤甚、按之没指，耳鸣，舌质淡胖，苔白滑，脉沉迟无力

Ⅳ 4		身体浮肿、腰以下尤甚、按之没指，小便短少，耳鸣，舌质淡胖，苔白滑，脉沉迟无力
Ⅴ 1	Yy + Yx + Xx	舌质淡胖，苔白滑，脉沉迟无力
		腰膝酸软，畏寒或喘咳气短痰鸣
		身体浮肿、腰以下尤甚、按之没指

以上腰膝酸软、畏寒或喘咳气短痰鸣的组合有 $2^3-1=7$ 种，与Ⅳ1进行排列组合，都可以构成肾虚水泛证候，有 $1×7=7$ 种，为 Ⅴ 1/1~ Ⅴ 1/7

Ⅴ 1/1	身体浮肿、腰以下尤甚、按之没指，腰膝酸软，舌质淡胖，苔白滑，脉沉迟无力
……	
Ⅴ 1/7	身体浮肿、腰以下尤甚、按之没指，腰膝酸软，畏寒，喘咳气短痰鸣，舌质淡胖，苔白滑，脉沉迟无力

Ⅴ 2	Yy + Yx + Xy + Xx	舌质淡胖，苔白滑，脉沉迟无力
		腰膝酸软，畏寒或喘咳气短痰鸣
		小便短少，耳鸣
		身体浮肿、腰以下尤甚、按之没指

以上腰膝酸软、畏寒或喘咳气短痰鸣与小便短少、耳鸣的组合有 $7×3=21$ 种，为上面 1~3 与 1~7 之间相互的排列组合

1	腰膝酸软，小便短少，舌质淡胖，苔白滑，脉沉迟无力
……	
21	腰膝酸软，畏寒，喘咳气短痰鸣，小便短少，耳鸣，舌质淡胖，苔白滑，脉沉迟无力

以上 1~21 的症状与Ⅳ1进行排列组合，都可以构成肾虚水泛证候，有 $1×21=7$ 种，为 Ⅴ 2/1~ Ⅴ 2/21

Ⅴ 2/1	身体浮肿，腰以下尤甚、按之没指，腰膝酸软，小便短少，舌质淡胖，苔白滑，脉沉迟无力
……	
Ⅴ 2/21	身体浮肿，腰以下尤甚、按之没指，腰膝酸软，畏寒，喘咳气短痰鸣，小便短少，耳鸣，舌质淡胖，苔白滑，脉沉迟无力

第三节　肾阴虚证候

一、肾阴虚证候的四诊症状和体征

腰膝酸软而痛，男子阳强易举或遗精或早泄，女子经少或经闭或崩漏，齿松，发脱，耳鸣，五心烦热，潮热、汗出，或盗汗，骨蒸发热，午后颧红，舌红少津少苔或无苔，脉细数。剔除非肾属症状：头晕——肝主藏血，失眠健忘——心主神，口干燥——脾开窍于口，咽干燥——肺主咽，形体消瘦——脾主肌肉，小便短黄——膀胱有热。

二、肾阴虚证候的四诊症状和体征与肾脏功能和络属的对应关系

见表6-9。

表6-9　肾阴虚证候的四诊症状和体征与肾脏功能和络属的对应关系

肾	功能			络属		
	藏精	主水	主纳气	在体合骨	在窍为耳及二阴	发、恐、唾
肾阴虚证候的症状	腰膝酸软而痛，男子阳强易举遗精，早泄，女子经少或经闭，崩漏	无	无	齿松	耳鸣	无
	舌象脉象：舌红少津少苔或无苔，脉细数 阴虚：五心烦热，潮热，汗出，或盗汗，骨蒸发热，午后颧红					

三、肾阴虚证候的特征不变量分析

见表6-10。

表6-10　肾阴虚证候的特征不变量分析

特征不变量	症状和体征	治法	方剂	药物
气血紊乱最早反映出的征象 Yy	舌红少津，少苔或无苔，脉细数	益阴补肾	单方，单药	熟地黄，山萸肉，山药
脏腑经络气血紊乱的表现 Yx	腰膝酸软而痛	补肾填精	左归丸	熟地黄，山萸肉，山药，枸杞子，菟丝子，龟甲
	骨蒸发热，潮热，五心烦热	清虚热	清骨散	青蒿，鳖甲，地骨皮，知母，胡黄连
	男子阳强易举，或遗精或早泄	滋阴清热益肾固精	知柏地黄丸+金锁固精丸	知母，黄柏，熟地黄，山萸肉，丹皮，茯苓，泽泻，山药，煅龙骨，煅牡蛎，沙苑子，芡实，莲子，莲须
	女子经少，或经闭，或崩漏	滋阴清热	知柏地黄丸	知母，黄柏，熟地黄，山萸肉，丹皮，茯苓，泽泻

（续表）

特征不变量	症状和体征	治法	方剂	药物
形体、官窍、荣华等的紊乱症状 Xy	耳鸣	补肾填精	耳聋左慈丸	磁石，熟地黄，山药，山茱萸，茯苓，丹皮，柴胡，泽泻
	齿松	补肾填精固齿	六味地黄丸	熟地黄，山萸肉，山药，丹皮，茯苓，泽泻
	午后颧红	滋阴清热	知柏地黄丸	知母，黄柏，熟地黄，山萸肉，山药，丹皮，茯苓，泽泻
形体、官窍、荣华等的变形症状 Xx	发脱	补肾填精生发	七宝美髯丹	首乌，当归，枸杞子，菟丝子，牛膝
	（潮热）汗出，或盗汗	滋阴清热敛汗	清骨散 + 牡蛎散	青蒿，鳖甲，地骨皮，知母，胡黄连，牡蛎，浮小麦

四、肾阴虚证候诊断标准

（一）肾阴虚证候的一级诊断标准

腰膝酸软而痛，男子阳强易举、或遗精、或早泄，女子经少、或经闭、或崩漏，齿松，发脱，耳鸣，五心烦热，潮热、汗出，或盗汗，骨蒸发热，午后颧红，舌红少津、少苔或无苔，脉细数。

（二）肾阴虚证候的二级诊断标准

肾阴虚证候的判定，有两个必要条件，一是肾虚的症状和体征如腰膝酸软而痛，男子阳强易举、或遗精、或早泄，女子经少或经闭、或崩漏，齿松、发脱、耳鸣、骨蒸发热等要出现；二是阴虚的症状和体征如五心烦热，或手足心发热、潮热、汗出，或盗汗、午后颧红、舌红少津少苔或无苔、脉细数等要出现。见表6-11。

表 6-11 肾阴虚证候的二级诊断标准

演化阶段	拓扑结构	表现形式	阴虚	治法	方剂	药物
I	Yy	舌红少津少苔或无苔，脉细数	五心烦热，或手足心发	益阴补肾	单方，单药	熟地黄，山萸肉，山药
II	Yy + Yx	舌红少津少苔或无苔，脉细数 腰膝酸软而痛 男子阳强易举 或遗精或、早泄 女子经少，或经闭，或崩漏		补肾填精 滋阴清热 益肾固精 滋阴清热	左归丸 + 知柏地黄丸 + 金锁固精丸 + 知柏地黄丸	熟地黄，山萸肉，山药，枸杞子，菟丝子，龟甲，知母，黄柏，煅龙骨，煅牡蛎

（续表）

演化阶段	拓扑结构	表现形式	阴虚热，（潮热）汗出，或盗汗，午后颧红	治法	方剂	药物
Ⅲ1	Yy + Xy	舌红少津少苔或无苔，脉细数 耳鸣，齿松 骨蒸发热		补肾填精 聪耳固齿 清虚热退骨蒸	耳聋左慈丸 +六味地黄丸 +清骨散	青蒿，鳖甲，地骨皮，知母，胡黄连，磁石，熟地黄，山药，山茱萸，茯苓，丹皮，竹叶，柴胡，泽泻
Ⅲ2	Yy + Yx + Xy	舌红少津少苔或无苔，脉细数 腰膝酸软而痛 男子阳强易举或遗精或早泄 女子经少，或经闭，或崩漏 耳鸣，齿松 骨蒸发热		补肾填精 滋阴清热 益肾固精 滋阴清热 聪耳固齿 清虚热退骨蒸	左归丸 +知柏地黄丸 +金锁固精丸 +知柏地黄丸 +耳聋左慈丸 +清骨散	枸杞子，菟丝子，龟甲，黄柏，煅龙骨，煅牡蛎，青蒿，鳖甲，地骨皮，知母，胡黄连，磁石，熟地黄，山药，山茱萸，茯苓，丹皮，竹叶，柴胡，泽泻
Ⅳ	Yy + Xy + Xx	舌红少津少苔或无苔，脉细数 耳鸣，齿松 骨蒸发热 发脱		补肾填精 聪耳固齿 清虚热退骨蒸 生发	耳聋左慈丸 +六味地黄丸 +清骨散 +七宝美髯丹	青蒿，鳖甲，地骨皮，知母，胡黄连，磁石，熟地黄，山药，山茱萸，茯苓，丹皮，竹叶，柴胡，泽泻，何首乌，当归，枸杞子，菟丝子，怀牛膝
Ⅴ1	Yy + Yx + Xx	舌红少津少苔或无苔，脉细数 腰膝酸软而痛 男子阳强易举或遗精或早泄 女子经少，或经闭，或崩漏 发脱		补肾填精 滋阴清热 益肾固精 滋阴清热 生发	左归丸 +知柏地黄丸 +金锁固精丸 +知柏地黄丸 +七宝美髯丹	熟地黄，山萸肉，山药，枸杞子，菟丝子，龟甲，知母，黄柏，煅龙骨，煅牡蛎，何首乌，当归，怀牛膝
Ⅴ2	Yy + Yx + Xy + Xx	舌红少津少苔或无苔，脉细数 腰膝酸软而痛 男子阳强易举或遗精或早泄 女子经少，或经闭，或崩漏 耳鸣，齿松 骨蒸发热 发脱		补肾填精 滋阴清热 益肾固精 滋阴清热 聪耳固齿 清虚热退骨蒸 生发	左归丸 +知柏地黄丸 +金锁固精丸 +知柏地黄丸 +耳聋左慈丸 +清骨散 +七宝美髯丹	枸杞子，菟丝子，龟甲，黄柏，煅龙骨，煅牡蛎，青蒿，鳖甲，地骨皮，知母，胡黄连，磁石，熟地黄，山药，山茱萸，茯苓，丹皮，竹叶，柴胡，泽泻，何首乌，当归，怀牛膝

（三）肾阴虚证候的三级诊断标准

见表6-12。

表 6-12　肾阴虚证候的三级诊断标准

阴虚症状	五心烦热或手足心发热，潮热、汗出，或盗汗，午后颧红	
以上症状和体征的组合有 $2^4-1=15$ 种		
1	五心烦热或手足心发热	
……		
15	五心烦热或手足心发热，潮热、汗出，盗汗，午后颧红	
Ⅰ	Yy	舌红少津少苔或无苔，脉细数
Ⅱ	Yy + Yx	舌红少津少苔或无苔，脉细数 腰膝酸软而痛，男子阳强易举或遗精或早泄，女子经少或经闭或崩漏
以上症状和体征的组合有 $\left[(2^1-1)+3\right]\times2+1=9$ 种		
Ⅱ 1	腰膝酸软而痛，舌红少津少苔或无苔，脉细数	
……		
Ⅱ 9	腰膝酸软而痛，女子崩漏，舌红少津少苔或无苔，脉细数	
以上Ⅱ的情况与阴虚的 1~15 进行组合，都可以构成肾阴虚证候，为Ⅱ 10~Ⅱ 144		
Ⅱ 10	腰膝酸软而痛，五心烦热或手足心发热，舌红少津少苔或无苔，脉细数	
……		
Ⅱ 144	腰膝酸软而痛，女子崩漏，五心烦热或手足心发热，潮热、汗出，盗汗，午后颧红，舌红少津少苔或无苔，脉细数	
Ⅲ 1	Yy + Xy	舌红少津少苔或无苔，脉细数 耳鸣，齿松，骨蒸发热
以上症状和体征的组合有 $2^3-1=7$ 种		
Ⅲ 1/1	耳鸣，舌红少津少苔或无苔，脉细数	
……		
Ⅲ 1/7	耳鸣，齿松，骨蒸发热，舌红少津少苔或无苔，脉细数	
以上Ⅲ 1 的情况与阴虚的 1~15 进行组合，都可以构成肾阴虚证候，为Ⅲ 1/8~Ⅲ 1/112		
Ⅲ 1/8	耳鸣，五心烦热或手足心发热，舌红少津少苔或无苔，脉细数	
……		
Ⅲ 1/112	耳鸣，齿松，骨蒸发热，五心烦热或手足心发热，潮热、汗出，盗汗，午后颧红，舌红少津少苔或无苔，脉细数	

（续表）

Ⅲ 2	Yy + Yx + Xy	舌红少津少苔或无苔，脉细数
		腰膝酸软而痛，男子阳强易举或遗精或早泄，女子经少或经闭或崩漏
		耳鸣，齿松，骨蒸发热

以上症状和体征的组合有 9×7=63 种，为Ⅱ1~Ⅱ9 与Ⅲ1/1~Ⅲ1/7 之间相互的排列组合

Ⅲ 2/1	腰膝酸软而痛，耳鸣，舌红少津、少苔或无苔，脉细数
……	
Ⅲ 2/63	腰膝酸软而痛，女子崩漏，耳鸣，齿松，骨蒸发热，舌红少津、少苔或无苔，脉细数

以上Ⅲ2 的情况与阴虚的 1~15 进行组合，都可以构成肾阴虚证候，为Ⅲ2/64~Ⅲ2/1008

Ⅲ 2/64	腰膝酸软而痛，耳鸣，五心烦热或手足心发热，舌红少津少苔或无苔，脉细数
……	
Ⅲ 2/1008	腰膝酸软而痛，女子崩漏，耳鸣，齿松，骨蒸发热，五心烦热或手足心发热，潮热、汗出，盗汗，午后颧红，舌红少津少苔或无苔，脉细数

Ⅳ	Yy + Xy + Xx	舌红少津少苔或无苔，脉细数
		耳鸣，齿松，骨蒸发热
		发脱

以上症状和体征的组合有 7×1=7 种，为Ⅲ1/1~Ⅲ1/7 与 Xx 症状之间相互的排列组合

Ⅳ 1	耳鸣，发脱，舌红少津少苔或无苔，脉细数
……	
Ⅳ 7	耳鸣，齿松，骨蒸发热，发脱，舌红少津少苔或无苔，脉细数

以上Ⅳ的情况与阴虚的 1~15 进行组合，都可以构成肾阴虚证候，为Ⅳ8~Ⅳ112

Ⅳ 8	耳鸣，发脱，五心烦热或手足心发热，舌红少津少苔或无苔，脉细数
……	
Ⅳ 112	耳鸣，齿松，骨蒸发热，发脱，五心烦热或手足心发热，潮热、汗出，盗汗，午后颧红，舌红少津少苔或无苔，脉细数

Ⅴ 1	Yy + Yx + Xx	舌红少津少苔或无苔，脉细数
		腰膝酸软而痛，男子阳强易举或遗精或早泄，女子经少或经闭或崩漏
		发脱

以上症状和体征的组合有 9×1=9 种，为Ⅱ1~Ⅱ9 与 Xx 症状之间相互的排列组合

| Ⅴ 1/1 | 腰膝酸软而痛，发脱，舌红少津少苔或无苔，脉细数 |

……		
V 1/9	腰膝酸软而痛，女子崩漏，发脱，舌红少津少苔或无苔，脉细数	
以上 V 1 的情况与阴虚的 1~15 进行组合，都可以构成肾阴虚证候，为 V 1/10~ V 1/144		
V 1/10	腰膝酸软而痛，发脱，五心烦热或手足心发热，舌红少津少苔或无苔，脉细数	
……		
V 1/144	腰膝酸软而痛，女子崩漏，发脱，五心烦热或手足心发热，潮热、汗出，盗汗，午后颧红，舌红少津少苔或无苔，脉细数	
V 2	Yy + Yx + Xy + Xx	舌红少津少苔或无苔，脉细数
		腰膝酸软而痛，男子阳强易举或遗精或早泄，女子经少或经闭或崩漏
		耳鸣，齿松，骨蒸发热
		发脱
以上症状和体征的组合有 9×7×1=63 种，为 Ⅲ 2/1~ Ⅲ 2/63 与 Xx 症状之间相互的排列组合		
V 2/1	腰膝酸软而痛，耳鸣，发脱，舌红少津少苔或无苔，脉细数	
……		
V 2/63	腰膝酸软而痛，女子崩漏，耳鸣，齿松，骨蒸发热，发脱，舌红少津少苔或无苔，脉细数	
以上 V 2 的情况与阴虚的 1~15 进行组合，都可以构成肾阴虚证候，为 V 2/64~ V 2/1008		
V 2/64	腰膝酸软而痛，耳鸣，发脱，五心烦热或手足心发热，舌红少津少苔或无苔，脉细数	
……		
V 2/1008	腰膝酸软而痛，女子崩漏，耳鸣，齿松，骨蒸发热，发脱，五心烦热或手足心发热，潮热、汗出，盗汗，午后颧红，舌红少津少苔或无苔，脉细数	

第四节　肾阳虚证候

一、肾阳虚证候的四诊症状和体征

腰膝酸冷疼痛，性欲减退，男子阳痿、早泄、滑精精冷，女子宫寒不孕，面色黧黑，畏冷，或久泄不止、完谷不化，五更泄泻，精神萎靡，小便频数清长、夜尿频多，舌淡，苔白，脉沉细无力，尺脉尤甚。剔除非肾属症状：头目眩晕——肝主藏血、开窍于目。

二、肾阳虚证候的四诊症状和体征与肾脏功能和络属的对应关系

见表6-13。

表 6-13　肾阳虚证候的四诊症状和体征与肾脏功能和络属的对应关系

肾	功能			络属	五色
	藏精	主水	主纳气	骨、发、耳及二阴、恐唾	黑色
肾阳虚证候的症状	腰膝酸冷疼痛,性欲减退,男子阳痿、早泄、滑精精冷,女子宫寒不孕,精神萎靡	或久泄不止、完谷不化,或五更泄泻,小便频数清长、夜尿频多	无	无	面色黧黑
	舌象脉象:舌淡,苔白,脉沉细无力,尺脉尤甚　　　　　阳虚:畏冷				

三、肾阳虚证候的特征不变量分析

见表6-14。

表 6-14　肾阳虚证候的特征不变量分析

特征不变量	症状和体征	治法	方剂	药物
气血紊乱最早反映出的征象 Yy	舌淡,苔白,脉沉细无力,尺脉尤甚	温肾壮阳	单方,单药	附子,桂枝
脏腑经络气血紊乱的表现 Yx	腰酸冷疼痛	补肾填精壮阳	右归丸	附子,肉桂,熟地黄,山萸肉,山药,枸杞子,菟丝子,牛膝,鹿角胶
	男子阳痿、早泄、滑精精冷	温肾壮阳涩精	肾气丸+金锁固精丸	附子,桂枝,煅龙骨,煅牡蛎
	女子宫寒不孕	暖宫散寒	艾附暖宫丸	艾叶,香附,吴茱萸,肉桂
	或久泄不止、完谷不化,或五更泄泻	温肾涩肠固脱	四神丸	补骨脂,肉豆蔻,五味子,吴茱萸
	小便频数清长,夜尿频多	温肾缩尿	缩泉丸	益智仁,乌药
	畏冷	温肾散寒	肾气丸	附子,桂枝
	精神萎靡	益气温阳	参附汤	附子,人参
形体、官窍、荣华等的紊乱症状 Xy	面色黧黑	温肾养荣	肾气丸	附子,桂枝,熟地黄,山萸肉,山药,丹皮,茯苓,泽泻
形体、官窍、荣华等的变形症状 Xx	—	—	—	—

四、肾阳虚证候诊断标准

（一）肾阳虚证候的一级诊断标准

腰膝酸冷疼痛，性欲减退，男子阳痿、早泄、滑精精冷，女子宫寒不孕，面色黧黑，畏冷，或久泄不止、完谷不化，五更泄泻，舌淡，苔白，脉沉细无力，尺脉尤甚。

（二）肾阳虚证候的二级诊断标准

见表6-15。

表 6-15　肾阳虚证候的二级诊断标准

演化阶段	拓扑结构	表现形式	治法	方剂	药物
I	Yy	舌淡，苔白，脉沉细无力，尺脉尤甚	温肾壮阳	单方，单药	附子，桂枝
II	Yy	舌淡，苔白，脉沉细无力、尺脉尤甚			附子，人参，肉桂，熟地黄，山萸肉，山药，枸杞子，菟丝子，牛膝，鹿角胶，煅龙骨，煅牡蛎，艾叶，香附，补骨脂，肉豆蔻，五味子，吴茱萸，益智仁，乌药
	+ Yx	腰酸冷疼痛	补肾填精壮阳	右归丸＋肾气丸	
		男子阳痿早泄、滑精精冷	温肾壮阳涩精	＋金锁固精丸	
		女子宫寒不孕	暖宫散寒	＋艾附暖宫丸	
		或久泄不止、完谷不化，或五更泄泻	温肾涩肠固脱	＋四神丸	
		小便频数清长、夜尿频多	温肾缩尿	＋缩泉丸	
		畏冷	温肾散寒	＋肾气丸	
		精神萎靡	益气温阳	＋参附汤	
III 2	Yy	舌淡，苔白，脉沉细无力、尺脉尤甚			附子，人参，肉桂，熟地黄，山萸肉，山药，枸杞子，菟丝子，牛膝，鹿角胶，煅龙骨，煅牡蛎，艾叶，香附，补骨脂，肉豆蔻，五味子，吴茱萸，益智仁，乌药
	+ Yx	腰酸冷疼痛	补肾填精壮阳	右归丸＋肾气丸	
		男子阳痿早泄、滑精精冷	温肾壮阳涩精	＋金锁固精丸	
		女子宫寒不孕	暖宫散寒	＋艾附暖宫丸	
		或久泄不止、完谷不化，或五更泄泻	温肾涩肠固脱	＋四神丸	
		小便频数清长、夜尿频多	温肾缩尿	＋缩泉丸	
		畏冷	温肾散寒	＋肾气丸	
		精神萎靡	益气温阳	＋参附汤	
	+ Xy	面色黧黑	填精养荣	＋肾气丸	

（三）肾阳虚证候的三级诊断标准

见表6-16。

表6-16 肾阳虚证候的三级诊断标准

Ⅰ	Yy	舌淡，苔白，脉沉细无力，尺脉尤甚
Ⅱ	Yy + Yx	舌淡，苔白，脉沉细无力，尺脉尤甚 腰酸冷疼痛，男子阳痿早泄、滑精精冷，女子宫寒不孕，或久泄不止、完谷不化或五更泄泻，小便频数清长、夜尿频多，畏冷，精神萎靡

以上男子阳痿早泄、滑精精冷，与女子宫寒不孕二者为肾阳虚证候的独立症状和体征，总共有2种存在形式；以下腰酸冷疼痛，久泄不止、完谷不化或五更泄泻、小便频数清长、夜尿频多等为肾阳虚证候的典型症状和体征，其排列组合有 $2^3-1=7$ 种；以上2种和7种情况可以相兼出现，有 $2 \times 7=14$ 种。以上合并有 $2+7+14=23$ 种

Ⅱ1	男子阳痿早泄、滑精精冷，舌淡，苔白，脉沉细无力，尺脉尤甚
......	
Ⅱ23	女子宫寒不孕，腰酸冷疼痛，久泄不止、完谷不化或五更泄泻，小便频数清长、夜尿频多，舌淡，苔白，脉沉细无力，尺脉尤甚

以上畏冷、精神萎靡的排列组合有 $2^2-1=3$ 种

1	畏冷
2	精神萎靡
3	畏冷，精神萎靡

以上Ⅱ1~Ⅱ23与上面的1~3进行组合，也可构成肾阳虚证候，有 $23 \times 3=69$ 种，为 Ⅱ24~Ⅱ92

Ⅱ24	男子阳痿早泄、滑精精冷，畏冷，舌淡，苔白，脉沉细无力，尺脉尤甚
......	
Ⅱ92	女子宫寒不孕，腰酸冷疼痛，久泄不止、完谷不化或五更泄泻，小便频数清长、夜尿频多，畏冷，精神萎靡，舌淡，苔白，脉沉细无力，尺脉尤甚
Ⅲ2	Yy + Yx + Xy	舌淡，苔白，脉沉细无力，尺脉尤甚 腰酸冷疼痛，男子阳痿早泄、滑精精冷，女子宫寒不孕，或久泄不止、完谷不化或五更泄泻，小便频数清长、夜尿频多，畏冷，精神萎靡 面色黧黑

以上畏冷、精神萎靡与面色黧黑的排列组合有 $(2^2-1) \times 1=3$ 种

1	畏冷，面色黧黑
2	精神萎靡，面色黧黑
3	畏冷，精神萎靡，面色黧黑

（续表）

以上 1~3 与 Ⅱ 1~ Ⅱ 23 进行排列组合，有 3×23=69 种，为 Ⅲ 2/1~ Ⅲ 2/69	
Ⅲ 2/1	男子阳痿早泄、滑精精冷，畏冷，面色黧黑，舌淡，苔白，脉沉细无力，尺脉尤甚
……	
Ⅲ 2/69	女子宫寒不孕，腰酸冷疼痛，久泄不止、完谷不化或五更泄泻，小便频数清长、夜尿频多，畏冷，精神萎靡，面色黧黑，舌淡，苔白，脉沉细无力，尺脉尤甚

第五节　肾精不足证候

一、肾精不足证候的四诊症状和体征

小儿生长发育迟缓，身体矮小，囟门迟闭，骨骼痿软，智力低下，男子精少不育，女子经闭不孕，性欲减退，成人早衰，腰膝酸软，两足痿软、动作迟缓，齿松，发脱，耳鸣，耳聋，健忘恍惚、神情呆钝，舌淡，脉弱。

二、肾精不足证候的四诊症状和体征与肾脏功能和络属的对应关系

见表6-17。

表 6-17　肾精不足证候的四诊症状和体征与肾脏功能和络属的对应关系

肾	功能			络属			
	藏精	主水	主纳气	在体合骨	其华在发	耳	恐、唾
肾精不足证候的症状	小儿生长发育迟缓，身体矮小囟门迟闭，智力低下，或男子精少不育，或女子经闭不孕，或性欲减退，成人早衰，腰膝酸软，健忘恍惚神情呆钝	无	无	骨骼痿软，两足痿软，动作迟缓，齿松	发脱	耳鸣，耳聋	无
	舌象脉象：舌淡，脉弱						

三、肾精不足证候的特征不变量分析

见表6-18。

表 6-18　肾精不足证候的特征不变量分析

特征不变量	症状和体征	治法	方剂	药物
气血紊乱最早反映出的征象 Yy	舌淡，脉弱	补肾填精	单方，单药	熟地黄，枸杞子
脏腑经络气血紊乱的表现 Yx	小儿生长发育迟缓，身体矮小，囟门迟闭，智力低下	补肾填精	六味地黄丸	熟地黄，山萸肉，山药，丹皮，茯苓，泽泻
	或男子精少不育或女子经闭不孕	补肾填精	五子衍宗丸	菟丝子，五味子，枸杞子，覆盆子，车前子
	或性欲减退，或成人早衰，腰膝酸软，健忘恍惚，神情呆钝	补肾填精	左归丸 + 右归丸	熟地黄，山萸肉，山药，枸杞子，菟丝子，牛膝，龟甲，鹿角胶，附子，肉桂
形体、官窍、荣华等的紊乱症状 Xy	骨骼痿软，两足痿软，动作迟缓	补肾填精	左归丸 + 右归丸	熟地黄，山萸肉，山药，枸杞子，菟丝子，牛膝，龟甲，鹿角胶，附子，肉桂
	耳鸣，耳聋	益肾聪耳	耳聋左慈丸	煅磁石，熟地黄，山药，山萸肉，茯苓，丹皮，竹叶，柴胡，泽泻
	齿松	补肾固齿	金匮肾气丸	附子，肉桂，熟地黄，山萸肉，山药，丹皮，茯苓，泽泻
形体、官窍、荣华等的变形症状 Xx	发脱	补肾填精生发	七宝美髯丹	何首乌，当归，枸杞子，菟丝子，怀牛膝

四、肾精不足证候诊断标准

（一）肾精不足证候的一级诊断标准

小儿生长发育迟缓，身体矮小，囟门迟闭，骨骼痿软，智力低下，男子精少不育，女子经闭不孕，性欲减退，成人早衰，腰膝酸软，齿松，发脱，耳鸣，耳聋，舌淡，脉弱。

（二）肾精不足证候的二级诊断标准

见表6-19。

表 6-19　肾精不足证候的二级诊断标准

演化阶段	拓扑结构	表现形式	治法	方剂	药物
I	Yy	舌淡，脉弱	补肾填精	单方，单药	熟地黄，枸杞子
II	Yy + Yx	舌淡，脉弱 小儿生长发育迟缓，身体矮小 囟门迟闭，智力低下 或男子精少不育 或女子经闭不孕 或性欲减退 或成人早衰，腰膝酸软 健忘恍惚，神情呆钝	补肾填精	六味地黄丸 + 五子衍宗丸 + 左归丸 + 右归丸	熟地黄，山萸肉，山药，丹皮，茯苓，泽泻，菟丝子，五味子，枸杞子，覆盆子，车前子，牛膝，龟甲，鹿角胶，附子，肉桂
III 1	Yy + Xy	舌淡，脉弱 骨骼痿软，两足痿软动作迟缓 齿松 耳鸣，耳聋	补肾填精 补肾固齿 补肾聪耳	左归丸 + 右归丸 + 肾气丸 + 耳聋左慈丸	熟地黄，山萸肉，山药，枸杞子，菟丝子，牛膝，龟甲，鹿角胶，附子，肉桂，煅磁石，茯苓，丹皮，竹叶，柴胡，泽泻
III 2	Yy + Yx + Xy	舌淡，脉弱 小儿生长发育迟缓，身体矮小 囟门迟闭，智力低下 或男子精少不育 或女子经闭不孕 或性欲减退 或成人早衰，腰膝酸软 健忘恍惚，神情呆钝 骨骼痿软，两足痿软动作迟缓 齿松 耳鸣，耳聋	补肾填精 补肾固齿 补肾聪耳	六味地黄丸 + 五子衍宗丸 + 左归丸 + 右归丸 + 肾气丸 + 耳聋左慈丸	熟地黄，山萸肉，山药，丹皮，茯苓，泽泻，菟丝子，五味子，枸杞子，覆盆子，车前子，牛膝，龟甲，鹿角胶，附子，肉桂，煅磁石，竹叶，柴胡，泽泻
IV	Yy + Xy + Xx	舌淡，脉弱 骨骼痿软，两足痿软动作迟缓 齿松 耳鸣，耳聋 发脱	补肾填精 补肾固齿 补肾聪耳 生发	左归丸 + 右归丸 + 肾气丸 + 耳聋左慈丸 + 七宝美髯丹	熟地黄，山萸肉，山药，枸杞子，菟丝子，牛膝，龟甲，鹿角胶，附子，肉桂，煅磁石，茯苓，丹皮，竹叶，柴胡，泽泻，何首乌，当归

（续表）

演化阶段	拓扑结构	表现形式	治法	方剂	药物
V1	Yy + Yx	舌淡，脉弱 小儿生长发育迟缓，身体矮小 囟门迟闭，智力低下 或男子精少不育 或女子经闭不孕 或性欲减退 或成人早衰，腰膝酸软 健忘恍惚，神情呆钝	补肾填精	六味地黄丸 + 五子衍宗丸 + 左归丸 + 右归丸	熟地黄，山萸肉，山药，丹皮，茯苓，泽泻，菟丝子，五味子，枸杞子，覆盆子，车前子，牛膝，龟甲，鹿角胶，附子，肉桂，何首乌，当归
	+ Xx	发脱	生发	+ 七宝美髯丹	
V2	Yy + Yx	舌淡，脉弱 小儿生长发育迟缓，身体矮小 囟门迟闭，智力低下 或男子精少不育 或女子经闭不孕 或性欲减退 或成人早衰，腰膝酸软 健忘恍惚，神情呆钝	补肾填精	六味地黄丸 + 五子衍宗丸 + 左归丸 + 右归丸	熟地黄，山萸肉，山药，丹皮，茯苓，泽泻，菟丝子，五味子，枸杞子，覆盆子，车前子，牛膝，龟甲，鹿角胶，附子，肉桂，煅磁石，竹叶，柴胡，泽泻，何首乌，当归
	+ Xy	骨骼痿软，两足痿软动作迟缓 齿松	补肾固齿	+ 肾气丸	
		耳鸣，耳聋	补肾聪耳	+ 耳聋左慈丸	
	+ Xx	发脱	生发	+ 七宝美髯丹	

（三）肾精不足证候的三级诊断标准

见表6–20。

表 6–20　肾精不足证候的三级诊断标准

I	Yy	舌淡，脉弱
II	Yy + Yx	舌淡，脉弱 小儿生长发育迟缓，身体矮小，囟门迟闭，智力低下，或男子精少不育，或女子经闭不孕，或性欲减退，或成人早衰，腰膝酸软，健忘恍惚、神情呆钝
以上小儿生长发育迟缓、身体矮小、囟门迟闭、智力低下等症状和体征的排列组合有 $2^4-1=15$ 种；男子精少不育，或女子经闭不孕为独立症状和体征，其排列组合有 2 种；或性欲减退，或成人早衰、腰膝酸软的排列组合有 $2^3-1=7$ 种，以上 2 种和 7 种可以相兼出现，有 $2 \times 7=14$ 种。以上合并共有 15+2+7+14=38 种		
II 1		小儿生长发育迟缓，舌淡，脉弱

		……
Ⅱ 38		女子经闭不孕，成人早衰，性欲减退，腰膝酸软，舌淡，脉弱
以上Ⅱ 1~Ⅱ 38 与健忘恍惚、神情呆钝进行排列组合，有 38 种，为Ⅱ 39~Ⅱ 76		
Ⅱ 39		小儿生长发育迟缓，健忘恍惚、神情呆钝，舌淡，脉弱
		……
Ⅱ 76		女子经闭不孕，成人早衰，性欲减退，腰膝酸软，健忘恍惚、神情呆钝，舌淡，脉弱
Ⅲ 1	Yy + Xy	舌淡，脉弱
		骨骼痿软、两足痿软、动作迟缓，齿松，耳鸣，耳聋
以上症状和体征的组合有 $2^5-1=31$ 种		
Ⅲ 1/1		骨骼痿软，舌淡，脉弱
		……
Ⅲ 1/31		骨骼痿软，耳鸣，耳聋，齿松，两足痿软、动作迟缓，舌淡，脉弱
Ⅲ 2	Yy + Yx + Xy	舌淡，脉弱
		小儿生长发育迟缓，身体矮小，囟门迟闭，智力低下，或男子精少不育，或女子经闭不孕，或性欲减退，或成人早衰，腰膝酸软，健忘恍惚、神情呆钝
		骨骼痿软，两足痿软、动作迟缓，齿松，耳鸣，耳聋
以上症状和体征的组合有 76 × 31=2356 种，为Ⅱ 1~Ⅱ 76 与Ⅲ 1/1~Ⅲ 1/31 之间相互的排列组合		
Ⅲ 2/1		骨骼痿软，小儿生长发育迟缓，舌淡，脉弱
		……
Ⅲ 2/2356		女子经闭不孕，成人早衰，性欲减退，腰膝酸软，健忘恍惚、神情呆钝，骨骼痿软，耳鸣，耳聋，齿松，两足痿软、动作迟缓，舌淡，脉弱
Ⅳ	Yy + Xy + Xx	舌淡，脉弱
		骨骼痿软，两足痿软、动作迟缓，齿松，耳鸣，耳聋
		发脱
以上症状和体征的组合有 31 × 1=31 种，为Ⅲ 1/1~Ⅲ 1/31 与 Xx 症状之间相互的排列组合		
Ⅳ 1		发脱，骨骼痿软，舌淡，脉弱
		……
Ⅳ 31		发脱，骨骼痿软，耳鸣，耳聋，齿松，两足痿软、动作迟缓，舌淡，脉弱
Ⅴ 1	Yy + Yx + Xx	舌淡，脉弱
		小儿生长发育迟缓，身体矮小，囟门迟闭，智力低下，或男子精少不育，或女子经闭不孕，或性欲减退，或成人早衰，腰膝酸软，健忘恍惚，神情呆钝
		发脱
以上症状和体征的组合有 76 × 1=76 种，为Ⅱ 1~Ⅱ 76 与 Xx 症状之间相互的排列组合		

（续表）

V 1/1		小儿生长发育迟缓，发脱，舌淡，脉弱
……		
V 1/76		女子经闭不孕，成人早衰，性欲减退，腰膝酸软，健忘恍惚、神情呆钝，发脱，舌淡，脉弱
V 2	Yy + Yx + Xy + Xx	舌淡，脉弱
		小儿生长发育迟缓，身体矮小，囟门迟闭，智力低下，或男子精少不育，或女子经闭不孕，或性欲减退，或成人早衰，腰膝酸软
		骨骼痿软，两足痿软、动作迟缓，齿松，耳鸣，耳聋
		发脱
以上症状和体征的组合有 2356×1=2356 种，为Ⅲ 2/1~Ⅲ 2/2356 与 Xx 症状之间相互排列组合		
V 2/1		小儿生长发育迟缓，骨骼痿软，发脱，舌淡，脉弱
……		
V 2/2356		女子经闭不孕，成人早衰，性欲减退，腰膝酸软，健忘恍惚、神情呆钝，骨骼痿软，耳鸣，耳聋，齿松，两足痿软、动作迟缓，发脱，舌淡，脉弱

第六节　膀胱湿热证候

一、膀胱湿热证候的四诊症状和体征

小便频数、急迫、短黄，排尿灼热、涩痛，或小便浑浊、尿血、有砂石，或腰部胀痛，小腹胀痛，或腰腹挛痛，或伴发热，舌红，苔黄腻，脉滑数或濡数。剔除非膀胱属症状：口渴——脾开窍于口。

二、膀胱湿热证候的四诊症状和体征与膀胱功能和络属的对应关系

见表6-21。

表 6-21　膀胱湿热证候的四诊症状和体征与膀胱功能和络属的对应关系

膀胱	功能	
	贮存尿液	排泄尿液
膀胱湿热 证候的症状	无	小便频数急迫短黄，排尿灼热涩痛，或小便浑浊、尿血，或小便有砂石或腰部胀痛，小腹胀痛，或腰腹挛痛
		舌象脉象：舌红，苔黄腻，脉滑数或濡数 热象：发热

三、膀胱湿热证候的特征不变量分析

见表6-22。

表 6-22　膀胱湿热证候的特征不变量分析

特征不变量	症状和体征	治法	方剂	药物
气血紊乱最早反映出的征象 Yy	舌红，苔黄腻，脉滑数或濡数	清热利湿	单方，单药	栀子，滑石
脏腑经络气血紊乱的表现 Yx	小便频数急迫短黄 排尿灼热涩痛	清热利湿	八正散	车前子，瞿麦，萹蓄，滑石，栀子，甘草，木通，大黄
	或小便浑浊，尿血 或有砂石	清热利湿 排石泄浊	石韦散 ＋草薢分清饮	通草，石韦，王不留行，滑石，瞿麦，芍药，冬葵子，草薢
	或腰部胀痛、小腹胀痛 或腰腹挛痛	清热利湿 理气止痛	沉香散	沉香，石韦，滑石，当归，瞿麦，白术，甘草，冬葵子，赤芍，王不留行
	或伴发热	清热利湿	八正散	车前子，瞿麦，萹蓄，滑石，栀子，甘草，木通，大黄
形体、官窍、荣华等的紊乱症状 Xy	—	—	—	—
形体、官窍、荣华等的变形症状 Xx	—	—	—	—

四、膀胱湿热证候诊断标准

（一）膀胱湿热证候的一级诊断标准

小便频数、急迫、短黄，排尿灼热、涩痛，或小便浑浊、尿血、有砂石，或腰部胀痛，小腹胀痛，或腰腹挛痛，或伴发热，舌红，苔黄腻，脉滑数或濡数。

（二）膀胱湿热证候的二级诊断标准

见表6-23。

表 6-23　膀胱湿热证候的二级诊断标准

演化阶段	拓扑结构	表现形式	治法	方剂	药物
I	Yy	舌红，苔黄腻，脉滑数或濡数	清热利湿	单方，单药	栀子，滑石
II	Yy ＋ Yx	舌红，苔黄腻，脉滑数或濡数			通草，石韦，王不留行，滑石，瞿麦，芍药，冬葵子，草薢，沉香，当归，白术，甘草，王不留行，车前子，萹蓄，栀子，木通，大黄
		小便频数急迫短黄，排尿灼热涩痛	清热利湿	＋八正散	
		或小便浑浊、尿血，或有砂石	排石泄浊	＋石韦散 ＋草薢分清饮	
		或腰胀痛、小腹胀痛，或腰腹挛痛	理气止痛	＋沉香散	
		或伴发热	清热利湿	＋八正散	

（三）膀胱湿热证候的三级诊断标准

膀胱湿热证候的判定，"苔黄腻"是重要的标志。见表6-24。

表 6-24 膀胱湿热证候的三级诊断标准

I	Yy	舌红，苔黄腻，脉滑数或濡数
II	Yy + Yx	舌红，苔黄腻，脉滑数或濡数
		小便频数急迫短黄，排尿灼热涩痛，或小便浑浊、尿血、有砂石，或腰部胀痛，小腹胀痛，或腰腹挛痛，或伴发热
以上症状和体征的组合有 $[(2^2-1)+(2^1-1)+(2^2-1)+1] \times 2 = 8 \times 2 = 16$ 种		
II 1		小便频数急迫短黄，舌红，苔黄腻，脉滑数或濡数
……		
II 16		腰部胀痛，小腹胀痛，发热，舌红，苔黄腻，脉滑数或濡数

第七章　胞宫证候结构数学推演及表征

第一节　胞宫寒湿证候

一、胞宫寒湿证候四诊症状和体征

妇女白带量多，色淡质稀，或小腹胀痛发凉感，舌体淡胖，舌苔白滑或白腻，脉濡缓或沉细。

二、胞宫寒湿证候诊断标准

（一）胞宫寒湿证候的一级诊断标准

妇女白带量多，色淡质稀，或小腹胀痛发凉感，舌体淡胖，舌苔白滑或白腻，脉濡缓或沉细。

（二）胞宫寒湿证候的二级诊断标准

见表7-1。

表 7-1　胞宫寒湿证候的二级诊断标准

演化阶段	拓扑结构	表现形式	治法	方剂	药物
I	Yy	舌体淡胖，舌苔白滑或白腻，脉濡缓或沉细	暖宫散寒除湿	单方，单药	附子，苍术
II	Yy + Yx	舌体淡胖，舌苔白滑或白腻脉濡缓或沉细 妇女白带量多、色淡质稀或小腹胀痛发凉感	暖宫散寒燥湿止带	完带汤 +艾附暖宫丸	白术，苍术，陈皮，车前子，艾叶，香附，吴茱萸，肉桂，黄芪，续断

（三）胞宫寒湿证候的三级诊断标准

见表7-2。

表 7-2　胞宫寒湿证候的三级诊断标准

I	Yy	舌体淡胖，舌苔白滑或白腻，脉濡缓或沉细
II	Yy + Yx	舌体淡胖，舌苔白滑或白腻，脉濡缓或沉细 妇女白带量多、色淡质稀，或小腹胀痛发凉感
以上症状和体征的组合有 $2^2-1=3$ 种		
II 1		妇女白带量多、色淡质稀，舌体淡胖，舌苔白滑或白腻，脉濡缓或沉细
II 2		小腹胀痛发凉感，舌体淡胖，舌苔白滑或白腻，脉濡缓或沉细
II 3		妇女白带量多、色淡质稀，或小腹胀痛发凉感，舌体淡胖，舌苔白滑或白腻，脉濡缓或沉细

第二节　胞宫湿热证候

一、胞宫湿热证候四诊症状和体征

妇女带下量多，色黄质稠，或小腹胀痛发热感，舌质红，苔黄腻，脉滑数。

二、胞宫湿热证候诊断标准

（一）胞宫湿热证候的一级诊断标准

妇女带下量多，色黄质稠，或小腹胀痛发热感，舌质红，苔黄腻，脉滑数。

（二）胞宫湿热证候的二级诊断标准

见表7-3。

表 7-3　胞宫湿热证候的二级诊断标准

演化阶段	拓扑结构	表现形式	治法	方剂	药物
I	Yy	舌质红，苔黄腻，脉滑数	清热燥湿	单方，单药	黄柏，车前子
II	Yy + Yx	舌质红，苔黄腻，脉滑数 妇女带下量多、色黄质稠或小腹胀痛发热感	清热燥湿止带	易黄汤	黄柏，车前子芡实，白果

（三）胞宫湿热证候的三级诊断标准

见表7-4。

表 7-4　胞宫湿热证候的三级诊断标准

I	Yy	舌质红，苔黄腻，脉滑数
II	Yy + Yx	舌质红，苔黄腻，脉滑数 妇女带下量多、色黄质稠，或小腹胀痛发热感

以上症状和体征的组合有 $2^2-1=3$ 种	
II 1	妇女带下量多、色黄质稠，舌体淡胖，舌苔白滑或白腻，脉濡缓或沉细
II 2	小腹胀痛发热感，舌体淡胖，舌苔白滑或白腻，脉濡缓或沉细
II 3	妇女带下量多、色黄质稠，小腹胀痛发热感，舌体淡胖，舌苔白滑或白腻，脉濡缓或沉细

第三节　胞宫血虚（或精亏）证候

一、胞宫血虚（或精亏）证候四诊症状和体征

月经量少，色淡或淡暗、质稀，或月经淋漓不净，或闭经，或小腹空痛，或带下量少，或腹痛或胎动不安或滑胎，或不孕，舌质淡白，苔薄白，脉细。

二、胞宫血虚（或精亏）证候诊断标准

（一）胞宫血虚（或精亏）证候的一级诊断标准

月经量少，色淡或淡暗、质稀，或月经淋漓不净，或闭经，或小腹空痛，或带下量少，或腹痛或胎动不安或滑胎，或不孕，舌质淡白，苔薄白，脉细。

（二）胞宫血虚（或精亏）证候的二级诊断标准

见表7-5。

表 7-5　胞宫血虚（或精亏）证候的二级诊断标准

演化阶段	拓扑结构	表现形式	治法	方剂	药物
I	Yy	舌质淡白，苔薄白，脉细	养血填精	单方，单药	熟地，当归

（续表）

演化阶段	拓扑结构	表现形式	治法	方剂	药物
Ⅱ	Yy + Yx	舌质淡白，苔薄白，脉细	养血填精		熟地黄，当归
		月经量少，色淡或淡暗质稀或小腹空痛	养血填精	小营煎	当归，熟地黄，白芍，山药，枸杞子，甘草
		或月经淋漓不净，或闭经或带下量少	补血调经填精固涩	滋血汤 +安冲汤	人参，山药，黄芪，茯苓，川芎，当归，白芍，熟地黄，白术，生龙骨，生牡蛎，生地黄，茜草，海螵蛸，川续断
		或腹痛或胎动不安或滑胎	固冲安胎	泰山磐石散	人参，黄芪，当归，续断，黄芩，川芎，白芍，熟地黄，白术，砂仁，甘草
		或不孕	调经促孕	调经种玉汤	当归，川芎，熟地黄，香附，白芍，茯苓，陈皮，吴茱萸，丹皮，延胡索

（三）胞宫血虚（或精亏）证候的三级诊断标准

见表7-6。

表 7-6　胞宫血虚（或精亏）证候的三级诊断标准

Ⅰ	Yy	舌质淡白，苔薄白，脉细
Ⅱ	Yy + Yx	舌质淡白，苔薄白，脉细
		月经量少、色淡或淡暗、质稀，或月经淋漓不净，或闭经，或小腹空痛，或带下量少，或腹痛或胎动不安或滑胎，或不孕
以上症状和体征的组合有7种		
Ⅱ1		月经量少、色淡或淡暗、质稀，舌质淡白，苔薄白，脉细
……		
Ⅱ7		不孕，舌质淡白，苔薄白，脉细

第四节　胞宫血热证候

一、胞宫血热证候四诊症状和体征

月经提前，色红量多，或月经淋漓不净，或腹痛或胎动不安或滑胎，舌质红，脉细数。

二、胞宫血热证候诊断标准

（一）胞宫血热证候的一级诊断标准

月经提前，色红量多，或崩漏，或月经淋漓不净，或腹痛或胎动不安或滑胎，舌质红，脉细数。

（二）胞宫血热证候的二级诊断标准

见表7-7。

表 7-7　胞宫血热证候的二级诊断标准

演化阶段	拓扑结构	表现形式	治法	方剂	药物
Ⅰ	Yy	舌质红，脉细数	清热凉血	单方，单药	黄柏，地骨皮
Ⅱ	Yy + Yx	舌质红，脉细数			
		月经提前色红量多，或崩漏，或月经淋漓不净，	清热凉血	清经散	丹皮，地骨皮，白芍，熟地黄，青蒿，黄柏，茯苓
		或腹痛，或胎动不安，或滑胎	固冲安胎	保阴煎	生地，熟地黄，黄芩，黄柏，白芍，山药，续断，甘草

（三）胞宫血热证候的三级诊断标准

见表7-8。

表 7-8　胞宫血热证候的三级诊断标准

Ⅰ	Yy	舌质红，脉细数
Ⅱ	Yy + Yx	舌质红，脉细数
		月经提前、色红量多，或崩漏，或月经淋漓不净，或腹痛或胎动不安或滑胎
以上症状和体征的组合有 3 种		
Ⅱ 1		月经提前、色红量多，或崩漏，舌质红，脉细数
Ⅱ 2		月经淋漓不净，舌质红，脉细数
Ⅱ 3		腹痛或胎动不安或滑胎，舌质红，脉细数

第五节　胞宫瘀血证候

一、胞宫瘀血证候四诊症状和体征

小腹疼痛明显，或小腹刺痛、绞痛，经行不畅，月经血块多，血块下后痛减，或月经淋漓不净，或闭经，或带下量少，或不孕，舌质淡或暗、紫暗或有瘀血点、瘀血斑，脉弦。

二、胞宫瘀血证候诊断标准

（一）胞宫瘀血证候的一级诊断标准

小腹疼痛明显，或小腹刺痛、绞痛，经行不畅，月经血块多，血块下后痛减，或月经淋漓不净，或闭经，或带下量少，或不孕，舌质淡或暗、紫暗或有瘀血点、瘀血斑，脉弦。

（二）胞宫瘀血证候的二级诊断标准

见表7-9。

表 7-9　胞宫瘀血证候的二级诊断标准

演化阶段	拓扑结构	表现形式	治法	方剂	药物
I	Yy	舌质淡或暗紫暗或有瘀血点瘀血斑，脉弦	活血化瘀	单方，单药	香附，川芎
II	Yy + Yx	舌质淡或暗紫暗或有瘀血点瘀血斑，脉弦 小腹疼痛明显或小腹刺痛、绞痛，经行不畅、月经血块多，血块下后痛减，或月经淋漓不净，或闭经，或带下量少，或不孕	活血祛瘀通经止痛固冲调经	少腹逐瘀汤+棕蒲散	当归，川芎，泽兰，小茴香，干姜，延胡索，没药，肉桂，赤芍，五灵脂，棕榈炭，蒲黄炭

（三）胞宫瘀血证候的三级诊断标准

见表7-10。

表 7-10　胞宫瘀血证候的三级诊断标准

I	Yy	舌质淡或暗、紫暗或有瘀血点、瘀血斑，脉弦
II	Yy + Yx	舌质淡或暗、紫暗或有瘀血点、瘀血斑，脉弦 小腹疼痛明显，或小腹刺痛、绞痛，经行不畅、月经血块多，血块下后痛减，或月经淋漓不净，或闭经，或带下量少，或不孕
以上症状和体征的组合有 6 种		
II 1		小腹疼痛明显，舌质淡或暗、紫暗或有瘀血点、瘀血斑，脉弦
……		
II 6		不孕，舌质淡或暗、紫暗或有瘀血点、瘀血斑，脉弦

第六节　胞宫气滞证候

一、胞宫气滞证候四诊症状和体征的定性

小腹胀痛，情志不适加重，或闭经，或带下量少，或不孕，舌质淡红，苔薄白，脉弦。

二、胞宫气滞证候诊断标准

（一）胞宫气滞证候的一级诊断标准

小腹胀痛，情志不适加重，或闭经，或带下量少，或不孕，舌质淡红，苔薄白，脉弦。

（二）胞宫气滞证候的二级诊断标准

见表7-11。

表 7-11　胞宫气滞证候的二级诊断标准

演化阶段	拓扑结构	表现形式	治法	方剂	药物
I	Yy	舌质淡红，苔薄白，脉弦	疏肝解郁	单方，单药	香附，枳壳
II	Yy + Yx	舌质淡红，苔薄白，脉弦 小腹胀痛，情志不适加重或闭经，或带下量少，或不孕	疏肝解郁 理血调经 行气止痛	柴胡疏肝散+开郁种玉汤	陈皮，柴胡，川芎，枳壳，芍药，甘草，香附，当归，白术，茯苓，丹皮，天花粉

（三）胞宫气滞证候的三级诊断标准

见表7-12。

表 7-12　胞宫气滞证候的三级诊断标准

I	Yy	舌质淡红，苔薄白，脉弦
II	Yy + Yx	舌质淡红，苔薄白，脉弦 小腹胀痛，情志不适加重，或闭经，或带下量少，或不孕
以上症状和体征的组合有 4 种		
II 1		小腹胀痛，情志不适加重，舌质淡红，苔薄白，脉弦

（续表）

Ⅱ2	闭经，舌质淡红，苔薄白，脉弦
Ⅱ3	带下量少，舌质淡红，苔薄白，脉弦
Ⅱ4	不孕，舌质淡红，苔薄白，脉弦

第七节　胞宫虚寒证候

一、胞宫虚寒证候四诊症状和体征的定性

小腹发凉畏寒，或小腹隐痛、喜热喜按，月经量少，色淡或淡暗，或月经淋漓不净，或闭经，或带下量多、色白质稀、淋漓不断，或腹痛或胎动不安或滑胎，或不孕，舌淡，苔白，脉沉迟无力。

二、胞宫虚寒证候诊断标准

（一）胞宫虚寒证候的一级诊断标准

小腹发凉畏寒，或小腹隐痛、喜热喜按，月经量少，色淡或淡暗，或月经淋漓不净，或闭经，或带下量多、色白质稀、淋漓不断，或腹痛或胎动不安或滑胎，或不孕，舌淡，苔白，脉沉迟无力。

（二）胞宫虚寒证候的二级诊断标准

见表7-13。

表 7-13　胞宫虚寒证候的二级诊断标准

演化阶段	拓扑结构	表现形式	治法	方剂	药物
Ⅰ	Yy	舌淡，苔白，脉沉迟无力	暖宫散寒	单方，单药	肉桂，附子
Ⅱ	Yy + Yx	舌淡，苔白，脉沉迟无力 小腹发凉畏寒，或小腹隐痛、喜热喜按 月经量少，色淡或淡黯，或月经淋漓不净，或闭经，或带下量多、色白质稀、淋漓不断，或腹痛或胎动不安或滑胎，或不孕	暖宫散寒 止痛 涩精止带	温胞饮 +内补丸	巴戟天，补骨脂，菟丝子，肉桂，附子，杜仲，白术，山药，芡实，党参，鹿茸，蒺藜，黄芪，桑螵蛸，肉苁蓉

（三）胞宫虚寒证候的三级诊断标准

见表7-14。

表 7-14　胞宫虚寒证候的三级诊断标准

I	Yy	舌淡，苔白，脉沉迟无力
II	Yy + Yx	舌淡，苔白，脉沉迟无力
		小腹发凉畏寒，或小腹隐痛、喜热喜按，月经量少、色淡或淡暗，或月经淋漓不净，或闭经，或带下量多、色白质稀、淋漓不断，或腹痛或胎动不安或滑胎，或不孕
以上症状和体征的组合有 8 种		
II 1		小腹发凉畏寒，舌淡，苔白，脉沉迟无力
……		
II 8		不孕，舌淡，苔白，脉沉迟无力

第八节　胞宫实寒证候

一、胞宫实寒证候四诊症状和体征的定性

小腹冷痛拒按，得热痛减，月经有血块或紫块，舌淡，苔白，脉沉紧或沉迟。

二、胞宫实寒证候诊断标准

（一）胞宫实寒证候的一级诊断标准

小腹冷痛拒按，得热痛减，月经有血块或紫块，舌淡，苔白，脉沉紧或沉迟。

（二）胞宫实寒证候的二级诊断标准

见表7-15。

表 7-15　胞宫实寒证候的二级诊断标准

演化阶段	拓扑结构	表现形式	治法	方剂	药物
I	Yy	舌淡，苔白，脉沉紧或沉迟	暖宫散寒	单方，单药	吴茱萸，桂枝
II	Yy + Yx	舌淡，苔白，脉沉紧或沉迟 小腹冷痛拒按得热痛减，月经有血块或紫块	暖宫散寒祛瘀止痛	温经汤	吴茱萸，当归，芍药，川芎，人参，桂枝，生姜

（三）胞宫实寒证候的三级诊断标准

见表7-16。

表 7-16　胞宫实寒证候的三级诊断标准

I	Yy	舌淡，苔白，脉沉紧或沉迟
II	Yy + Yx	舌淡，苔白，脉沉紧或沉迟 小腹冷痛拒按、得热痛减，月经有血块或紫块
以上症状和体征的组合有 3 种		
II 1		小腹冷痛拒按、得热痛减，舌淡，苔白，脉沉迟无力
II 2		月经有血块或紫块，舌淡，苔白，脉沉迟无力
II 3		小腹冷痛拒按、得热痛减，月经有血块或紫块，舌淡，苔白，脉沉迟无力

第九节　胞宫湿毒蕴结证候

一、胞宫湿毒蕴结证候四诊症状和体征的定性

带下量多、黄绿如脓，或赤白相兼，或五色杂下、状如米泔，臭秽难闻，小腹疼痛，舌质红，苔黄腻，脉滑数。

二、胞宫湿毒蕴结证候诊断标准

（一）胞宫湿毒蕴结证候的一级诊断标准

带下量多、黄绿如脓，或赤白相兼，或五色杂下、状如米泔，臭秽难闻，小腹疼痛，舌质红，苔黄腻，脉滑数。

（二）胞宫湿毒蕴结证候的二级诊断标准

见表7-17。

表 7-17　胞宫湿毒蕴结证候的二级诊断标准

演化阶段	拓扑结构	表现形式	治法	方剂	药物
I	Yy	舌质红，苔黄腻，脉滑数	燥湿解毒	单方，单药	黄柏，苍术
II	Yy + Yx	舌质红，苔黄腻，脉滑数 带下量多、黄绿如脓或赤白相兼或五色杂下、状如米泔，臭秽难闻小腹疼痛	燥湿解毒	五味消毒饮+四妙丸+樗根皮、赤小豆	金银花，菊花，蒲公英，地丁，天葵子，樗根皮，赤小豆

（三）胞宫湿毒蕴结证候的三级诊断标准

见表7-18。

表 7-18　胞宫湿毒蕴结证候的三级诊断标准

Ⅰ	Yy	舌质红，苔黄腻，脉滑数
Ⅱ	Yy + Yx	舌质红，苔黄腻，脉滑数 带下量多、黄绿如脓，或赤白相兼，或五色杂下、状如米泔，臭秽难闻，小腹疼痛
以上症状和体征的组合有 $3 \times (2^2-1)+3=9+3=12$ 种		
Ⅱ1	带下量多、黄绿如脓，舌质红，苔黄腻，脉滑数	
……		
Ⅱ12	带下量多、五色杂下、状如米泔，臭秽难闻，小腹疼痛舌质红，苔黄腻，脉滑数	

第八章　痰饮瘀血证候结构数学推演及表征

第一节　痰证

一、痰证的四诊症状和体征

咳喘咳痰，喉间痰鸣，恶心，呕吐痰涎，头晕，目眩，胸脘或脘腹痞闷不舒；或神识昏蒙，或神志痴呆，或神志狂乱；或半身不遂，或口眼歪斜，或肢体或肌肤麻木不仁；或喉中异物感（梅核气），或瘰疬，或气瘿，或痰核，或乳癖，舌质淡白，苔白腻，脉弦滑。

二、痰证诊断标准

（一）痰证的一级诊断标准

咳喘咳痰，喉间痰鸣，恶心，呕吐痰涎，头晕，目眩，胸脘或脘腹痞闷不舒；或神识昏蒙，或神志痴呆，或神志狂乱；或半身不遂，或口眼歪斜，或肢体或肌肤麻木不仁；或喉中异物感（梅核气），或瘰疬，或气瘿，或痰核，或乳癖，舌质淡白，苔白腻，脉弦滑。

（二）痰证的二级诊断标准

对痰证的判定，有痰在肺、痰在胃、痰在心、痰在经络四种情况。见表8-1。

表 8-1　痰证的二级诊断标准

1. 第一种情况：痰在肺

演化阶段	拓扑结构	表现形式	治法	方剂	药物
I	Yy	舌质淡白，苔白腻，脉弦滑	燥湿化痰	单方，单药	半夏，茯苓

（续表）

演化阶段	拓扑结构	表现形式	治法	方剂	药物
II	Yy + Yx	舌质淡白，苔白腻，脉弦滑 咳喘 胸部痞闷不舒	止咳平喘 宽胸散结 燥湿化痰	苏子降气汤 +瓜蒌薤白半夏汤 +二陈汤	半夏，陈皮，茯苓，乌梅，甘草，苏子，当归，前胡，厚朴，瓜蒌，薤白
V 1	Yy + Yx + Xx	舌质淡白，苔白腻，脉弦滑 咳喘 胸部痞闷不舒 咳痰，喉间痰鸣	止咳平喘 宽胸散结 燥湿化痰	苏子降气汤 +瓜蒌薤白半夏汤 +二陈汤	半夏，陈皮，茯苓，乌梅，甘草，苏子，当归，前胡，厚朴，瓜蒌，薤白

　　2. 第二种情况：痰在胃

演化阶段	拓扑结构	表现形式	治法	方剂	药物
I	Yy	舌质淡白，苔白腻，脉弦滑	燥湿化痰和胃	单方，单药	半夏，茯苓
II	Yy + Yx	舌质淡白，苔白腻，脉弦滑 恶心 头晕 胃脘或脘腹痞闷不舒	和胃降逆 燥湿化痰息风 理气和胃	小半夏汤 +半夏白术天麻汤 +平胃散	半夏，陈皮，茯苓，白术，天麻，甘草，苍术，厚朴
III 1	Yy + Xy	舌质淡白，苔白腻，脉弦滑 目眩	燥湿化痰息风	半夏白术天麻汤	半夏，陈皮，茯苓，白术，天麻，甘草
III 2	Yy + Yx + Xy	舌质淡白，苔白腻，脉弦滑 恶心 头晕 胃脘或脘腹痞闷不舒 目眩	和胃降逆 燥湿化痰息风 理气和胃 燥湿化痰息风	小半夏汤 +半夏白术天麻汤 +平胃散 +半夏白术天麻汤	半夏，陈皮，茯苓，白术，天麻，甘草，苍术，厚朴
V 1	Yy + Yx + Xx	舌质淡白，苔白腻，脉弦滑 恶心 头晕 胃脘或脘腹痞闷不舒 呕吐痰涎	和胃降逆 燥湿化痰息风 理气和胃 化痰和胃止呕	小半夏汤 +半夏白术天麻汤 +平胃散 +二陈汤	半夏，陈皮，茯苓，白术，天麻，甘草，苍术，厚朴
V 2	Yy + Yx + Xy + Xx	舌质淡白，苔白腻，脉弦滑 恶心 头晕 胃脘或脘腹痞闷不舒 目眩 呕吐痰涎	和胃降逆 燥湿化痰息风 理气和胃 燥湿化痰息风 化痰和胃止呕	小半夏汤 +半夏白术天麻汤 +平胃散 +半夏白术天麻汤 +二陈汤	半夏，陈皮，茯苓，白术，天麻，甘草，苍术，厚朴

3. 第三种情况：痰在心

演化阶段	拓扑结构	表现形式	治法	方剂	药物
I	Yy	舌质淡白，苔白腻，脉弦滑	化痰开窍	单方，单药	苏合香
II	Yy + Yx	舌质淡白，苔白腻，脉弦滑 神识昏蒙，或神志痴呆，或神志狂乱	化痰开窍	定痫丸	天麻，贝母，半夏，茯苓，茯神，胆南星，菖蒲，陈皮，远志，竹沥，姜汁

4. 第四种情况：痰在经络

分两个方面，一是半身不遂，或口眼㖞斜，或肢体或肌肤麻木不仁；另一方面是喉中异物感（梅核气），或瘰疬，或气瘿，或痰核，或乳癖。

演化阶段	拓扑结构	表现形式	治法	方剂	药物
I	Yy	舌质淡白，苔白腻，脉弦滑	化痰通络	单方，单药	白附子，白僵蚕
II	Yy + Yx	舌质淡白，苔白腻，脉弦滑 半身不遂，或口眼㖞斜或肢体或肌肤麻木不仁	化痰通络	牵正散	白附子，白僵蚕，全蝎
II	Yy + Xx	舌质淡白，苔白腻，脉弦滑	化痰开窍	单方，单药	白附子，白僵蚕
		喉中异物感（梅核气）	化痰散结	半夏厚朴汤	半夏，厚朴，茯苓，生姜，苏叶
		或瘰疬或痰核	软坚散结	内消瘰疬丸	夏枯草，玄参，大青盐，海藻，浙贝，薄荷，天花粉，蛤壳，白蔹，连翘，大黄，甘草，枳壳地黄，桔梗，当归，玄明粉
		或气瘿	疏肝解郁 化痰软坚	四海舒郁丸	青木香，陈皮，海蛤粉，海带，海藻，昆布，海螵蛸
		或乳癖	疏肝解郁 化痰散结	逍遥蒌贝散	柴胡，当归，白芍，茯苓，白术，瓜蒌，贝母，半夏，南星，生牡蛎，山慈菇

（三）痰证的三级诊断标准

见表8-2。

表 8-2　痰证的三级诊断标准

1. 第一种情况：痰在肺

		分级标准
Ⅰ	Yy	舌质淡白，苔白腻，脉弦滑
Ⅱ	Yy + Yx	舌质淡白，苔白腻，脉弦滑
		咳喘，胸部痞闷不舒
以上症状和体征的组合有 $2^2-1=3$ 种		
Ⅱ 1		咳喘，舌质淡白，苔白腻，脉弦滑
Ⅱ 2		胸部痞闷不舒，舌质淡白，苔白腻，脉弦滑
Ⅱ 3		咳喘，胸部痞闷不舒，舌质淡白，苔白腻，脉弦滑
Ⅴ 1	Yy + Yx + Xx	舌质淡白，苔白腻，脉弦滑
		咳喘，胸部痞闷不舒
		咳痰，喉间痰鸣
以上症状和体征的组合有 $(2^2-1) \times (2^2-1)=3 \times 3=9$ 种		
Ⅴ 1/1		咳喘，咳痰，舌质淡白，苔白腻，脉弦滑
Ⅴ 1/2		胸部痞闷不舒，咳痰，舌质淡白，苔白腻，脉弦滑
Ⅴ 1/3		咳喘，胸部痞闷不舒，咳痰，舌质淡白，苔白腻，脉弦滑
Ⅴ 1/4		咳喘，喉间痰鸣，舌质淡白，苔白腻，脉弦滑
Ⅴ 1/5		胸部痞闷不舒，喉间痰鸣，舌质淡白，苔白腻，脉弦滑
Ⅴ 1/6		咳喘，胸部痞闷不舒，喉间痰鸣，舌质淡白，苔白腻，脉弦滑
Ⅴ 1/7		咳喘，咳痰，喉间痰鸣，舌质淡白，苔白腻，脉弦滑
Ⅴ 1/8		胸部痞闷不舒，咳痰，喉间痰鸣，舌质淡白，苔白腻，脉弦滑
Ⅴ 1/9		咳喘，胸部痞闷不舒，咳痰，喉间痰鸣，舌质淡白，苔白腻，脉弦滑

2. 第二种情况：痰在胃

		分级标准
Ⅰ	Yy	舌质淡白，苔白腻，脉弦滑
Ⅱ	Yy + Yx	舌质淡白，苔白腻，脉弦滑
		恶心，头晕，胃脘或脘腹痞闷不舒
以上症状和体征的组合有 $2^3-1=7$ 种		
Ⅱ 1		恶心，舌质淡白，苔白腻，脉弦滑
……		
Ⅱ 7		胃脘或脘腹痞闷不舒，头晕，恶心，舌质淡白，苔白腻，脉弦滑

（续表）

分级标准		
Ⅲ1	Yy + Xy	舌质淡白，苔白腻，脉弦滑 目眩
以上症状和体征的组合只有 1 种，为Ⅲ1= 目眩，舌质淡白，苔白腻，脉弦滑		
Ⅲ2	Yy + Yx + Xy	舌质淡白，苔白腻，脉弦滑 恶心，头晕，胃脘或脘腹痞闷不舒 目眩
以上症状和体征的组合有 7×1=7 种，为Ⅱ1~Ⅱ7 与 Xy 症状的排列组合		
Ⅲ2/1		恶心，目眩，舌质淡白，苔白腻，脉弦滑
……		
Ⅲ2/7		胃脘或脘腹痞闷不舒，头晕，恶心，目眩，舌质淡白，苔白腻，脉弦滑
Ⅴ1	Yy + Yx + Xx	舌质淡白，苔白腻，脉弦滑 恶心，头晕，胃脘或脘腹痞闷不舒 呕吐痰涎
以上症状和体征的组合有 $(2^3-1)\times(2^1-1)=7$ 种，为Ⅱ1~Ⅱ7 与 Xx 症状的排列组合		
Ⅴ1/1		恶心，呕吐痰涎，舌质淡白，苔白腻，脉弦滑
……		
Ⅴ1/7		胃脘或脘腹痞闷不舒，头晕，恶心，呕吐痰涎，舌质淡白，苔白腻，脉弦滑
Ⅴ2	Yy + Yx + Xy + Xx	舌质淡白，苔白腻，脉弦滑 恶心，头晕，胃脘或脘腹痞闷不舒 目眩 呕吐痰涎
以上症状和体征的组合有 7×1=7 种，为Ⅲ2/1~Ⅲ2/7 与 Xx 症状的排列组合		
Ⅴ2/1		恶心，呕吐痰涎，目眩，舌质淡白，苔白腻，脉弦滑
……		
Ⅴ2/7		胃脘或脘腹痞闷不舒，头晕，恶心，呕吐痰涎，目眩，舌质淡白，苔白腻，脉弦滑

3. 第三种情况：痰在心

分级标准		
Ⅰ	Yy	舌质淡白，苔白腻，脉弦滑
Ⅱ	Yy + Yx	舌质淡白，苔白腻，脉弦滑 神识昏蒙，或神志痴呆，或神志狂乱

（续表）

Ⅱ 1	神识昏蒙，舌质淡白，苔白腻，脉弦滑
Ⅱ 2	神志痴呆，舌质淡白，苔白腻，脉弦滑
Ⅱ 3	神志狂乱，舌质淡白，苔白腻，脉弦滑

　　4. 第四种情况：痰在经络

　　分两个方面，一是半身不遂，或口眼歪斜，或肢体或肌肤麻木不仁；另一方面是喉中异物感（梅核气），或瘰疬，或气瘿，或痰核，或乳癖。

以上半身不遂，或口眼歪斜，或肢体或肌肤麻木不仁等症状和体征的组合有 $2^3\sim1=7$ 种	
1	半身不遂，舌质淡白，苔白腻，脉弦滑
……	
7	半身不遂，口眼歪斜，肢体或肌肤麻木不仁，舌质淡白，苔白腻，脉弦滑
以上喉中异物感（梅核气），或瘰疬，或气瘿，或痰核，或乳癖等症状和体征的组合有 $2^5-1=31$ 种	
1	喉中异物感（梅核气），舌质淡白，苔白腻，脉弦滑
……	
31	喉中异物感（梅核气），瘰疬，气瘿，痰核，乳癖，舌质淡白，苔白腻，脉弦滑

　　以上痰在经络的两种情况，其不同的具体形式，也可以相兼出现，有 $31 \times 7 = 217$ 种，在此略。

第二节　饮证

一、饮证的四诊症状和体征

　　咳嗽气喘，咳痰液清稀色白量多或有白沫，泛吐稀涎或清水，或胸胁疼痛随呼吸咳嗽转侧加剧，或胸胁胀闷甚肋间胀满或隆起，或喉间哮鸣倚息不得平卧，或脘腹胀闷，或肠间有水声漉漉，或头面身肢浮肿，头晕，目眩，口淡不渴，食欲减退，舌质淡白湿润胖嫩，舌苔白滑，脉弦细。

二、饮证诊断标准

（一）饮证的一级诊断标准

咳嗽气喘，咳痰液清稀色白、量多或有白沫，泛吐稀涎或清水，或胸胁疼痛、随呼吸咳嗽转侧加剧，或胸胁胀闷甚肋间胀满或隆起，或喉间哮鸣、倚息不得平卧，或脘腹胀闷，或肠间有水声漉漉，或头面身肢浮肿，头晕，目眩，口淡不渴，食欲减退，舌质淡白湿润胖嫩，舌苔白滑，脉弦细。

（二）饮证的二级诊断标准

饮证的判定，有五种情况，为饮在肺、饮在胃、饮在胸胁、饮在肠、饮在肌肤。见表8-3。

表 8-3　饮证的二级诊断标准

1. 第一种情况：饮在肺

演化阶段	拓扑结构	表现形式	治法	方剂	药物
I	Yy	舌苔白滑，脉弦细	泻肺逐饮	单方，单药	葶苈子
II	Yy + Yx	舌苔白滑，脉弦细 咳嗽气喘	宣肺祛痰 化饮平喘	射干麻黄汤	射干，麻黄，半夏，细辛，款冬花，紫菀，五味子
V 1	Yy + Yx + Xx	舌苔白滑，脉弦细 咳嗽气喘 咳痰液清稀色白量多或有白沫 或喉间哮鸣、倚息不得平卧	宣肺祛痰 化饮平喘 泻肺逐饮	射干麻黄汤 +三子养亲汤 +葶苈大枣泻肺汤	射干，麻黄，半夏，细辛，款冬花，紫菀，五味子，苏子，白芥子，莱菔子，葶苈子

2. 第二种情况：饮在胃

演化阶段	拓扑结构	表现形式	治法	方剂	药物
I	Yy	舌苔白滑，脉弦细	逐饮和胃	单方，单药	半夏，茯苓
II	Yy + Yx	舌苔白滑，脉弦细 脘腹胀闷，食欲减退 头晕	和胃理气 化饮息风	平胃散 +半夏白术天麻汤	苍术，厚朴，陈皮，甘草
III 1	Yy + Xy	舌苔白滑，脉弦细 目眩 口淡不渴	化饮息风 化饮和胃	半夏白术天麻汤 +平胃散	苍术，厚朴，半夏，陈皮，茯苓，白术，天麻，甘草
III 2	Yy + Yx + Xy	舌苔白滑，脉弦细 脘腹胀闷，食欲减退 头晕 目眩 口淡不渴	理气和胃 化饮息风 化饮和胃	平胃散 +半夏白术天麻汤 +平胃散	苍术，厚朴，半夏，陈皮，茯苓，白术，天麻，甘草

（续表）

演化阶段	拓扑结构	表现形式	治法	方剂	药物
IV	Yy + Xy + Xx	舌苔白滑，脉弦细 目眩 口淡不渴 泛吐稀涎或清水	 化饮息风 化饮和胃 化饮止吐	 半夏白术天麻汤 ＋平胃散 ＋小半夏汤＋苓桂术甘汤	生姜，桂枝，苍术，厚朴，半夏，陈皮，茯苓，白术，天麻，甘草
V 1	Yy + Yx + Xx	舌苔白滑，脉弦细 脘腹胀闷，食欲减退 头晕 泛吐稀涎或清水	 理气和胃 化饮息风 降逆和胃	 平胃散 ＋半夏白术天麻汤 ＋小半夏汤＋苓桂术甘汤	半夏，茯苓，桂枝，白术，苍术，厚朴，陈皮，甘草
V 2	Yy + Yx + Xy + Xx	舌苔白滑，脉弦细 脘腹胀闷，食欲减退 头晕 目眩 口淡不渴 泛吐稀涎或清水	 理气和胃 化饮息风 化饮和胃 化饮止吐	 平胃散 ＋半夏白术天麻汤 ＋平胃散 ＋小半夏汤＋苓桂术甘汤	半夏，陈皮，天麻，半夏，茯苓，桂枝，白术，苍术，厚朴，甘草

3. 第三种情况：饮在胸胁

演化阶段	拓扑结构	表现形式	治法	方剂	药物
I	Yy	舌苔白滑，脉弦细	攻逐水饮	单方，单药	甘遂
II	Yy + Yx	舌苔白滑，脉弦细 胸胁疼痛、随呼吸咳嗽转侧加剧 或胸胁胀闷、甚肋间胀满或隆起	攻逐水饮	十枣汤	甘遂，芫花大戟，大枣

4. 第四种情况：饮在肠

演化阶段	拓扑结构	表现形式	治法	方剂	药物
I	Yy	舌苔白滑，脉弦细	攻逐水饮	单方，单药　甘遂	
II	Yy + Yx	舌苔白滑，脉弦细 肠间有水声漉漉	攻逐水饮	甘遂半夏汤　甘遂，半夏，芍药，甘草 ＋己椒苈黄丸　防己，椒目，葶苈子，大黄	

5. 第五种情况：饮在肌肤

表现形式	治法	方剂	药物
头面身肢浮肿的症状和体征的组合只有 1 种，为头面身肢浮肿、舌苔白滑、脉弦细	温阳散寒化饮	小青龙汤	麻黄，桂枝，细辛，干姜，芍药，五味子，甘草

（三）饮证的三级诊断标准

见表8-4。

表 8-4 饮证的三级诊断标准

1. 第一种情况：饮在肺

分级标准		
I	Yy	舌苔白滑，脉弦细
II	Yy + Yx	舌苔白滑，脉弦细 咳嗽气喘
以上症状和体征的组合只有 1 种，为 II = 咳嗽气喘、舌苔白滑、脉弦细		
V 1	Yy + Yx + Xx	舌苔白滑，脉弦细 咳嗽气喘 咳痰液清稀色白、量多或有白沫，或喉间哮鸣、倚息不得平卧
以上症状和体征的组合有 3 种		
V 1/1		咳嗽气喘，咳痰液清稀色、白量多或有白沫，舌苔白滑，脉弦细
V 1/2		咳嗽气喘，喉间哮鸣、倚息不得平卧，舌苔白滑，脉弦细
V 1/3		咳嗽气喘，咳痰液清稀色白、量多或有白沫，喉间哮鸣、倚息不得平卧，舌苔白滑，脉弦细

2. 第二种情况：饮在胃

分级标准		
I	Yy	舌苔白滑，脉弦细
II	Yy + Yx	舌苔白滑，脉弦细 脘腹胀闷，头晕，食欲减退
以上症状和体征的组合有 $2^3-1=7$ 种		
II 1		脘腹胀闷，舌苔白滑，脉弦细
……		
II 7		脘腹胀闷，头晕，食欲减退，舌苔白滑，脉弦细
III 1	Yy + Xy	舌苔白滑，脉弦细 目眩，口淡不渴
以上症状和体征的组合有 $2^2-1=3$ 种		
III 1/1		目眩，舌苔白滑，脉弦细
III 1/2		口淡不渴，舌苔白滑，脉弦细

（续表）

分级标准		
Ⅲ 1/3		目眩，口淡不渴，舌苔白滑，脉弦细
Ⅲ 2	Yy + Yx + Xy	舌苔白滑，脉弦细
		脘腹胀闷，头晕，食欲减退
		目眩，口淡不渴

以上症状和体征的组合有 $(2^3-1) \times (2^2-1) = 7 \times 3 = 21$ 种，为Ⅱ 1～Ⅱ 7 与Ⅲ 1/1～Ⅲ 1/3 之间相互排列组合

Ⅲ 2/1	脘腹胀闷，目眩，舌苔白滑，脉弦细
……	
Ⅲ 2/21	脘腹胀闷，头晕，食欲减退，目眩，口淡不渴，舌苔白滑，脉弦细

Ⅳ	Yy + Xy + Xx	舌苔白滑，脉弦细
		目眩，口淡不渴
		泛吐稀涎或清水

以上症状和体征的组合有 $(2^2-1) \times 1 = 3$ 种，为Ⅲ 1/1～Ⅲ 1/3 与 Xx 症状之间的排列组合

Ⅳ 1	泛吐稀涎或清水，目眩，舌苔白滑，脉弦细
Ⅳ 2	泛吐稀涎或清水，口淡不渴，舌苔白滑，脉弦细
Ⅳ 3	泛吐稀涎或清水，目眩，口淡不渴，舌苔白滑，脉弦细

Ⅴ 1	Yy + Yx + Xx	舌苔白滑，脉弦细
		脘腹胀闷，头晕，食欲减退
		泛吐稀涎或清水

以上症状和体征的组合有 $(2^3-1) \times 1 = 7$ 种，为Ⅱ 1～Ⅱ 7 与 Xx 症状之间的排列组合

Ⅴ 1/1	脘腹胀闷，泛吐稀涎或清水，舌苔白滑，脉弦细
……	
Ⅴ 1/7	脘腹胀闷，头晕，食欲减退，泛吐稀涎或清水，舌苔白滑，脉弦细

Ⅴ 2	Yy + Yx + Xy + Xx	舌苔白滑，脉弦细
		脘腹胀闷，头晕，食欲减退
		目眩，口淡不渴
		泛吐稀涎或清水

以上症状和体征的组合有 $(2^3-1) \times (2^2-1) \times 1 = 7 \times 3 = 21$ 种，为Ⅲ 2/1～Ⅲ 2/21 与 Xx 症状之间的排列组合

（续表）

分级标准		
V 2/1		脘腹胀闷，目眩，泛吐稀涎或清水，舌苔白滑，脉弦细
……		
V 2/21		脘腹胀闷，头晕，食欲减退，目眩，口淡不渴，泛吐稀涎或清水，舌苔白滑，脉弦细

3. 第三种情况：饮在胸胁

分级标准		
I	Yy	舌苔白滑，脉弦细
II	Yy + Yx	舌苔白滑，脉弦细 胸胁疼痛、随呼吸咳嗽转侧加剧，或胸胁胀闷甚肋间胀满或隆起
以上症状和体征的组合有 2 种		
II 1		胸胁疼痛、随呼吸咳嗽转侧加剧，舌苔白滑，脉弦细
II 2		胸胁胀闷、甚肋间胀满或隆起，舌苔白滑，脉弦细

4. 第四种情况：饮在肠

分级标准		
I	Yy	舌苔白滑，脉弦细
II	Yy + Yx	舌苔白滑，脉弦细 肠间有水声漉漉
以上症状和体征的组合只有 1 种，为 II = 肠间有水声漉漉、舌苔白滑、脉弦细		

5. 第五种情况：饮在肌肤

头面身肢浮肿的症状和体征的组合只有 1 种，为头面身肢浮肿、舌苔白滑、脉弦细

第三节　瘀血证候

一、瘀血证候的四诊症状和体征

瘀血证候表现在疼痛、肿块、出血、瘀血色脉征等四个方面：

疼痛特点：为刺痛，痛处拒按，固定不移，常在夜间痛甚。

肿块的性状：在体表者包块色青紫，腹内者触及质硬而推之不移。

出血的特征：出血反复不止，色紫暗或夹血块，或大便色黑如柏油状，或妇女血崩、漏血。

瘀血色脉征：面色黧黑，或唇甲青紫，或皮下紫斑，或肌肤甲错，或腹露青筋，或皮肤出现丝状红缕，或舌有紫色斑点、舌下络脉曲张，脉细涩或结、代、无脉。

二、瘀血证候的诊断标准

（一）瘀血证候的一级诊断标准

疼痛为刺痛、痛处拒按、固定不移，常在夜间痛甚；或在体表者包块色青紫，腹内者触及质硬而推之不移；或出血反复不止、色紫暗或夹血块，或大便色黑如柏油状，或妇女血崩、漏血；或面色黧黑，或唇甲青紫，或皮下紫斑，或肌肤甲错，或腹露青筋，或皮肤出现丝状红缕，或舌有紫色斑点、舌下络脉曲张，脉细涩或结、代、无脉。

（二）瘀血证候的二级诊断标准

见表8-5。

表 8-5　瘀血证候的二级诊断标准

演化阶段	拓扑结构	表现形式	治法	方剂	药物
I	Yy	舌有紫色斑点、舌下络脉曲张，脉细涩或结、代、无脉	活血化瘀	单方，单药	桃仁，红花
II	Yy + Yx	舌有紫色斑点、舌下络脉曲张，脉细涩或结、代、无脉 刺痛、痛处拒按、固定不移、常在夜间痛甚，或大便色黑如柏油状	活血化瘀止痛	桃红四物汤	桃仁，红花，熟地黄，当归，白芍，川芎
III 1	Yy + Xy	舌有紫色斑点、舌下络脉曲张，脉细涩或结、代、无脉 面色黧黑，或唇甲青紫，体表者包块色青紫，皮下紫斑，或肌肤甲错，或皮肤出现丝状红缕	活血化瘀	桃红四物汤	桃仁，红花，熟地黄，当归，白芍，川芎

（续表）

演化阶段	拓扑结构	表现形式	治法	方剂	药物
Ⅲ2	Yy + Yx + Xy	舌有紫色斑点、舌下络脉曲张，脉细涩或结、代、无脉 刺痛、痛处拒按、固定不移、常在夜间痛甚，或大便色黑如柏油状 面色黧黑，或唇甲青紫，体表者包块色青紫，皮下紫斑，或肌肤甲错，或皮肤出现丝状红缕	活血化瘀止痛	桃红四物汤	桃仁，红花，熟地黄，当归，白芍，川芎
Ⅳ	Yy + Xy + Xx	舌有紫色斑点、舌下络脉曲张，脉细涩或结、代、无脉 面色黧黑，或唇甲青紫，体表者包块色青紫，皮下紫斑，或肌肤甲错，或皮肤出现丝状红缕 腹内者触及质硬而推之不移，出血反复不止、色紫暗或夹血块，或妇女血崩、漏血，或腹露青筋	活血化瘀缓消癥块	桃红四物汤+桂枝茯苓丸	桃仁，红花，熟地黄，当归，白芍，川芎，桂枝，茯苓，丹皮
Ⅴ1	Yy + Yx + Xx	舌有紫色斑点、舌下络脉曲张，脉细涩或结、代、无脉 刺痛、痛处拒按、固定不移、常在夜间痛甚，或大便色黑如柏油状 腹内者触及质硬而推之不移，出血反复不止、色紫暗或夹血块，或妇女血崩、漏血，或腹露青筋	活血化瘀止痛缓消癥块	桃红四物汤+桂枝茯苓丸	桃仁，红花，熟地黄，当归，白芍，川芎，桂枝，茯苓，丹皮
Ⅴ2	Yy + Yx + Xy + Xx	舌有紫色斑点、舌下络脉曲张，脉细涩或结、代、无脉 刺痛、痛处拒按、固定不移、常在夜间痛甚或大便色黑如柏油状 面色黧黑，或唇甲青紫，体表者包块色青紫，皮下紫斑，或肌肤甲错，或皮肤出现丝状红缕 腹内者触及质硬而推之不移，出血反复不止、色紫暗或夹血块，或妇女血崩、漏血，或腹露青筋	活血化瘀止痛缓消癥块	桃红四物汤+桂枝茯苓丸	桃仁，红花，熟地黄，当归，白芍，川芎，桂枝，茯苓，丹皮

（三）瘀血证候的三级诊断标准

见表8-6。

表 8-6　瘀血证候的三级诊断标准

1. 第一种情况

刺痛，痛处拒按，固定不移，常在夜间痛甚。

I	Yy	舌有紫色斑点、舌下络脉曲张，脉细涩或结、代、无脉
II	Yy + Yx	舌有紫色斑点、舌下络脉曲张，脉细涩或结、代、无脉 刺痛，痛处拒按，固定不移，常在夜间痛甚
II 1		刺痛，常在夜间痛甚，舌有紫色斑点、舌下络脉曲张，脉细涩或结、代、无脉
II 2		刺痛，痛处拒按、常在夜间痛甚，舌有紫色斑点、舌下络脉曲张，脉细涩或结、代、无脉
II 3		疼痛固定不移，常在夜间痛甚，舌有紫色斑点、舌下络脉曲张，脉细涩或结、代、无脉
II 4		刺痛，痛处拒按，固定不移，常在夜间痛甚，舌有紫色斑点、舌下络脉曲张，脉细涩或结、代、无脉

2. 第二种情况

（肿块）在体表者包块色青紫，腹内者触及质硬而推之不移。

I	Yy	舌有紫色斑点、舌下络脉曲张，脉细涩或结、代、无脉
IV	Yy + Xy + Xx	舌有紫色斑点、舌下络脉曲张，脉细涩或结、代、无脉 （肿块）在体表者包块色青紫 腹内者触及质硬而推之不移
IV		（肿块）在体表者包块色青紫，腹内者触及质硬而推之不移，舌有紫色斑点、舌下络脉曲张，脉细涩或结、代、无脉

3. 第三种情况

出血反复不止，色紫暗或夹血块，或大便色黑如柏油状，或妇女血崩、漏血。

I	Yy	舌有紫色斑点、舌下络脉曲张，脉细涩或结、代、无脉
V 1	Yy + Yx + Xx	舌有紫色斑点、舌下络脉曲张，脉细涩或结、代、无脉 大便色黑如柏油状 出血反复不止、色紫暗或夹血块，或妇女血崩、漏血
V 1/1		出血反复不止、色紫暗或夹血块，舌有紫色斑点、舌下络脉曲张，脉细涩或结、代、无脉
V 1/2		大便色黑如柏油状，舌有紫色斑点、舌下络脉曲张，脉细涩或结、代、无脉
V 1/3		妇女血崩、漏血，舌有紫色斑点、舌下络脉曲张，脉细涩或结、代、无脉

4. 第四种情况

面色黧黑，或唇甲青紫，或皮下紫斑，或肌肤甲错，或腹露青筋，或皮肤出现丝状红缕，或舌有紫色斑点、舌下络脉曲张，脉细涩或结、代、无脉。

I	Yy	舌有紫色斑点、舌下络脉曲张，脉细涩或结、代、无脉
IV	Yy + Xy + Xx	舌有紫色斑点、舌下络脉曲张，脉细涩或结、代、无脉 面色黧黑，或唇甲青紫，皮下紫斑，或肌肤甲错，或皮肤出现丝状红缕 腹露青筋
IV 1		面色黧黑，舌有紫色斑点、舌下络脉曲张，脉细涩或结、代、无脉
IV 2		唇甲青紫，舌有紫色斑点、舌下络脉曲张，脉细涩或结、代、无脉
IV 3		皮下紫斑，舌有紫色斑点、舌下络脉曲张，脉细涩或结、代、无脉
IV 4		肌肤甲错，舌有紫色斑点、舌下络脉曲张，脉细涩或结、代、无脉
IV 5		皮肤出现丝状红缕，舌有紫色斑点、舌下络脉曲张，脉细涩或结、代、无脉
IV 6		腹露青筋，舌有紫色斑点、舌下络脉曲张，脉细涩或结、代、无脉

　　以上瘀血证候的四个方面，可以相兼出现，通过计算，有 $4 \times 1 \times (2^3-1) \times (2^6-1) = 4 \times 1 \times 7 \times 63 = 1764$ 种。

第九章 风寒与风热证候结构数学推演及表征

第一节 风寒外感证候

一、风寒外感证候的四诊症状和体征

恶寒发热，无汗，头痛，身体疼痛，鼻塞，流清鼻涕，喉痒，咳嗽，痰吐清稀色白，口不渴或喜热饮，舌苔白薄而润，脉浮紧。

二、风寒外感证候的四诊症状和体征与肺脏功能和络属的对应关系

见表9-1。

表 9-1 风寒外感证候的四诊症状和体征与肺脏功能和络属的对应关系

肺	功能			络属		
	主气司呼吸	主宣发肃降	主通调水道	皮毛	鼻涕	咽喉
风寒外感证候的症状	无	咳嗽，痰吐清稀色白	口不渴或喜热饮	恶寒发热，无汗头痛，身体疼痛	鼻塞，流清鼻涕	喉痒
	舌象脉象：舌苔白薄而润，脉浮紧					

三、风寒外感证候的特征不变量分析

见表9-2。

表 9-2 风寒外感证候的特征不变量分析

特征不变量	症状和体征	治法	方剂	药物
气血紊乱最早反映出的征象 Yy	舌苔白薄而润，脉浮紧	辛温解表	单方，单药	麻黄，桂枝

（续表）

特征不变量	症状和体征	治法	方剂	药物
脏腑经络气血紊乱的表现 Yx	咳嗽	发汗解表 宣肺止咳	三拗汤	麻黄，杏仁，甘草
形体、官窍、荣华等的紊乱症状 Xy	恶寒发热、无汗 头痛，身体痛疼	发汗解表 疏风止痛	麻黄汤 +川芎茶调散	麻黄，桂枝，甘草 薄荷，川芎，荆芥，香附，防风，白芷，羌活，甘草
	鼻塞，喉痒	辛温通窍	+苍耳子散	苍耳子，细辛，辛夷花，薄荷
	口不渴或喜热饮	辛温解表	+麻黄、桂枝	麻黄，桂枝
形体、官窍、荣华等的变形症状 Xx	流清鼻涕，痰吐清稀色白	宣肺化痰	麻黄汤 +二陈汤	麻黄，桂枝，杏仁，半夏，陈皮，茯苓，乌梅，甘草

四、风寒外感证候诊断标准

（一）风寒外感证候的一级诊断标准

恶寒发热，无汗，头痛，身体疼痛，鼻塞，流清鼻涕，喉痒，咳嗽，痰吐清稀色白，口不渴或喜热饮，舌苔白薄而润，脉浮紧

（二）风寒外感证候的二级诊断标准

见表9-3。

表 9-3 风寒外感证候的二级诊断标准

演化阶段	拓扑结构	表现形式	治法	方剂	药物
I	Yy	舌苔白薄而润，脉浮紧	辛温解表	单方，单药	麻黄，桂枝
II	Yy + Yx	舌苔白薄而润，脉浮紧 咳嗽	发汗解表 宣肺止咳	三拗汤	麻黄，杏仁，甘草
III 1	Yy + Xy	舌苔白薄而润，脉浮紧 恶寒发热、无汗 头痛，身体痛疼 鼻塞，喉痒 口不渴或喜热饮	发汗解表 疏风止痛 辛温通窍 辛温解表	麻黄汤 +川芎茶调散 +苍耳子散 +麻黄、桂枝	麻黄，桂枝，甘草，薄荷，川芎，荆芥，香附，防风，白芷，羌活，苍耳子，细辛，辛夷花，薄荷
III 2	Yy + Yx + Xy	舌苔白薄而润，脉浮紧 咳嗽 恶寒发热、无汗 头痛，身体痛疼 鼻塞，喉痒 口不渴或喜热饮	宣肺止咳 发汗解表 疏风止痛 辛温通窍 辛温解表	三拗汤 +麻黄汤 +川芎茶调散 +苍耳子散 +麻黄、桂枝	麻黄，桂枝，杏仁，甘草，薄荷，川芎，荆芥，香附，防风，白芷，羌活，苍耳子，细辛，辛夷花，薄荷

（续表）

演化阶段	拓扑结构	表现形式	治法	方剂	药物
Ⅳ	Yy + Xy	舌苔白薄而润，脉浮紧			麻黄，桂枝，杏仁，半夏，陈皮，茯苓，乌梅，甘草，薄荷，川芎，荆芥，香附，防风，白芷，羌活，苍耳子，细辛，辛夷花，薄荷
		恶寒发热、无汗	发汗解表	麻黄汤	
		头痛，身体痛疼	疏风止痛	+ 川芎茶调散	
		鼻塞，喉痒	辛温通窍	+ 苍耳子散	
		口不渴或喜热饮	辛温解表	+ 麻黄、桂枝	
	+ Xx	流清鼻涕，痰吐清稀色白	宣肺化痰	+ 二陈汤	
Ⅴ1	Yy + Yx + Xx	舌苔白薄而润，脉浮紧			麻黄，桂枝，杏仁，半夏，陈皮，茯苓，乌梅，甘草
		咳嗽	宣肺止咳	三拗汤	
		流清鼻涕，痰吐清稀色	宣肺化痰	+ 二陈汤	
Ⅴ2	Yy + Yx + Xy	舌苔白薄而润，脉浮紧			麻黄，桂枝，杏仁，半夏，陈皮，茯苓，乌梅，甘草，薄荷，川芎，荆芥，香附，防风，白芷，羌活，苍耳子，细辛，辛夷花，薄荷
		咳嗽	宣肺止咳	三拗汤	
		恶寒发热、无汗	发汗解表	+ 麻黄汤	
		头痛，身体痛疼	疏风止痛	+ 川芎茶调散	
		鼻塞，喉痒	辛温通窍	+ 苍耳子散	
		口不渴或喜热饮	辛温解表	+ 麻黄、桂枝	
	+ Xx	流清鼻涕，痰吐清稀色白	化痰止咳	+ 二陈汤	

（三）风寒外感证候的三级诊断标准

见表9-4。

表 9-4　风寒外感证候的三级诊断标准

Ⅰ	Yy	舌苔白薄而润，脉浮紧
Ⅱ	Yy + Yx	舌苔白薄而润，脉浮紧 咳嗽
以上症状和体征的组合只有 1 种，为 Ⅱ = 咳嗽，舌苔白薄而润，脉浮紧		
Ⅲ1	Yy + Xy	舌苔白薄而润，脉浮紧 恶寒发热、无汗，头痛，身体疼痛，鼻塞，喉痒，口不渴或喜热饮
以上症状和体征的组合有 $2^6-1=63$ 种		
Ⅲ1/1		恶寒发热、无汗，舌苔白薄而润，脉浮紧
……		
Ⅲ1/63		恶寒发热、无汗，头痛，身体疼痛，鼻塞，喉痒，口不渴或喜热饮，舌苔白薄而润，脉浮紧
Ⅲ2	Yy + Yx + Xy	舌苔白薄而润，脉浮紧 咳嗽 恶寒发热、无汗，头痛，身体疼痛，鼻塞，喉痒，口不渴或喜热饮

（续表）

以上症状和体征的组合有 $1 \times (2^6-1)=63$ 种，为Ⅱ与Ⅲ 1/1~Ⅲ 1/63 之间相互的排列组合		
Ⅲ 2/1		咳嗽，恶寒发热、无汗，舌苔白薄而润，脉浮紧
……		
Ⅲ 2/63		恶寒发热、无汗，头痛，身体疼痛，鼻塞，喉痒，咳嗽，口不渴或喜热饮，舌苔白薄而润，脉浮紧
Ⅳ	Yy + Xy + Xx	舌苔白薄而润，脉浮紧
		恶寒发热、无汗，头痛，身体疼痛，鼻塞，喉痒，口不渴或喜热饮
		流清鼻涕，痰吐清稀色白
以上流清鼻涕、痰吐清稀色白等症状和体征的组合有 $2^2-1=3$ 种		
1		流清鼻涕
2		痰吐清稀色白
3		流清鼻涕，痰吐清稀色白
以上症状和体征的组合有 $(2^6-1) \times 3=63 \times 3=189$ 种，为Ⅲ 1/1~Ⅲ 1/63 与上面的 1~3 之间相互的排列组合		
Ⅳ 1		恶寒发热、无汗，流清鼻涕，舌苔白薄而润，脉浮紧
……		
Ⅳ 189		恶寒发热、无汗，头痛，身体疼痛，鼻塞，喉痒，口不渴或喜热饮，流清鼻涕，痰吐清稀色白，舌苔白薄而润，脉浮紧
Ⅴ 1	Yy + Yx + Xx	舌苔白薄而润，脉浮紧
		咳嗽
		流清鼻涕，痰吐清稀色白
以上症状和体征的组合有 $(2^2-1) \times 1=3$ 种，为Ⅱ与上面的 1~3 之间相互的排列组合		
Ⅴ 1/1		咳嗽，流清鼻涕，舌苔白薄而润，脉浮紧
Ⅴ 1/2		咳嗽，痰吐清稀色白，舌苔白薄而润，脉浮紧
Ⅴ 1/3		咳嗽，流清鼻涕，痰吐清稀色白，舌苔白薄而润，脉浮紧
Ⅴ 2	Yy + Yx + Xy + Xx	舌苔白薄而润，脉浮紧
		咳嗽
		恶寒发热、无汗，头痛，身体疼痛，鼻塞，喉痒，口不渴或喜热饮
		流清鼻涕，痰吐清稀色白
以上症状和体征的组合有 $189 \times 1=189$，为Ⅳ 1~Ⅳ 189 与Ⅱ之间相互的排列组合		
Ⅴ 2/1		咳嗽，恶寒发热、无汗，流清鼻涕，舌苔白薄而润，脉浮紧
……		
Ⅴ 2/189		咳嗽，恶寒发热、无汗，头痛，身体疼痛，鼻塞，喉痒，口不渴或喜热饮，流清鼻涕，痰吐清稀色白，舌苔白薄而润，脉浮紧

第二节　风热外感证候

一、风热外感证候的四诊症状和体征

发热微恶风寒，头痛，无汗或少汗，咳嗽，或咳痰黏黄，或咽喉肿痛，鼻塞、流黄鼻涕，口微渴，舌尖边红、苔薄白，脉浮数。

二、风热外感证候的四诊症状和体征与肺脏功能和络属的对应关系

见表9-5。

表 9-5　风热外感证候的四诊症状和体征与肺脏功能和络属的对应关系

肺	功能			络属		
	主气司呼吸	主宣发肃降	主通调水道	皮毛	鼻涕	咽喉
风热外感证候的症状	无	咳嗽，或咳痰黏黄，口微渴	无	头痛，发热微恶风寒，无汗或少汗	鼻塞，流黄鼻涕	或咽喉肿痛
	舌象脉象：舌尖边红、苔薄白，脉浮数					

三、风热外感证候的特征不变量分析

见表9-6。

表 9-6　风热外感证候的特征不变量分析

特征不变量	症状和体征	治法	方剂	药物
气血紊乱最早反映出的征象 Yy	舌尖边红、苔薄白，脉浮数	辛凉解表	单方，单药	银花，连翘
脏腑经络气血紊乱的表现 Yx	咳嗽	疏风清热宣肺止咳	桑菊饮	桑叶，杏仁，桔梗，连翘，薄荷
形体、官窍、荣华等的紊乱症状 Xy	发热微恶风寒无汗或少汗	辛凉解表	银翘散	金银花，连翘，荆芥穗
	头痛	疏风止痛	银翘散	金银花，连翘，荆芥穗，淡豆豉
	鼻塞	宣肺通窍	苍耳子散	苍耳子，辛夷，白芷，薄荷
	口微渴	生津止渴	银翘散	芦根

（续表）

特征不变量	症状和体征	治法	方剂	药物
形体、官窍、荣华等的变形症状 Xx	或咳痰粘黄	疏风清热宣肺化痰	桑菊饮+黄芩、贝母	桑叶，菊花，桔梗，杏仁，连翘，芦根，薄荷，黄芩，贝母
	或咽喉肿痛鼻流黄鼻涕	疏风清热解毒止痛	银翘散	金银花，连翘，牛蒡子，桔梗

四、风热外感证候诊断标准

（一）风热外感证候的一级诊断标准

发热微恶风寒，头痛，无汗或少汗，咳嗽，或咳痰黏黄，或咽喉肿痛，鼻塞、流黄鼻涕，口微渴，舌尖边红、苔薄白，脉浮数。

（二）风热外感证候的二级诊断标准

见表9-7。

表 9-7 风热外感证候的二级诊断标准

演化阶段	拓扑结构	表现形式	治法	方剂	药物
I	Yy	舌尖边红、苔薄白，脉浮数	辛凉解表	单方，单药	银花，连翘
II	Yy+Yx	舌尖边红、苔薄白，脉浮数 咳嗽	疏风清热宣肺止咳	桑菊饮	桑叶，杏仁，桔梗，连翘，薄荷
III 1	Yy+Xy	舌尖边红、苔薄白，脉浮数 发热微恶风寒，无汗或少汗 头痛 鼻塞 口微渴	辛凉解表 疏风止痛 辛凉通窍 生津止渴	银翘散 +苍耳子散 +银翘散	桑叶，杏仁，桔梗，连翘，薄荷，银花，荆芥穗，淡豆豉，苍耳子，辛夷，白芷，芦根
III 2	Yy+Yx+Xy	舌尖边红、苔薄白，脉浮数 咳嗽 发热微恶风寒，无汗或少汗 头痛 鼻塞 口微渴	宣肺止咳 辛凉解表 疏风止痛 辛凉通窍 生津止渴	桑菊饮 +银翘散 +苍耳子散 +银翘散	桑叶，杏仁，桔梗，连翘，薄荷，银花，荆芥穗，淡豆豉，苍耳子，辛夷，白芷，芦根

（续表）

演化阶段	拓扑结构	表现形式	治法	方剂	药物
Ⅳ	Yy + Xy + Xx	舌尖边红、苔薄白，脉浮数 发热微恶风寒，无汗或少汗 头痛 鼻塞 口微渴 或咳痰粘黄或咽喉肿痛 鼻流黄鼻涕	 辛凉解表 疏风止痛 辛凉通窍 生津止渴 化痰解毒 止痛	 银翘散 ＋苍耳子散 ＋银翘散 ＋银翘散 ＋黄芩、贝母	桑叶，杏仁，桔梗，连翘，薄荷，银花，荆芥穗，淡豆豉，苍耳子，辛夷，白芷，芦根，牛蒡子，黄芩，贝母
Ⅴ1	Yy + Yx + Xx	舌尖边红、苔薄白，脉浮数 咳嗽 或咳痰粘黄，或咽喉肿痛 鼻流黄鼻涕	疏风清热 宣肺止咳 化痰解毒 止痛	 桑菊饮 ＋银翘散 ＋黄芩、贝母	桑叶，菊花，桔梗，杏仁，连翘，芦根，薄荷，黄芩，贝母，银花，牛蒡子，桔梗
Ⅴ2	Yy + Yx + Xy + Xx	舌尖边红、苔薄白，脉浮数 咳嗽 发热微恶风寒，无汗或少汗 头痛 鼻塞 口微渴 或咳痰粘黄，或咽喉肿痛 鼻流黄鼻涕	 宣肺止咳 辛凉解表 疏风止痛 辛凉通窍 生津止渴 化痰解毒 止痛	 桑菊饮 ＋银翘散 ＋苍耳子散 ＋银翘散 ＋银翘散 ＋黄芩、贝母	桑叶，杏仁，桔梗，连翘，薄荷，银花，荆芥穗，淡豆豉，苍耳子，辛夷，白芷，芦根，牛蒡子，黄芩，贝母

（三）风热外感证候的三级诊断标准

见表9-8。

表9-8　风热外感证候的三级诊断标准

Ⅰ	Yy	舌尖边红，苔薄白，脉浮数
Ⅱ	Yy + Yx	舌尖边红，苔薄白，脉浮数 咳嗽
以上症状和体征的组合只有 1 种，为 Ⅱ，即咳嗽，舌尖边红，苔薄白，脉浮数		
Ⅲ1	Yy + Xy	舌尖边红，苔薄白，脉浮数 发热微恶风寒，无汗或少汗，头痛，鼻塞，口微渴
以上发热微恶风寒、无汗或少汗等症状和体征的组合有 2 种，头痛、鼻塞、口微渴等症状和体征的组合有 $2^3-1=7$ 种，二者相兼排列有 $2 \times 7=14$ 种，总共的排列有 2+7+14=23 种		

（续表）

Ⅲ 1/1		发热微恶风寒、无汗，舌尖边红、苔薄白，脉浮数
……		
Ⅲ 1/23		发热微恶风寒、少汗，头痛，鼻塞，口微渴，舌尖边红，苔薄白，脉浮数
Ⅲ 2	Yy + Yx + Xy	舌尖边红，苔薄白，脉浮数
		咳嗽
		发热微恶风寒，无汗或少汗，头痛，鼻塞，口微渴
以上症状和体征的组合有 1×23=23 种，为Ⅱ与Ⅲ 1/1～Ⅲ 1/23 之间相互的排列组合		
Ⅲ 2/1		发热微恶风寒、无汗，咳嗽，舌苔白薄而润，脉浮紧
……		
Ⅲ 2/23		发热微恶风寒、少汗，头痛，鼻塞，口微渴，咳嗽，舌尖边红，苔薄白，脉浮数
Ⅳ	Yy + Xy + Xx	舌尖边红，苔薄白，脉浮数
		发热微恶风寒，无汗或少汗，头痛，鼻塞，口微渴
		或咳痰黏黄，或咽喉肿痛，鼻流黄鼻涕
以上咳痰黏黄、咽喉肿痛、鼻流黄鼻涕等症状和体征的组合有 $2^3-1=7$ 种		
1		咳痰黏黄
……		
7		咳痰粘黄，咽喉肿痛，鼻流黄鼻涕
以上症状和体征的组合有 23×7=161 种，为Ⅲ 1/1～Ⅲ 1/23 与上面的 1～7 之间相互的排列组合		
Ⅳ 1		咳痰黏黄，发热微恶风寒、无汗，舌尖边红，苔薄白，脉浮数
……		
Ⅳ 161		咳痰黏黄，咽喉肿痛，鼻流黄鼻涕，发热微恶风寒、少汗，头痛，鼻塞，口微渴，舌尖边红，苔薄白，脉浮数
Ⅴ 1	Yy + Yx + Xx	舌尖边红，苔薄白，脉浮数
		咳嗽
		或咳痰黏黄，或咽喉肿痛，鼻流黄鼻涕
以上症状和体征的组合有 $(2^3-1)×1=7$ 种，为Ⅱ与上面的 1～7 之间相互的排列组合		
Ⅴ 1/1		咳嗽，咳痰黏黄，舌尖边红，苔薄白，脉浮数
……		

（续表）

V 1/7		咳嗽，咳痰黏黄，咽喉肿痛，鼻流黄鼻涕，舌尖边红，苔薄白，脉浮数
V 2	Yy + Yx + Xy + Xx	舌尖边红，苔薄白，脉浮数
		咳嗽
		发热微恶风寒，无汗或少汗，头痛，鼻塞，口微渴
		或咳痰黏黄，或咽喉肿痛，鼻流黄鼻涕
以上症状和体征的组合有 161×1=161，为Ⅳ 1~ Ⅳ 161 与Ⅱ之间相互的排列组合		
V 2/1		咳嗽，咳痰黏黄，发热微恶风寒、无汗，舌尖边红，苔薄白，脉浮数
……		
V 2/161		咳嗽，咳痰黏黄，咽喉肿痛，鼻流黄鼻涕，发热微恶风寒、少汗，头痛，鼻塞，口微渴，舌尖边红，苔薄白，脉浮数

附表：中医80个主要证候的结构数据计算表

脏腑		证候	Ⅰ	Ⅱ	Ⅲ1	Ⅲ2	Ⅳ	Ⅴ1	Ⅴ2	总数	
心与小肠	1	心气虚	1	15	3	45	9	45	135	253	
	2	心血虚	1	19	1	19				40	
	3	心阴虚	1	79	3	237	9	237	711	1277	
	4	心阳虚		945	75	4725	625	2385	14175	22930	
	5	心阳虚脱					2	7	14	23	
	6	心火亢盛	1	5						6	26
			1	11						12	
			1		1		6			8	
	7	瘀阻脑络	1	16		16				33	
	8	痰火扰神	1	35						36	41
			1	4						5	
	9	痰蒙心神	1	6		6				13	23
			1	1		1			3	3	
			1	1		1	1		3	7	
	10	心脉痹阻	1	3						4	19
			1	3						4	
			1	6						7	
			1	3						4	
	11	小肠实热							15	15	
肺与大肠	12	肺气虚	1	31	1	31	3	93	93	253	
	13	肺阴虚	1	16		48	96			161	
	14	风寒犯肺	1	12	12	36	36	36	108	241	
	15	风热犯肺	1	12	4	12	28	84	84	225	
	16	燥邪犯肺	1	2	1	2	5	10	10	31	122
			1	6	3	6	15	30	30	91	
	17	肺热炽盛	1	14	6	42	6	14	42	125	
	18	寒痰阻肺	1	14				70		85	
	19	痰热壅肺	1	22	2	22	10	110	110	277	
	20	饮停胸胁	1	8			1	8		18	
	21	风水相搏							1	1	5
									1	1	
									3	3	

（续表）

脏腑		证候	I	II	III 1	III 2	IV	V 1	V 2	总数
肺与大肠	22	肠热腑实	1	33						34
	23	肠燥津亏	1	7						8
	24	大肠湿热	1	84						85
	25	虫积肠道		15			4		120	139
	26	大肠气滞	1	23						24
	27	寒滞大肠	1	3						4
	28	食滞大肠	1	31						32
脾与胃	29	脾气虚	1	127	95	12065	1045	1397	132715	147445
	30	脾虚气陷							20727	20727
	31	脾阳虚	1	896	665	84455	7315	9779	929005	1032116
	32	寒湿困脾	1	15	31	465	31	15	465	1023
	33	湿热蕴脾	1	7	63	441				512
	34	脾不统血							20727	20727
	35	脾气郁滞	1	1						2
	36	脾络瘀血	1	1						2
	37	胃气虚	1	84						85
	38	胃脘气滞	1	9						10
	39	胃阴虚	1	63	1	63				128
	40	胃阳虚	1	40						41
	41	寒饮停胃	1						24	25
	42	寒滞胃脘							8	8
	43	胃热炽盛	1	7	7	49	21	21	147	253
	44	食滞胃脘	1	7				7		15
	45	胃脘瘀血	1	3	1	3				8
	46	胃脘湿热	1	7	1	7				16
	47	胃脘寒湿	1	7						8
肝与胆	48	肝气虚	1		7		21			29
	49	肝气郁滞	1	127			7	889		1024
	50	肝血虚	1	5	511	2555	511	5	2555	6143
	51	肝阴虚	1	96	480	1440				2017
	52	肝阳上亢	1	15	3	45				64
	53	寒凝肝脉	1	6						7

（续表）

脏腑		证候		I	II	III 1	III 2	IV	V 1	V 2	总数	
肝与胆	54		肝火炽盛	1	7	1	7				16	
	55		胆郁痰扰		15						15	
	56	肝风内动	肝阳化风	1	16	126					143	293
	57		热极生风	1			31				32	
	58		阴虚动风	1	1	30	30				62	
	59		血虚生风							56	56	
	60		肝胆湿热	1	1		5	3	1	1	12	
肾与膀胱	61		肾气不固	1	10		10				21	
	62		肾虚水泛					4	7	21	32	
	63		肾阴虚	1	144	112	1008	112	144	1008	2529	
	64		肾阳虚	1	92		69				162	
	65		肾精不足	1	76	31	2356	31	76	2356	4927	
	66		膀胱湿热	1	16						17	
胞宫	67		胞宫寒湿	1	3						4	
	68		胞宫湿热	1	3						4	
	69		胞宫血虚（或精亏）	1	7						8	
	70		胞宫血热	1	3						4	
	71		胞宫瘀血	1	6						7	
	72		胞宫气滞	1	4						5	
	73		胞宫虚寒	1	8						9	
	74		胞宫实寒	1	3						4	
	75		胞宫湿毒蕴结	1	12						13	
其他	76		痰证		3				9		12	261
					7	1	7		7	7	29	
					3						3	
										217	217	
	77		饮证		1				3		4	70
					7	3	21	3	7	21	62	
					2						2	
					1						1	
					1						1	

脏腑		证候		I	II	III 1	III 2	IV	V 1	V 2	总数
其他	78	瘀血			4					1750	1764
					1						
									3		
								6			
外感	79	风寒外感		1	1	63	63	189	3	189	509
	80	风热外感		1	1	23	23	161	7	161	377
总计	80			75	3467	2367	110467	10316	15509	1127785	1269986

参考文献

［1］陈吉全，黎敬波.论《内经》应用五行学说的变化［J］.山东中医杂志，2011，30（5）:291-292.

［2］恩格斯.自然辩证法［M］.北京:人民出版社，1991.

［3］郭蕾，王学伟，王永炎，等.论高维高阶与证候的复杂性［J］.中华中医药杂志（原中国医药学报），2006，21（2）.

［4］康德.宇宙发展史概论［M］.上海人民出版社，1972.

［5］李约瑟.世界科学的演变:《李约瑟文集》［M］.辽宁科学技术出版社，1986.

［6］孙喜灵，姜伟炜，刘琳，等.论中医理论方药知识创新的基础和支点［J］.中医杂志，2013，54（4）:277-279.

［7］孙喜灵，姜伟炜，刘孟安，等.证候动态演化子集合衍生规律与治法和方药精准对应规律研究［J］.中华中医药杂志，2012，27（10）:2535-2539.

［8］Zhang Xiaolin, Sun Xiling.Discussionon the Five Basic Syndrome Patterns and Their Corresponding Treating Principles and Prescriptions［J］.中医杂志（英文版），2007，27（4）:310-314.

［9］孙喜灵，刘孟安.肝气虚证的理论推证及实证分析研究［J］.山东中医药大学学报，2010，（4）:296-298.

［10］孙喜灵，张晓林，刘琳，等.中医学证候理论内蕴的拓扑结构研究［J］.山东中医药大学学报，2010，34（5）:383-388.

［11］孙喜灵，赵岩，刘琳，等.证候症状构成子集合演变规律的理论推证［J］.山东中医药大学学报，2008，32（4）:279-281.

［12］孙喜灵.论中医证候的"双重结构"［J］.世界科学技术—中医药现代化，2014，16（1）:199-202.

［13］孙喜灵.人体隐态系统与显态系统［J］.山东中医学院学报，1995，19（3）:146-148.

［14］孙喜灵.中医学人体结构理论研究［M］.北京:中医古籍出版社，2003

［15］王永炎，郭蕾，张俊龙，等.论诠释学与中医学创新［J］.中医杂志，2010（7）:587-589.

［16］张晓林，孙喜灵，等.1589例冠心病心肌缺血患者复杂证候群及其分布规律［J］.中医杂志，2011，52（8）:668-669.

［17］张晓林，孙喜灵，等.证候自然过程中自身内在的演变规律［J］.中国中医基础医学杂志，2008，14（4）:248-250.

［18］张晓林，孙喜灵，刘琳，等.试论证候有限空间模型中客观存在的复杂证候群［J］.中医杂志，2008，49（7）:581-583.

［19］张晓林，孙喜灵.试论证的五种基本存在形式与不同治法方药［J］.中医杂志，2005，46（2）:91-92

［20］赵岩，张晓林，孙喜灵，等.证候自然过程中自身内在的演变规律［J］.中国中医基础医学杂志，2008，14（4）:248-250.

［21］朱文锋.创立以证素为核心的辨证新体系［J］.湖南中医学院学报，2005，24（6）:38-39.

［22］詹亚华.李时珍对药用植物学的伟大贡献—纪念李时珍逝世390周年［J］.植物科学学报，1983，1（2）:315-321.

［23］朱文锋.中医诊断学［M］.北京:中国中医药出版社，2002.

［24］李振英.中西医结合点之研究［M］.兰州:兰州大学出版社，2010:12.

［25］陈斐然.发生学应成中医基础理论研究重点［N］.中国中医药报，2011-8-4（3）.

［26］孙喜灵，姜伟炜，张晓林，等.中医学证候动态演化规律研究与证候判定诊断标准科学内涵的阐释［J］.中国医药导报，2012，9（25）:127-129.

［27］孙喜灵.破解中医证候数学之谜—心脾证候动态演化规律研究［M］.北京:人民卫生出版社，2012:11.

［28］孙喜灵，姜伟炜，张晓林，等，中医证候的结构化研究［J］.世界中医药杂志，2013，8（2）:146-148.

［29］王永华，杨凌.基于系统药理学的现代中药研究体系［J］.世界中医药，2013，8（7）:801-808.

［30］郭蕾，王永炎，张志斌，等.证候动态时空特征的复杂性及相应的研究思路［J］.中医研究，2006，19（3）:1-3.

［31］李如辉.中医理论的发生学研究［J］.浙江中医学院学报，1999，23（2）:1-3.

［32］张志斌，王永炎.辨证方法新体系的建立［J］.北京中医药大学学报，

2005，28（1）:1-3.

　　［33］陆广莘.中医学的辨证论治原理［J］.中国中医基础医学杂志，1996，2（5）:3.

　　［34］孟凯韬.阴阳五行数学及其在中医学中的应用［J］.上海中医药大学学报，2007，21（6）:4-9.

　　［35］孙喜灵，张晓林.论中医理论体系的"奇点"特性［J］.中医研究，1995，8（6）:5-7.

　　［36］张晓林，孙喜灵.证的主症次症转化与对应治法方药的变化［J］.中医研究，2007，20（7）:5-7.

　　［37］孙喜灵，李靖，等.中医证候的发生规律与结构表征研究［J］，陕西中医学院学报，2013，36（6）:1-5，21.

　　［38］孙喜灵.论疾病发展过程中的四种病变状态和五个阶段［J］.山东中医药大学学报，2004，28（1）:11-14.

后　记

中医学理论中是否蕴涵着数学规律，是个非常值得研究的问题。

中医学理论的现代化进程遇到了很大的困难，其主要原因之一就是中医学理论难以用现代自然科学的语言进行说理，换句话说是现代自然科学还难以揭示或解析中医学理论描述的人体规律。而问题的关键又是什么呢？！

梳理一下自然科学的演进规律，可以看出医学的发展依赖于自然科学发展提供的多种理论方法和技术手段，并且呈现出了明显的层次性，就是生物学在医学中的应用，源于化学和物理学在医学中的应用，而化学和物理学的应用则是基于数学在医学中的应用。因此，数学是自然科学知识在医学中应用及推动医学发展的基础。

中医学理论是在中国古代的自然科学与文化背景中产生的，经历了近代自然科学的过程，并在现代自然科学的背景下继续发展着。中医学理论想融于生物学的语言进行说理，先得融于化学和物理学的语言进行阐释，而融于数学语言是其先导。因此，挖掘出中医学理论内蕴的数学规律，是中医学理论用现代自然科学的语言进行说理的关键。

本课题组长期致力于中医学理论内蕴的数学规律研究，取得了一定的进展。从对中医证候发生规律研究入手，运用丰富的临床数据，初步分析出了中医证候理论内蕴的点集拓扑结构；并运用这一方法做指导，进一步研究了基于证候基础数据的"理法方药"精准对应问题，与证候判断诊断标准问题，这对于促进中医理论研究和临床疗效的提高，都具有非常重要的意义。

中医学理论的数学语言说理，是融于化学和物理学语言说理的基础，是中医学融于生物学语言说理的先导。因此，本书研究内容所体现的工作，才刚刚是一个良好的开端，更繁重和复杂的研究工作还在后面。所以，可以有理由相信，这项工作的持续进展，能够取得更多的成果。

作者

2021年3月30日